U0384124

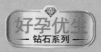

好孕优生
钻石系列

# 10月怀胎

# 生活宜忌

## 全知道

翟建军·编著

10YUE HUAITAI SHENGHUO YIJI QUANZHIDAO

中国纺织出版社

# 图书在版编目(CIP)数据

10月怀胎生活宜忌全知道／翟建军编著. -- 北京：
中国纺织出版社，2012.7
(好孕优生钻石系列)
ISBN 978-7-5064-8513-5

I.①1… Ⅱ.①翟… Ⅲ.①妊娠期–妇幼保健–基本知识 Ⅳ.①R715.3

中国版本图书馆CIP数据核字（2012）第080262号

时尚摄影：CHIQUE·王
静物摄影：赵　洋
场地鸣谢：博洛尼家居体验馆
图片支持：『(c) IMAGEMORE Co.，Ltd.』
特邀模特：张亚楠　张　震　邱　红　许新颖　艾　芳　葛建元　林沁园　刘　彪
　　　　　梓　鑫　白子健　张　娟　耿　东　刘春颖　高晓琛　韩娇娇　徐熙阳
　　　　　于　宁　王雪琴　齐　峥　程欣昂一家
项目总监：王晓慧
图文编创：曹伏雨
图文统筹：刘志新　杨　娟　邱丽丽

- - - - - - - - - - - - - - - - - - - - - - - - - - - - - - - - - - - - - - - - - - - - -

策划编辑：尚　雅　张天佐　　责任编辑：卞嘉茗　责任印制：刘　强
美术编辑：潘光玲　　　　　　　装帧设计：赵　静

- - - - - - - - - - - - - - - - - - - - - - - - - - - - - - - - - - - - - - - - - - - - -

中国纺织出版社出版发行
地址：北京东直门南大街6号　　邮政编码：100027
邮购电话：010-64168110　　传真：010-64168231
http://www.c-textilep.com
E-mail:faxing@c-textilep.com
北京佳信达欣艺术印刷有限公司印刷　　各地新华书店经销
2012年7月第1版第1次印刷
开本：720×1020　1/16　印张：20
字数：350千字　定价：39.80元

- - - - - - - - - - - - - - - - - - - - - - - - - - - - - - - - - - - - - - - - - - - - -

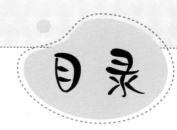

目 录

## Part 2　孕1月：如愿以偿..................45

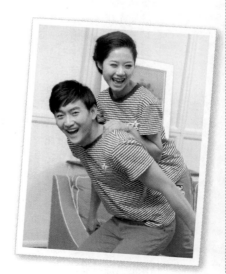

## Part 3　孕2月：不一样的"二人世界" .................77

Part 4　孕3月：他不坏，只是不懂你的爱 ................ 107

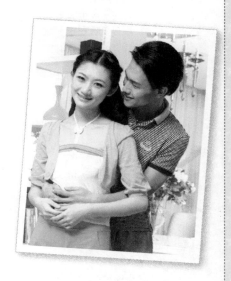

## Part 5　孕4月：享受宁静中的和谐 ...................... 133

## Part 6　孕5月：不甘寂寞的律动······157

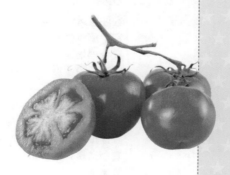

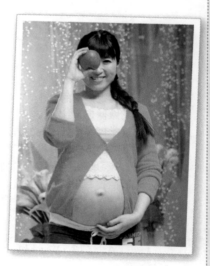

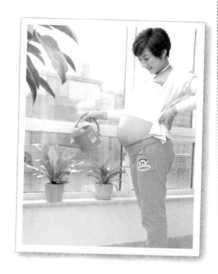

## Part 9　孕8月：虽然累，但规律生活不可废............225

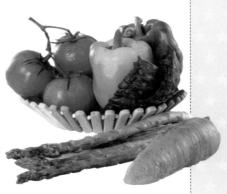

Part 10　孕9月：备俱万事候"东风"..................247

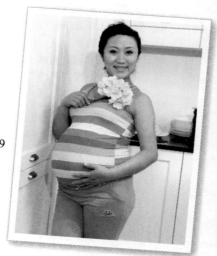

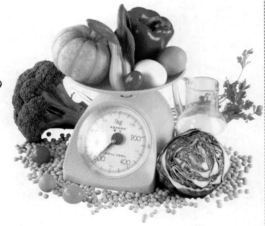

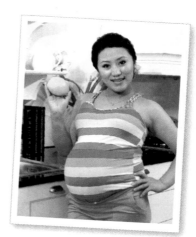

# 女性孕前状况
## 自测

医学专家的一项调查研究发现，造成人口负增长的原因并不是许多夫妻选择不要孩子，而是许多育龄女性受到了怀孕困难的干扰。那么，准备要宝宝的备孕女性，你是否也存在这一困扰呢？现在就来自我检测一下你的孕前状况吧，如果结果不是很理想，要注意调整生活习惯并及时咨询医生是否需要做相关检查！

| 测试题 | 选项 |
|---|---|
| 1.直系亲属中，有人曾患原发性不孕。 | A.有　B.没有 |
| 2.曾经怀孕过，并做过人工流产。 | A.有　B.没有 |
| 3.在排卵期进行过性生活且没有采取避孕措施，但未曾怀孕。 | A.有　B.没有 |
| 4.与丈夫结婚1年以上，且未采取任何避孕措施，但一直未孕。 | A.有　B.没有 |
| 5.白带呈黄色、浅绿色、褐色或豆渣状。 | A.有　B.没有 |
| 6.阴部曾出现过强烈的瘙痒、异味，或偶尔有瘙痒、异味。 | A.有　B.没有 |
| 7.由于经常出差，不得不使用公共物品。 | A.有　B.没有 |
| 8.曾被确诊患有阴道炎、盆腔炎、宫颈炎。 | A.有　B.没有 |
| 9.存在体型偏胖、体毛浓密、月经不调、痛经或青春痘中的一项或几项特征。 | A.有　B.没有 |
| 10.饮食口味偏重，喜食辣、咸、甜或油腻、肉食。 | A.有　B.没有 |
| 11.爱穿紧身衣，且有熬夜的习惯。 | A.有　B.没有 |
| 12.每天接触电脑、手机等有辐射的电器达8个小时以上。 | A.有　B.没有 |

选A得1分，选B得0分。

## 得分解析

◎如果你的得分为0，那么恭喜你，你的孕前状况很正常，请继续保持，但要做好孕前检查工作。

◎如果你的得分为1～2分，说明你的孕前状况勉强及格。如果你正处在备孕阶段，请到正规医院进行孕前检查，检查时需增加输卵管造影和激素等检测，这些都有助于更为准确地判断你的生育能力。如果你尚未有要宝宝的打算，建议你每年至少做1次生殖系统的体检，以保证自己未来的生育能力。

◎如果你的得分为3～5分，说明你的孕前状况不是很乐观。如果你有要宝宝的打算，建议你每年做4次妇科疾病检查，尤其是妇科炎症的监测，力争及早发现、及早治疗，避免其上行感染，危害到你的输卵管、子宫内膜等。

◎如果你的得分为6～12分，说明你的孕前状况处在危险边缘。此时，你怀孕的概率非常小，建议你到正规的医院进行全面的检查。如果是因心理问题引起的不孕，如家中长辈给你造成的种种压力、生活负担导致心理承受着巨大压力等，可适当放松心情，多与家人沟通，积极参加一些娱乐活动，都可以改变你的孕前状况。假如是因为生理疾病造成的不易受孕，建议一定要坚持做好孕前检查，及早发现疾病并及时治疗。

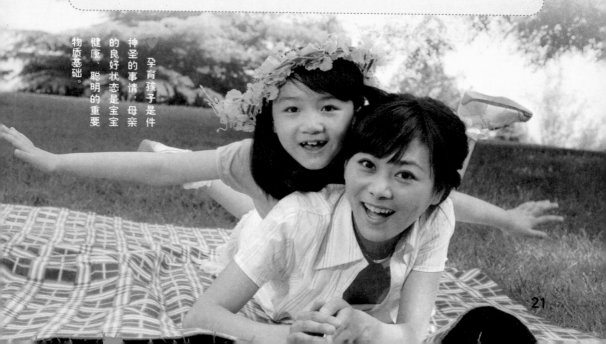

孕育孩子是件神圣的事情，母亲的良好状态是宝宝健康、聪明的重要物质基础。

# 男性孕前状况自测

孕育宝宝是夫妻双方的事情。所以，夫妻双方都需处在最佳状态，才能达成孕育健康宝宝的心愿。那么，备孕男性现在就自行检测一下是否可能有孕育障碍吧！如果存在这种可能，请尽快就医。

## 测试题

选项：

选A：经常是这样

选B：相当多时间会这样

选C：少部分时间会这样

选D：没有或很少会这样

1.出现阴茎勃起异常。

2.射精时会感到疼痛。

3.常因头痛、颈痛、背痛感到苦恼。

4.常因心里烦乱而觉得惊恐。

5.性交时间短（1分钟以内）。

6.性生活规律时也会出现遗精。

7.感觉身体极端衰弱和疲乏。

8.对性生活的兴趣不大。

9.从事久坐或多辐射的工作。

10.因一阵阵头晕而苦恼。

11.性交时，有要晕倒的感觉。

12.工作压力大，常做噩梦。

13.经常熬夜、喝咖啡。

14.尿频。

15.曾被诊断患有前列腺疾病。

## 得分标准

选A得1分；选B得2分；选C得3分；选D得4分。

## 得分解析

◎将所得分数相加，如果得分高于50分，说明你的孕前状况很正常，可顺利孕育。

◎如果得分等于或低于50分，说明你的状况不是很乐观。此时，你需要考虑自己是否存在生育问题。如果这些问题是心理因素引起的，需要你及时调整心情，放松自己。只有这样才能打赢这场"孕育战"。

# 怀孕症状自测

正处于备孕阶段的女性，随时都可能怀孕，而发现怀孕并非是一件困难的事。备孕女性可以通过以下测试，看看自己是否可能是怀孕了。

| 测试题 | 选项 |
|---|---|
| 1.阴道前庭及阴道有明显的松弛感，性生活的快感不如以前明显。 | A.是　B.否 |
| 2.在早晨的尿液中，滴几滴碘酒，加热后放置片刻，红色消退。 | A.是　B.否 |
| 3.有乳房胀痛、乳头和乳晕颜色加深、乳头周围有深褐色结节出现。 | A.是　B.否 |
| 4.有恶心、呕吐、不思饮食、倦怠和嗜睡的现象。 | A.是　B.否 |
| 5.出现类似感冒的症状。 | A.是　B.否 |
| 6.阴道感觉润软，尿频。 | A.是　B.否 |

## 得分标准

选A得1分，选B得0分。

## 得分解析

◎如果你的得分为0～1分，说明你没有怀孕，但应注意继续观察自己的身体变化，以防万一。

◎如果你的得分为2～3分，说明你可能已怀孕，可以买早孕试纸检测一下。

◎如果你的得分为4～6分，说明你怀孕的可能性非常大，应该及早去医院确诊。

# 女性孕前体检
## 项目表

| 体检内容 | 专家建议 |
|---|---|
| 查血压 | 收缩压在90～120毫米汞柱，舒张压在60～90毫米汞柱为正常。 |
| 查身高、体重 | 如果备孕女性过胖，就要先减肥再怀孕了。 |
| 内科检查 | 检查内部器官是否正常。 |
| 妇科检查 | 对盆腔和阴道进行检查，主要看生殖器官是否发育畸形或患有妇科疾病，以免影响孕育。<br>通过白带常规筛查滴虫、霉菌、支原体、衣原体感染、阴道炎症，以及性传播疾病等。如果患有性传播疾病，必须先进行彻底治疗，然后再怀孕。<br>做宫颈炎症检查，如有炎症，最好筛查人乳头瘤病毒。 |
| 血常规（包括血型）检查 | 查白细胞、红细胞、血沉、血红蛋白、血小板及血型等项目，以及时发现与营养、消耗、遗传以及贫血等血液系统有关的疾病。如果孕妈妈贫血，会出现产后出血、感染等并发症。其次，明确了备孕女性的血型，还可以警惕新生儿溶血病的发生，尤其是ABO溶血和Rh溶血。 |
| 肝功能检查 | 肝功能检查目前有大、小功能两种，大肝功能除了乙肝全套外，还包括血糖、胆质酸等项目。这项检查可以排除患有各种肝炎的可能。 |
| TORCH检查 | 这是一项病毒筛查，TORCH是指一组病原体：TO即弓形虫，R即风疹病毒，C即巨细胞病毒，H即单纯疱疹病毒（Ⅰ型、Ⅱ型）。通过这些检查，可预防病毒感染，避免流产和胎宝宝畸形。 |
| 乳房检查 | 检查是否存在乳头内陷、乳腺增生及各种乳房病变，既可为母乳喂养打下良好基础，也可避免本身有乳房问题的女性因为怀孕而导致疾病的进一步恶化。 |
| 口腔检查 | 检查是否患有龋齿、阻生智齿及其他口腔疾病。因为怀孕期间原有的口腔问题会恶化，严重的还会影响到胎宝宝。 |
| 尿常规检查 | 查尿糖，尿中的红细胞、白细胞等，排除糖尿病、尿道炎、尿道感染、肾炎等疾病。10个月的孕期对孕妈妈肾脏系统是一个巨大的考验，身体的代谢增加，会使肾脏的负担加重。所以，急性肾炎患者最好在临床症状消失3年后再怀孕。 |

# Part 1

# 备孕期：
## 守望新生

如果你已迫不及待想要个小宝宝了，从现在开始，就要做好身心两方面的准备。一些不良习惯要及时戒除，并重视饮食调理及合理运动。这不仅影响受孕概率，更影响孕育质量。夫妻双方都要积极努力，切不可一方加油，另一方泄气。

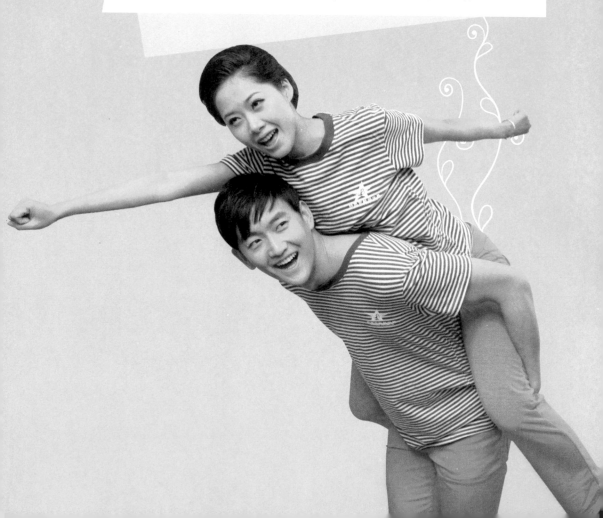

# 饮食营养宜忌

 **宜树立健康的饮食观念**

　　营养是备孕女性需要关注的主要问题之一，因为营养不仅涉及备孕女性自身的健康状况，更影响其受孕的概率，以及腹中胎宝宝的健康。因此，树立健康的饮食观念至关重要，至少有以下3点应引起注意。

### ✓ 科学摄取营养三大原则

　　备孕女性在饮食上要遵循的三个原则即：食物的多样性、营养的均衡性、膳食结构的合理性。只有遵从这三大原则，才能保证人体对各种营养的需求，增强体质，为孕育优质宝宝奠定坚实的基础。

### ✓ 针对不同时期，营养摄取应有所侧重

　　人体对营养的需求各有差异，如季节的变换、体质的改变等，都会影响人体对各种营养素的需求。因此，一些良好的饮食习惯应长期坚持，有些影响营养摄入的饮食习惯就应相时而动。只有这样，才能满足不同阶段人体对营养的需求。

　　这样的一种认知，不仅在备孕期要重视，更应该延续到怀孕期及月子期，确保母婴健康，此点不可忽视。

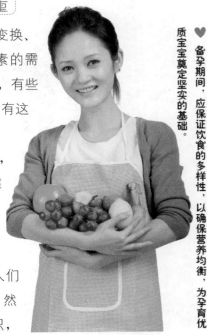

備孕期间，应保证饮食的多样性，以确保营养均衡，为孕育优质宝宝奠定坚实的基础。

### ✓ 营养补充剂不能代替食物

　　随着视野的开阔、健康知识的普及，人们逐渐认识到各种营养素对健康的重要性。然而，有的人却也因此形成了一种错误的认识，

以为通过营养补充剂来补充营养便可代替饮食，这是一种极端错误的看法。

食物的组成是多样性的，健康的人体不仅需要食物，更需要多种食物的搭配、组合才能维持正常、健康的生命活动。营养补充剂尽管在某一种或多种营养方面比较突出，但从营养的多样性来说，还是无法匹及食物的。

俗话说"药补不如食补"，来自大自然的食物有其奥妙之处，再好的营养剂也代替不了食物。天然蔬果中除富含维生素外，还含有其他多种营养素和生物活性成分、膳食纤维等，其综合效果绝不是营养补充剂所能代替的。真正的健康来自正常、合理的饮食。如果用营养剂来代替食物，可谓舍本求末，视为不智之举。

 ## 宜遵循"健康饮食金字塔"来摄取营养

所谓"健康饮食金字塔"即一种合理的膳食结构，备孕女性不妨参考此金字塔，以补充营养，从而提高受孕概率。"健康饮食金字塔"的层次构造如下：
◎第一层（塔底）是五谷米面类，是构成各种饮食方式的基础，也是人体能源的主要来源。
◎第二层是蔬菜和水果类，所占的食物份额排在第二位，主要是为人体提供各种各样的维生素和微量元素。
◎第三层是蛋、肉、豆和奶类，这一类食物主要是为人体补充蛋白质，以支撑健康的生命活动，不可或缺，但却不能过量食用。
◎第四层（塔顶）是油脂和糖类，此类食物尽量少吃，以免降低健康指数，影响受孕。

 ## 备孕男性宜吃富含蛋白质的食物

蛋白质是维持人体健康所必不可少的物质，除此之外，更对人体的生殖功能有着极大的影响。比如蛋白质被人体吸收之后会分解成氨基酸，而其中的精氨酸则是男性精子形成的必需成分，并且还能增强精子的活动能力。因此，在日常生活中，备孕男性多吃一些富含蛋白质的食物可大大提高孕育的概率。牛奶、黄豆、鸡蛋、瘦肉等都是富含蛋白质的食物。

## 备孕男性宜吃富含维生素E的食物

维生素E被称为生育醇，它是一种维持性功能和延缓衰老的维生素，能改善血液循环，可以提高毛细血管尤其是生殖器部位毛细血管的功能。对调节性腺、促进睾丸发育、增加精子的生成、提高性欲、增强精子活力等具有决定性的作用。

因此，维生素E对于备孕男性而言是必不可少的。胚芽、全谷类、豆类、蛋、甘薯和绿叶蔬菜等，都是富含维生素E的食物。

 ## 备孕男性宜通过食物补充维生素

绿色蔬果都富含维生素，食用蔬果是补充维生素的最佳途径。当然，如果存在偏食或膳食结构不均衡，则可以考虑使用维生素营养品。

 ## 备孕男性宜适当多吃黏滑性食物

前文已经介绍了精氨酸对备孕男性的重要性。事实上，除了多吃含蛋白质的食物以获取精氨酸以外，很多黏滑性的食物也是精氨酸的重要来源。因此，备孕男性不妨适当多吃一些黏滑性的食物，以提升"孕力"。

在日常饮食中，常见的黏滑性食物有鳝鱼、海参、墨鱼、章鱼、芝麻、松鱼（是一种鱼制品，少见）、花生仁等。

 专家直"答"车

**Q** 什么食物可以帮助女性提升孕育功能

**A** 香椿就是一种可提升女性"孕力"的食物。香椿不仅有健脾开胃的作用，更重要的是，它含有一种性激素，具有补阳滋阴的作用，故而香椿也被称之为"助孕素"。备孕女性不妨多吃一些。

##  忌过量食用高膳食纤维食物

膳食纤维是维护人类健康的一大功臣，一方面可延缓人体对葡萄糖的吸收，另一方面还可刺激肠胃蠕动，加速体内垃圾的代谢速度，预防便秘。

但在备孕阶段，女性却不可过量食用高膳食纤维的食物。相关专家研究表明，长期食用高膳食纤维食物，会扰乱女性激素平衡，甚至还会导致女性停止排卵，从而降低女性的生育能力。因此，如全麦面包、意大利面等高膳食纤维食物，备孕女性最好不要过量食用。

## 忌长期素食

随着素食主义的风行，不少女性长期以来都忌荤腥、偏素食，更希望通过素食来达到瘦身的目的。

在前文中，我们介绍过，饮食一定要讲究平衡，才能为健康的孕育奠定基础。如果长期坚持素食，难免造成相关营养的缺失，有损"孕力"。尽管人类的先祖有素食繁育后代的先例，但相对而言，素食主义者的孕力往往较低。

为证明这一科学理念，相关科学家们做了这样一个专项实验：他们把健康女性分成两组，其中一组进食正常食物，另外一组除了进食少量奶酪和牛奶外，其他食物全部是素食。当为期6周的实验结束后，专家发现，在正常饮食的一组中，67%的女性排卵正常，月经周期也没有明显变化；在吃素食的女性中，有78%的女性出现了停止排卵的生理现象，而且几乎全组女性的月经周期都比正常时间短。

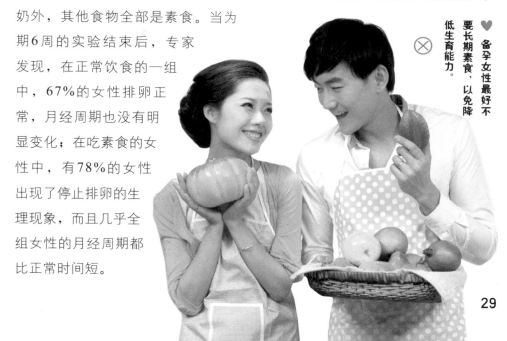

备孕女性最好不要长期素食，以免降低生育能力。

## 忌过量食用高糖食物

糖尿病的日益蔓延，使人们对高糖食物提高了警惕。由于糖尿病患病人群更偏向于老年群体，所以年轻人的防范意识相对不足。

事实上，糖尿病已越来越"年轻化"，糖尿病并不是一种老年病。长期大量食用高糖食物，便极有可能引起体内糖代谢紊乱，引发糖尿病。因此，备孕期间的男女，尤其是备孕女性在补充营养的同时，切忌多吃高糖食物。

此外，备孕女性长期食入高糖食物，还极容易导致肥胖，而严重的肥胖症也会降低怀孕的概率。

在怀孕后的10个月孕期内，要维持充足的营养，以满足孕妈妈自身对营养的需求及胎宝宝的成长。如果长期食入过多的高糖食物，形成一个长期高糖的饮食结构，很容易引发孕期糖尿病。如此一来，不仅对孕妈妈自身有害，同时还影响胎宝宝的健康。

 ## 忌抽烟

香烟燃烧后会释放出尼古丁、一氧化碳等有毒物质。吸烟时，这些有害物质就会随着血液进入人体，严重影响孕育能力，甚至会导致精子病变。女性即使顺利受孕，也会不同程度地损害胎宝宝的健康发育。因此，备孕男女在准备孕育的半年前就应严格戒烟，如果妻子已经怀孕，丈夫更应戒烟，以免伤害胎宝宝。

 ## 忌饮酒

酒是饭桌上的常见饮品之一。无论是朋友相聚，还是节

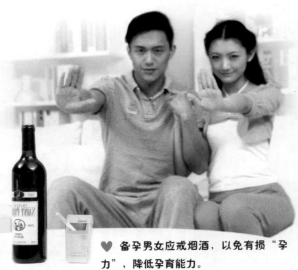

❤ 备孕男女应戒烟酒，以免有损"孕力"，降低孕育能力。

庆喜事，人们都喜欢用酒来助兴。但对于备孕期间的男女而言，却切不可沾酒。

长期大量饮酒，可能导致备孕女性月经不调、停止排卵，备孕男性睾丸萎缩，严重影响夫妻双方的生育能力。为了下一代的健康，备孕期间的男女应坚决戒酒。

## 忌喝咖啡

咖啡中含有咖啡因，可提神醒脑，但同时也会抑制男性性欲和精子的活力，降低生育功能。因此，备孕男性最好别喝咖啡及含咖啡因的饮料。

## 忌过量食用胡萝卜

女性过多摄入胡萝卜，易抑制卵巢的正常排卵功能，使黄体素分泌减少，导致停经、月经异常、不排卵，以致患上不孕症。因此，备孕女性不宜大量食用胡萝卜，最好适量食用。

## 忌食毛棉籽油

研究表明，长期食用毛棉籽油，对生殖系统有十分严重的损害，同时还会加大患日晒病的概率，表现出皮肤灼热潮红、心慌气短、头昏眼花、四肢麻木、食欲减退、全身无力等症。因此，备孕男女需尽量少吃或不吃毛棉籽油。

## 备孕男性忌多吃生大蒜

大蒜属于辛辣之物，如果生吃过量的大蒜，会伤害到精子。但备孕男性也不宜因此拒吃大蒜，只要控制好量，烹熟后再吃，就不会对精子造成伤害，同时还能起到一定的保健作用。

 ········· 孕产博士点点通 ·········

**咖啡高雅，但也"辣手摧花"**

咖啡不仅对备孕男性不利，对备孕女性也同样有害。研究表明，每天喝一杯以上咖啡的女性，其受孕的概率只有不喝咖啡者的50%；还有研究认为，每天喝三杯以上咖啡的女性，其乳房会变小。

因此，备孕女性在日常生活中，最好不要经常饮用咖啡。

## 备孕男性忌吃烧烤

烧烤和油炸的淀粉类食物中含有致癌毒物丙烯酰胺，可导致男性少精、弱精。备孕男性摄入这类食物过多，有可能会导致精子数量大幅度减少、精子活力下降，严重时会导致不育。因此，备孕男性要远离这类食品，以保证"孕力"，提高精子的品质。

 ## 备孕男性忌多吃大豆制品

研究表明，过量摄入大豆制品，会对男性生殖系统造成伤害，影响精子的生成，甚至导致男性勃起功能障碍。因此，备孕男性每周食用豆制品的频率不宜超过3次，每次的食用量不宜超过100克。

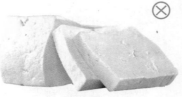

♥ 豆腐。

 ## 备孕男性忌吃含反式脂肪酸的食物

反式脂肪酸对人体的健康有多方面的不利影响，比如会减少对人体有益的高密度脂蛋白胆固醇，增加对人体有害的低密度脂蛋白胆固醇，容易引发心脑

 孕产博士点点通

**对抗"潜伏"的反式脂肪酸**

反式脂肪酸对人体的危害甚大，为躲避人们的"驱赶"，它们往往会潜伏在我们看不到的角落。因此，对于这样的健康"死角"，我们一定要做到"明察秋毫"。

◎**氢化植物油**。植物油经过氢化，制成人造黄油或人造奶油，就会产生反式脂肪酸。因此，凡标有含氢化植物油的食物，都有含反式脂肪酸的隐患。

◎**烧得过热的油**。炒菜时，如果将油温烧得过高，就可能会产生反式脂肪酸，当然其量较少。

血管疾病及乳腺癌等。对男性而言，反式脂肪酸还会影响精子的生成，降低男性生育能力。因此，备孕男性要坚决拒吃含反式脂肪酸的食物。

常见的食物中，如奶茶、饼干、薄脆饼、油酥饼、炸薯条、巧克力、色拉酱、炸面包圈、奶油蛋糕、大薄煎饼、薯片、油炸干吃面等，都可能含有反式脂肪酸。在备孕期间，男性要尽量少吃或不吃此类食物。

♥ 巧克力。

## No 备孕男性忌吃含金属镉的食物

含镉量较高的食物有猪、牛、羊的肝、肾脏。镉是一种重金属，人体大量摄入之后，会造成镉中毒，严重危害人体健康，主要表现在引起肝、肾脏等器官的病变及降低生育功能，可减少精子的数量，影响正常的受孕行为。因此，备孕男性要尽量少吃或不吃含镉量高的食物。

## No 备孕男性忌多吃葵花子

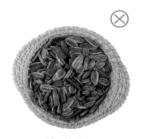

葵花子中含有丰富的脂肪、蛋白质、多种维生素和微量元素，具有一定的保健作用，但备孕男性还是少吃为妙。因为葵花子中的部分蛋白质含有抑制睾丸功能的成分，过量食用葵花子还可能引起睾丸萎缩，严重影响男性的生育功能。

♥ 葵花子。

## No 备孕男性忌多吃芹菜

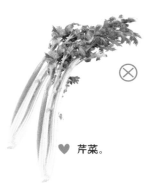

芹菜是一种日常保健蔬菜，尤其对控制血压升高有显著的效果，但备孕男性还是少吃为妙，因为芹菜中所含的成分会减少精子的数量，影响正常受孕。当然，这种影响并非永久性的，过一段时间便会消失。因此，如果你偏爱芹菜，不妨有了宝宝之后再吃。

♥ 芹菜。

# 日常行为宜忌

 **宜把握住最佳生育年龄**

古语云：春生夏长，秋收冬藏。世间万物都有其生长规律，孕育后代也要讲究时机。研究表明，女性受孕的最佳年龄是在24～29岁，因为在这个阶段，女性全身的发育已经完全成熟，并且在这个阶段卵子的质量较高，最适合孕育。如果女性的年龄偏大，不仅卵子质量下降，同时也会增加难产的机会，发生畸形儿和痴呆儿的概率也就越高。如果女性年龄偏小，腹中的胎宝宝会和母体争夺营养，这对女性的健康是非常不利的。

男性的最佳孕育年龄比女性要大几岁，比如女性26岁，男性30岁，这样的育龄组合就比较合适。太过年轻的男性，其精子质量不高；而年龄较大的男性，其精子质量也会相对下降，所孕育的宝宝患遗传病或先天畸形的概率也越大。男性精子质量最高的阶段是在30～35岁。在这个阶段，男性的精子不仅生命力强，同时还可把最好的基因传给下一代。

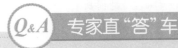 专家直"答"车

**Q** 结婚三年了，想要个小·baby，可夏天怕热，冬天怕凉，什么时候怀baby最合适呢

**A** 从优生的角度来看，一般认为6月份是怀孕的最佳时期。因为此时怀孕，即将迎来的早孕反应发生在8、9月份，天气适宜，蔬果繁多且营养丰富，有助于孕妈妈顺利度过孕早期。此外，避开了孕早期处于秋冬、春夏温差交替较大的季节，宝宝出生在次年的3月份，这些都有利于母婴健康。

# 宜知计算排卵日的方法

排卵是影响受孕的关键因素之一。卵子存活的时间一般约为24小时，精子在女性体内存活的时间约为3天。因此，只有掌握女性排卵的时间，才能提高精卵结合的概率，从而顺利受孕。以下3种方法可计算排卵日。

## ✔ 月经周期推算法

月经周期的前半期是卵泡期，后半期是黄体期，它们以排卵为界限。正常生育年龄的女性每月排一次卵，通常只有一个。具体的推算方法是：从下次月经来潮的第1天算起，减去14天就是排卵日，排卵日的前5天和后4天这段时间一起称为排卵期。例如，张女士的月经周期为28天，本次月经来潮的第1天在12月2日，那么下次月经来潮是在12月30日，再从12月30日减去14天，12月16日就是排卵日。准备孕育宝宝的备孕男性及备孕女性在排卵期进行性生活，可增大受孕概率。相反，如果想利用月经周期避孕，即可在排卵期以外的时间进行性生活。当然，这种方法只有在月经周期规律的情况下才能实现。

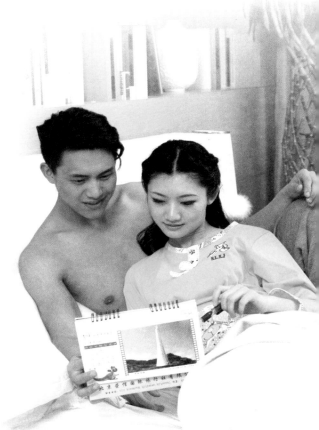

❤ 根据月经周期推算出排卵日，并安排好进行性生活的时间可大大提高受孕的概率。

## ✔ 基础体温推算法

所谓基础体温测定就是指女性经过6～8小时的睡眠，醒来后在未进行任何活动的情况下所测得的体温。按日期将所测得的体温记录相连绘成曲线，称为基础体温曲线。排卵前体温低，排卵后体温高，两者的转折点就是排卵日，排卵前后基础体温相差0.4℃左右。这是因为排卵后，黄体形成，黄体分泌黄体酮，导致体温升高。连续测几个月月经周期的基础体温，就可以准确推算出排卵日。

 白带推算法

在月经周期的前半期，白带量渐渐增加；当卵泡成熟、卵子即将排出时，白带越来越稀薄、透亮；在排卵期，白带量最多，常常有细带状的白带流出，有时可拉长达十几厘米（即拉丝度）。排卵期白带大量分泌可持续2~3天。

 ## 宜改变避孕措施

常规的避孕方式有男性使用避孕套，女性使用女用避孕套、宫颈帽、阴道隔膜、节育器、避孕药等。一般而言，如果女性是使用避孕药实施避孕，那么在备孕期间最好停止服药。在停止服药半年以后，才可进行孕育。

专家介绍，无论是长效的还是短效的避孕药，在人体内聚集的激素代谢消失都需要一个较长的过程。如果没有停止半年以上就怀孕，往往容易对胎宝宝造成非常不利的影响，甚至导致胎宝宝先天畸形。尤其是服用紧急避孕药之后，即使只服用了一次，也不可大意。如果是放置宫内节育器的，也要提前取环，采用避孕套避孕，至少在2个月后，待子宫内膜修复后才可进行孕育，以免流产、胎盘异常的发生。

## 宜正确进行锻炼

生命在于运动！备孕男女在备孕期间进行适度的运动，对孕育胎宝宝非常有益。但锻炼需要讲究方式。

一般而言，孕前锻炼每天宜保持在30分钟左右，运动强度也不宜过大，以免过度疲劳，不利于孕育。研究发现，过度颠簸会影响激素的分泌，女性月经周期和排卵的规律也会发生变化。

慢跑、健美操、游泳等运动强度适中，适合备孕男女采用。如果是在节假日，还可以采用郊游、登山等运动方式。

## 孕产博士点点通

**男性运动切勿骑自行车**

自行车不但是交通工具，同时也被很多人当做是运动器具，但备孕男性却要少骑自行车。如果备孕男性骑车过久，使睾丸不断振荡，有可能影响生精功能。

 **宜保持良好情绪**

情绪是影响健康的一个重要因素。从生理上来看，情绪与内分泌有关，如果备孕女性一直保持乐观、愉悦的情绪，则有利于维持正常的排卵功能，可提高受孕的概率。相反，如果备孕女性长期处在低落、压抑、焦虑等不良情绪中，往往就很容易导致内分泌紊乱，进而影响正常排卵。

对于备孕男性而言，情绪的影响也至关重要。压力、忧伤等消极情绪会直接影响男性的神经系统和内分泌功能，从而降低男性的生育功能。

因此，在备孕期间，备孕男女都应该保持良好的心情、积极的情绪。两人要尽量营造和谐、愉悦的生活环境，彼此之间要多交流、多理解。当误会与矛盾发生时，要尽量控制自己的情绪，积极反省并恰当处理。

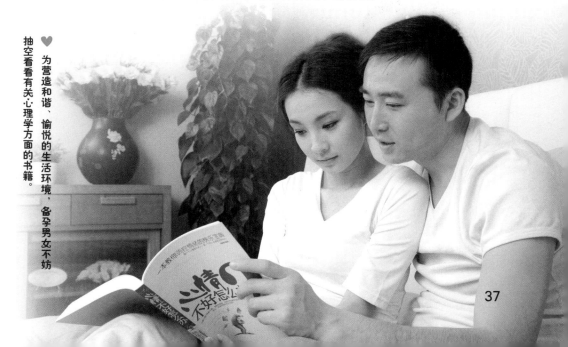

抽空看看有关心理学方面的书籍。为营造和谐、愉悦的生活环境，备孕男女不妨

## 宜合理调整性生活

在备孕期间，备孕男女要注意合理调整自己的性生活，主要有两个方面：一个是性生活的频率；另一个是关于受孕的方式。

有人认为女性在排卵期性生活频率越高越有助于受孕，事实上这是错误的看法。对于正常的夫妻而言，在备孕期性生活的频率不宜过高，一般以每周不超过3次较为适宜，否则会影响生育。因为频繁的性生活会导致男性精子数目的减少及质量降低，不仅不利于受孕，反而会降低受孕的概率。

此外，在性生活后，使用枕头或其他软物垫于女性臀部，再让女性卧躺约半小时的这种方式，可保证精液不易从阴道内流出，从而增加受孕的机会。

 ## 忌盲目减肥或增肥

成年女性拥有健康的身体是孕育宝宝的先决条件。女性体重如果低于标准体重的15%或高于标准体重20%，则属身体偏瘦型和过胖型。女性过瘦或过胖都会影响内分泌功能，不仅不利于受孕，还会增加宝宝在出生后第一年患呼吸道疾病和腹泻的概率，也容易使女性在怀孕后发生妊娠高血压综合征、妊娠糖尿病等多种疾病的可能性。

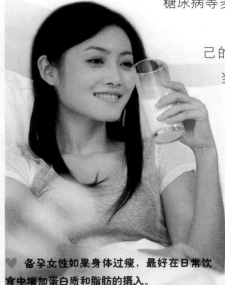

备孕女性如果身体过瘦，最好在日常饮食中增加蛋白质和脂肪的摄入。

因此，准备怀孕的女性，应合理调整自己的体重。身体过胖的女性，应积极进行适当的减肥运动，并及早咨询营养医生，制订出科学、合理、适合自己的食谱，要严格控制身体对热量的摄取，少吃油腻及含糖分多的食物，多吃一些富含膳食纤维的蔬菜和水果。身体过瘦的女性，应注意在日常饮食中适量增加优质蛋白质和富含脂肪的食物的摄取，如鸡肉、鸭肉、鱼肉、蛋类、牛奶及大豆制品等。

# 忌开灯睡觉

开灯睡觉对人体危害极大，但往往又被人们所忽略。"光污染"危害日益严重，备孕男女应引起充分的重视。

随着环境的明暗变化，人的瞳孔是可以自动进行调节的。如果在夜间开着灯睡觉，不仅能干扰自身生物钟的正常运行，还影响睡眠质量。电灯光会对人体产生一种光压，如果长时间照射就会引起神经功能失调，会使人心情烦躁。日光灯中缺少红光波，当门窗紧闭时，还会与空气中的有害物质产生一种含有臭氧的光烟雾，对室内的空气造成严重的污染。强烈的光波

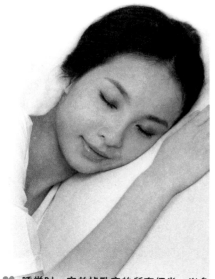

 睡觉时，宜关掉卧室的所有灯光，以免影响健康。尤其是在备孕期更要注意，否则可能会影响下一代的健康孕育。

能通过短距离的照射而引起身体内的细胞变异，再加上空气受污染，可诱发畸胎或皮肤病等症状。

因此，专家建议，准备孕育宝宝的夫妻在关灯睡觉前，应将窗户打开15分钟左右，保证室内有新鲜空气进入的同时也使有害物质自然排出。白天需要在各种灯光下工作的备孕女性，要注意随时更换环境，有时间就去室外晒晒太阳，呼吸一下新鲜空气。

 孕产博士点点通

**睡觉要关窗**

备孕男女在关灯睡觉前可以先打开窗户通通风、透透气，但通风透气后一定要记得将窗户关严。中医认为，当人处在睡眠状态时，身体的气血流通相较于白天更缓慢，体温会有所下降，在身体表面会形成一种"阳气层"。这种阳气层就像一个屏障，帮助身体抵御外来邪气的入侵，如果晚上开窗户睡觉，容易吹散阳气层，使风寒侵入筋骨，导致第二天晨起时颈项肌肉发硬、骨节酸痛，更严重者还会导致风寒感冒，对备孕男女的身体极为不利。

# 医疗保健宜忌

 ## 宜做孕前产检

通过孕前检查，可避免神经管畸形儿、先天性智障儿的出生，备孕男女应给予充分重视。孕前产检主要包括血压、身高、体重、内科检查、妇科检查、血常规检查、肝功能检查、TORCH检查、乳房检查、尿常规检查等，在本书前面的表格部分，对此有详细说明。除此以外，还要注意以下项目的检查。

◎微量元素检查。主要查看备孕女性是否缺乏铁、锌、硒等微量元素。

◎内分泌检查。主要查看月经不调女性的内分泌状况，包括黄体生成素、催乳激素、雌二醇、孕激素、人绒毛膜促性腺激素等项目。

◎染色体检查。这项检查可及早发现先天性性腺发育异常和先天性卵巢发育不良综合征等遗传疾病。

◎B超检查。主要查看备孕女性的子宫、附件状况。

这些检查项目一般需要在上午进行，备孕女性需注意此点。

 ## 宜做好经期保健

◎合理安排休息时间，避免过度劳累，不做剧烈运动，不做重体力活。

◎注意经期卫生，不在经期内进行性生活。

◎科学补充营养，增加蛋白质、维生素及微量元素的补充，可多吃红肉类食物和蔬果，但避免吃生冷凉和油炸食物。

◎保持会阴部清洁，每天用温开水清洗，但忌坐入盆中，以防脏水进入阴道，只可淋浴或擦洗。

◎在经期应保持心情舒畅。

◎注意保暖，避免受凉。

**宜做好肾保健工作**

肾脏之于生殖功能的影响不言而喻，备孕男女都应予以重视。尤其在女性怀孕后，其肾脏的负担将大大增加，如果不注意保养肾脏，很可能会出现妊娠水肿、妊娠高血压综合征等病症，这对女性自身的健康和胎宝宝的发育都极为不利。因此，养肾至关重要！

### ✅ 食物养肾

食物乃健康之源，通过食物补肾是最传统、最有效的方法。芝麻、核桃、桂圆、香菇、黑木耳、桑葚等都有强肾固精的功效，平时可以多吃一些。

需要注意的是，芝麻有黑芝麻、白芝麻和黄芝麻三种，补肾作用较好的当属黑芝麻。中医认为，肾主水，其色黑，黑色食物与肾相对应，故黑色食物的补肾作用较好。此外，黑豆、黑米等也具有补肾作用。

### ✅ 运动养肾

合理的运动对肾脏有利，不过在此处，却要介绍一种更有针对性的补肾运动——养肾操，具体做法如下。

1.端正坐姿，两腿盘坐于地，弯曲两肘、竖直前臂，掌心向前、手指伸直向上且指尖与两耳齐平。

2.手肘上举过头，以两肋部感觉有所牵动为度，随即复原，反复运动10次即可。

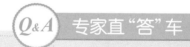

**专家直"答"车**

**Q** 有没有一种简单易做，随时随地可进行的补肾方法

**A** 有！"鸣天鼓"法最为简易，随时随地都可操作。具体方法是：双手捂住耳朵，掌心贴耳、十指抱头，食指紧压在中指上，再用力下滑敲击，反复进行即可，以舒适为宜。这个方法不仅强肾，而且还可维护耳部健康。

## 宜警惕外阴瘙痒

外阴瘙痒是一种常见的妇科病症，其发病的原因多种多样，轻重程度各有不同。如霉菌性阴道炎、滴虫性阴道炎、药物过敏及其他病变等，都是引发外阴瘙痒的原因。因此，备孕女性应对外阴瘙痒症状予以充分重视，做到及时就医，彻底治愈后再考虑受孕，以免妇科病症影响正常的受孕及怀孕后胎宝宝的健康。

 ## 宜预防衣原体感染

衣原体是个比较隐蔽的"杀手"，衣原体感染后往往会在长达数月甚至一年的时间内都没有任何症状。为了避免衣原体感染对备孕女性及怀孕后的胎宝宝的危害，在备孕时期一定要警惕衣原体的侵袭。至少要做到以下几点。
◎保证外阴的清洁，要做到勤洗澡、勤换衣。不仅备孕女性需要如此，备孕男性也要坚持。
◎性生活方面要保持清洁，严格禁止混乱、不洁的性生活。在避孕阶段，宜采用避孕套。
◎备孕夫妻双方如果有一方被发现患衣原体感染，双方应及时就医，进行有效的治疗，且最好停止性生活。

 ## 宜补充叶酸

叶酸对人体至关重要，备孕女性体内的叶酸不足，则会导致日后胎宝宝神经管畸形。因此，专家建议备孕女性在孕前3个月就要开始补充叶酸。

由于叶酸的不稳定性，其在光照或加热时会被氧化，所以人体从食物中得到的叶酸量很有限。此外，人体也不能合成叶酸，所以往往就需要额外补充。备孕期，每天补充0.4毫克的叶酸即可，叶酸片和复合维生素片都是补充叶酸的片剂。但需谨记过犹不及，因为过量的叶酸会影响人体对锌的吸收，导致锌缺乏，容易使日后孕育的胎宝宝发育迟缓或出现低体重儿。叶酸片和复合维生素片的叶酸含量大有差异，备孕女性在服用时应仔细辨认，以免过量服用。

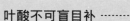

**孕产博士点点通**

> **叶酸不可盲目补**
>
> 目前市场上唯一得到卫生部批准的叶酸增补剂是"斯利安"片，每片0.4毫克，适合备孕女性服用，而其他叶酸片的剂量一般较大，不宜服用。服用避孕药、抗惊厥药的女性，也要提前停药，再补充叶酸。
>
> 曾经患过神经管畸形的备孕女性应到医院咨询，在医生的指导下补充每日所需的叶酸量，并坚持到孕后12周。

## *No* 忌盲目服用促排卵药

促排卵药并非保健品，一般在临床上用来治疗不孕症，正常女性最好不要服用。因为盲目服用促排卵药，容易降低卵巢功能，影响正常生育，还会引发多种妇科病，对备孕女性而言，可谓是有百害而无一利。

此外，盲目服用促排卵药还会诱发多胞胎的产生，往往需要通过手术来处理，会严重透支孕妈妈的健康。因此，除医生嘱咐外，切不可盲目服用促排卵药。

## *No* 忌服用易导致不孕不育的药物

由药物的副作用导致的不孕不育，在医学上称为药源性不孕症。所以在备孕期间，要禁止服用可能导致不孕不育的药物，如柳氮磺胺吡啶、复方新诺明、麻醉药、镇痛药、抗高血压药、甲氰咪胍、镇静安眠药、大环内酯类药物、呋喃西林及其衍生物等。

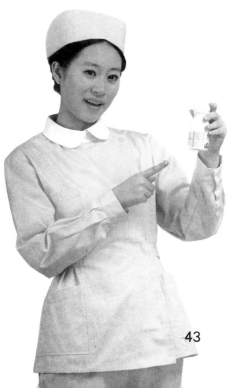

💟 备孕期间，最好在医生的指导下用药，以免盲目用药，影响正常生育。

43

# 备孕生活用心记

体重

血压

经期记录

用药记录

孕前
检查

不良习惯记录

备孕心情标签

# Part 2

# 孕1月：
## 如愿以偿

　　多日的期盼终于尘埃落定，然而胎宝宝的到来却悄无声息。因此，重视孕检才是本月最大的课题。如果你的身体常出现一些"异样"，就应考虑怀孕的可能。如果确定怀孕，保持淡定的心至关重要。应吃得适当，走得稳当。

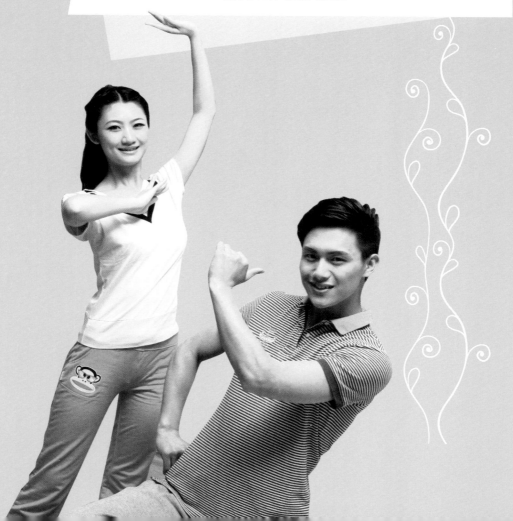

# 饮食营养宜忌

 宜提高食物的"质"

胎宝宝在本月已经悄悄地安家了，孕妈妈营养方面自是不能放松。但应注意的是，孕妈妈不可敞开胃口海吃海喝，毕竟此时的胎宝宝只是一个小"胚芽"，在食物"量"上只需与备孕期保持一致或稍多一些，确保营养均衡即可。在食物选择方面，孕妈妈应提高食物的"质"，以配合"胚芽"的充分发育。总而言之，可归纳为"均衡营养，求质不求量"。

当然，针对不同的情况，孕妈妈也应随机应变。

◎夏季蔬菜多，可多吃新鲜蔬菜；秋季水果多，可多吃些水果。

◎常吃大米、白面者应多补充B族维生素，而常吃杂粮和粗粮者则不必刻意补充。

◎身材高大、劳动量和活动量大的孕妈妈要相应增加营养物质的补充量。

◎夫妻双方的饮食习惯都要积极改正，做到不偏食。

 宜吃易消化的食物

怀孕后，由于体内激素的变化，孕妈妈可能出现浑身乏力、食欲不振、厌恶油腻、恶心、呕吐等"早孕反应"。此时，不妨多吃一些易消化的食物。常见蔬菜、水果等都比较容易消化。此外，每次进食都不宜过多，但可以通过少吃多餐的方式来弥补量的不足，从而维持生命活动所需。

 宜补充优质蛋白

蛋白质是构成生命的基础物质之一，有修补与促进细胞生长的作用，同时还可以为人体提供热量。另外，实验人员针对蛋白质与流产之间的关系进行了研究。结果显示，孕妈妈体内蛋白质量摄入不足，流产的发生率相对较高。因此，专家建议，孕早期时孕妈妈在日常饮食中要注意增加优质蛋白质的摄入量，以为胎宝宝的健康成长打下基础。

## 宜增加热量和脂肪的补充

怀孕后即将迎来早孕反应,不要说补充热量和脂肪,一些反应较重的孕妈妈,碰到食物就想吐,而怀孕的前3个月恰恰是胎宝宝器官形成的重要阶段,热量和脂肪不可缺少。因此,孕妈妈在本月趁早孕反应尚未出现时,应适当补充热量和脂肪。

科学研究发现,脂肪分解得到的脂肪酸对胎宝宝的生长发育很重要,而且对胎盘和血管的形成也起着不可替代的作用。倘若孕早期脂肪摄入量不足,会影响胎盘的形成,对胎宝宝的发育有着非常不利的影响。当然,热量和脂肪的补充要适量,不宜过量,否则容易导致肥胖,影响母婴健康。

 ## 宜吃核桃

女性在怀孕后,可能会出现皮肤干燥及头发干

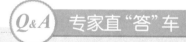

♥ **核桃。**

枯、分叉等现象,吃些核桃,可润肤护发,既让头发乌黑靓丽,又令皮肤恢复弹性和光泽,同时还可改善疲劳症状。尤其是孕1月,尽管胎宝宝还是个小"胚芽",各个器官尚未发育完全,但孕早期却是其大脑发育的关键时期。核桃中的磷脂和不饱和脂肪酸都是对大脑发育有益的物质,孕妈妈适当吃些核桃,有利于胎宝宝在孕早期的大脑发育。

## Q&A 专家直"答"车

**Q** 核桃是个好东西,不但补脑,而且补肾,老婆有喜了,多吃点,总没有坏处吧

**A** 核桃的营养价值很高,但也是高热量食物,每100克核桃可产生500千焦的热量,不宜多吃。此外,光靠吃核桃也无法完成胎宝宝大脑发育的需求。因此,专家建议,孕妈妈每天吃20~50克(相当于4~5个核桃)即可。

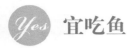

## 宜吃鱼

鱼肉营养丰富，孕妈妈在日常饮食中不妨多吃，这样不仅对自身有益，同时也有利于胎宝宝的成长，主要有以下优势。

◎鱼肉蛋白质含量丰富，85%～90%为人体需要的各种必需氨基酸，而且比例与合成人体蛋白质的模式也极相似，可利用率极高。

◎鱼肉含矿物质稍高于其他肉类，是钙的良好来源。

◎鱼肉组织柔软细嫩，比其他肉类更易消化，适合孕妈妈食用。

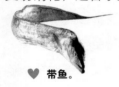

♥ 带鱼。

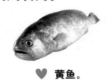

♥ 黄鱼。

◎鱼肉中含有一种 $\Omega - 3$ 脂肪酸，有提高孕力、防止早产的作用，同时还能避免宝宝出生时体重过轻。

◎鱼类脂肪含量不高，但鱼类脂肪多为不饱和脂肪酸，易被人体消化吸收，不容易引起肥胖。

◎海鱼中的不饱和脂肪酸含量极高，可达到70%～80%，有益于胎宝宝大脑和神经系统的发育。

◎海鱼类的肝脏中含有丰富的维生素A、B族维生素、维生素D，是孕妈妈补充营养的理想食物之一。

为了均衡营养，孕妈妈还应多吃不同种类的鱼肉，避免营养单一。但为了避免有些鱼肉中含汞的影响，专家认为，在多样化摄入的前提下，每星期平均吃鱼量以不超过340克为宜。

## Q&A 专家直"答"车

**Q** 我们这里出售的一般都是常见的淡水鱼，应该都可以放心吃吧

**A** 很难说！如果是污染鱼则存在安全隐患。在购鱼时应注意区别，如果有以下特征则是污染鱼。

◎体型畸形，比如头大尾细、肚皮鼓胀、脊椎弯曲。

◎鱼眼浑浊，甚至鼓出来。

◎鱼鳃粗糙、不光滑，呈暗红色或褐色。

◎有大蒜味等难闻的气味，没有鱼类固有的鲜腥味。

## 宜吃全麦食品

从本月开始，孕妈妈不妨在饮食中添加一些全麦食品。特别是一些习惯把烧饼、油条当作早点的孕妈妈，不妨用麦片粥来调换口味。或许刚开始会有些不习惯，但麦片粥的营养价值不可小视，它可以使人保持较充沛的精力，还能降低体内胆固醇的水平，为母婴双方提供丰富的铁和锌。但不要买那些口味香甜、精加工的麦片，天然的、没有任何糖类或其他添加成分的麦片最好。另外，也可以在粥里加一些花生米、葡萄干、蜂蜜等。

当然，全麦制品不单单指麦片粥，还包括全麦饼干等，孕妈妈可根据自己的喜好选择。

 ## 宜喝牛奶

牛奶营养丰富，不仅蛋白质含量高，同时含有丰富的钙元素，且钙的吸收率高，是孕妈妈的补钙佳品。

钙在整个孕期的影响是举足轻重的，它关乎着孕妈妈和胎宝宝双方的健康。

如果孕妈妈钙摄入量不足，胎宝宝所需要的钙就需要从母体骨骼及牙齿中夺取，易使孕妈妈发生小腿抽筋或手足抽搐等现象。而且也会使胎宝宝的骨骼发育受到影响，长大后容易患骨质疏松症和增加骨折的危险。

因此，专家建议孕妈妈孕期每天喝一杯牛奶（200～400克）。同时，牛奶中还富含磷、钾、镁等元素，且比例合理，每天一杯牛奶，对孕妈妈来说，实在是裨益多多。

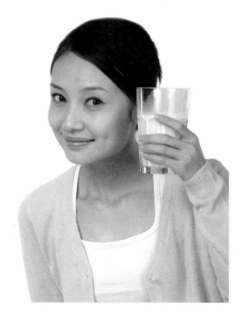

💙 孕妈妈在孕期每天喝杯牛奶，不仅可补充优质蛋白质，还能满足母婴双方对钙的需求。

## 忌吃未熟透的食物

"生食"逐渐成为一种饮食潮流，如源自日本的生鱼片在相当一部分地区都广受欢迎。然而，吃生鱼片却存有安全隐患，因为未经充分烹煮的食物往往难以避免存有各种细菌、寄生虫，一旦这些细菌、寄生虫随着食物进入人体，便容易引起各种病症，危害健康。因此，孕妈妈在饮食上首要关注饮食安全、卫生问题，坚决不吃未煮熟的食物，如烧得很嫩的海鲜、蛋类、贝类、肉类或生的牛奶等。不可因为潮流、口感等因素而本末倒置，忽视健康。

 ## 忌吃易导致流产的食物

孕期的前 3 个月是流产的高发期。为确保母婴健康，孕妈妈应避免食用易导致流产的食物。容易导致流产的食物有：

### ❌ 甲鱼

甲鱼具有滋阴益肾的作用，但是甲鱼性寒，有较强的活血散瘀的作用，孕妈妈食之，易导致流产。

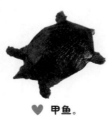

♥ 甲鱼。

因此，孕妈妈忌吃甲鱼，尤其是甲鱼壳，其堕胎功效比甲鱼肉更强。

### ❌ 芦荟

芦荟本身就含有一定的毒素，中毒剂量为9~15克。中国食品科学技术学会提供的资料显示，孕妈妈若饮用芦荟汁，则非常容易导致阴道出血，甚至造成流产。

### ❌ 山楂

山楂酸甜可口，是大部分孕妈妈零食中的必备之物。但现代

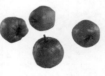

♥ 山楂。

医学研究证实，山楂对子宫有收缩作用，如果孕妈妈大量食用山楂及其制品，就会刺激子宫收缩，甚至导致流产。所以，孕妈妈还是尽量不吃或少吃山楂。

### ❌ 薏米

中医认为薏米性寒，质滑利，有滑胎作用。药理实验证明，薏米对子宫

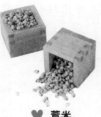

♥ 薏米。

平滑肌有兴奋作用，可促进子宫收缩，因而有诱发流产的可能性，所以孕妈妈要避免食用。

❌ 螃蟹

　　螃蟹的味道鲜美，是餐桌上的常客，但得知自己怀孕了的女性，即使十分喜欢螃蟹的鲜美滋味，也要忍痛割爱，待宝宝平安出生后再吃也不迟。中医认为，螃蟹性寒凉，有活血化瘀的功效，对孕妈妈不利，尤其是蟹爪，有明显的堕胎作用。

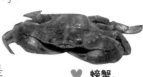
❤ 螃蟹。

❌ 马齿苋

　　马齿苋既是草药又可做菜食用，其药性寒凉而滑利。实验证明，马齿苋汁对子宫有明显的兴奋作用，能使子宫收缩次数增多、强度增大，容易导致流产。

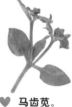
❤ 马齿苋。

# No 忌吃辛辣食物

　　辛辣食物刺激性较强，容易导致肠胃不适、消化不良、便秘等症。怀孕后的女性由于生理变化，其消化功能有所减弱，很容易发生消化不良及便秘等症，因此要忌吃辛辣的食物，以免影响营养的摄入，有碍于胎宝宝的发育。

 　♥　孕产博士点点通　♥

### 揭秘卤制美味的"真相"

　　卤制食品风味绝美，但卤制食品确是由桂皮、大料、茴香、花椒等温热调料制成，有些卤制食品在口感上并没有体现出如辣椒般"辛辣"的特点，但具有强烈的刺激性，容易对肠胃造成不良影响，孕妈妈最好要少吃。

　　此外，有研究表明，桂皮、大料等含有一定的"毒性"，是导致胎宝宝畸形的诱因之一。

　　因此，为了母婴健康，喜欢卤制食品的孕妈妈们就应"戒口"，与卤制食品暂别了。

## 忌饮浓茶

浓茶中含有较高量的咖啡因、鞣酸、茶碱等物质，孕妈妈要是长期饮用浓茶，容易影响铁的吸收，并增加肾脏负担，同时也会对胎宝宝造成负面刺激作用。因此，孕妈妈最好不要喝浓茶。

 ## 忌吃污染性食品

说起污染性食品，很容易引起人们的提防之心，如被农药污染的水果、蔬菜等，孕妈妈们更要避之不及。但遗憾的是，有些食品的污染是"隐形"的，肉眼看不见的。这就需要孕妈妈们仔细甄别了。一般而言，含有过量食品添加剂，如色素、防腐剂等食品都属污染性食品之列。

过量的食品添加剂会严重危害胎宝宝的发育。如果长期摄入，甚至会导致流产或畸胎。因此，建议孕妈妈们要远离此类食品。食用蔬果时，也要将其彻底清洗干净。

 ## 忌吃方便食品

方便食品吃起来方便，而且味道鲜美，是很多孕妈妈喜爱的食物，除了充当主食之外，往往也被随时当做零食来食用。但由于方便食品所含维生素、微量元素不足，同时还缺乏脂肪酸，营养稍显片面。如果孕妈妈经常食用，难免造成营养不良，影响孕妈妈的健康及胎宝宝的成长。研究表明，孕妈妈常吃方便食品往往会导致宝宝出生时体重过轻。如果在孕早期的3个月里经常吃方便食品，还会影响到胎宝宝的

 孕产博士点点通

**孕妈妈可以喝什么茶**

浓茶对孕妈妈及胎宝宝不利，但有饮茶习惯的孕妈妈们可以喝一些淡茶。毕竟茶叶中所含的锌、维生素C等成分，对孕妈妈也是有益的。在茶叶方面，最好选择绿茶、花茶这类纯天然、少加工的茶叶。

但孕妈妈最好不要喝用保温杯泡的茶，以免维生素遭到破坏，而且茶水中有害物质增多，对健康不利。切忌空腹饮茶，一般在饭后1小时饮茶最为合适。

大脑发育，并存在一定的安全隐患。专家建议，孕妈妈们要尽量少吃或不吃方便食品。

## 忌吃腌制食品

腌制食品是我国传统饮食的一大特色，全国各地几乎都有各具特色的腌制食品，如湖南腊肉、四川泡菜等。

尽管这类食物美味绝伦，孕妈妈们却应尽量少吃或不吃。因为腌制食品普遍含有较高量的亚硝酸盐等成分，而亚硝酸盐是一种有毒物质，能够合成致癌物质，会通过胎盘严重威胁胎宝宝的健康。

## 忌吃松花蛋

松花蛋是一种含铅量相对较高的食物。如果孕妈妈摄入铅过高，可引发铅中毒，并会导致流产、胎宝宝畸形或胎宝宝出生后身材矮小、性早熟、肥胖等诸多症状。

尽管现在很多商家打出"无铅松花蛋"的旗号，但事实上"无铅松花蛋"仍是含铅的，只是含铅量较低而已，但就是这一点低含量的铅，也可能危害胎宝宝的健康。因此，孕妈妈要忌吃松花蛋。

## 忌喝碳酸饮料

碳酸饮料具有一定的酸性，容易与钙结合，生成难溶物质碳酸钙。怀孕后，女性对钙的需求量增加，如果常饮碳酸饮料，会影响女性对钙的吸收，导致体内含钙量不足，影响胎宝宝的正常发育，并容易引发骨质疏松等因缺钙所引发的病症。因此，孕妈妈要尽量远离碳酸饮料。

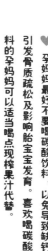

♥ 孕妈妈最好不要喝碳酸饮料，以免导致缺钙，引发骨质疏松及影响胎宝宝发育。喜欢喝碳酸饮料的孕妈妈可以适当喝点现榨果汁代替。

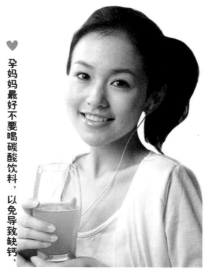

# 日常行为宜忌

 **宜创造良好的受孕环境**

环境与受孕之间存在着颇为"暧昧"的关系，恶劣的环境难免会影响夫妻双方的心情，对受孕不利；而良好的环境不仅能增加受孕的概率，同时还有利于优生。因此，夫妻双方一定要积极创造良好的受孕环境。比如尽量保持卧室的安静、祥和，不受外界噪声的干扰；室内家具物品应摆放整齐，切忌杂乱无章；被子、枕头等床上用品要干净整齐等。

要尽量避免在日月食、太阳磁暴、月圆之夜及雷电交加的环境中受孕，否则会影响优生。

 **宜注意出行安全**

怀孕早期，孕妈妈就应特别注意出行安全了，以免一不小心，伤害到腹中胚芽般的胎宝宝。尽量不要到人群拥挤的地方去，并注意路面情况，以免地滑摔倒。

如果孕妈妈还在工作，则应考虑乘车安全，尽量避免上下班人流、车辆的高峰期。当然，要是工作地点比较近，则可以考虑步行上班。一来避免乘车的拥挤，二来还能增加身体活动量，可谓一举两得。

 **宜注意保暖**

孕早期的 3 个月内，胎宝宝对温度非常敏感，高温环境很容易导致胎宝宝发育畸形或流产，过冷的环境也可刺激子宫收缩，增加流产风险。因此，孕妈妈从本月开始，就应特别关注保暖问题。

### ✅ 衣服不可过厚

许多孕妈妈为了保暖而捂上了一层又一层的衣服。事实上，这是不科学的。因为衣服穿得过厚、过多，会导致体温快速升高，不仅对胎宝宝不利，同时也会引起孕妈妈皮肤血管扩张，增加散热难度，这样会降低人体对外界温度变化的适应能力。因此，孕妈妈应根据季节的变化适当增减衣物。

### ✅ 注意头部保暖

头部是大脑神经中枢的所在地，血管和汗腺丰富，体内热量常从头部大量向外散发。如果不注意防寒保暖，尤其是在冬季，很可能会感染风寒或者患上流感。而风寒、流

💜 **气温下降之后，孕妈妈要注意头部保暖，以免受凉，感染风寒。**

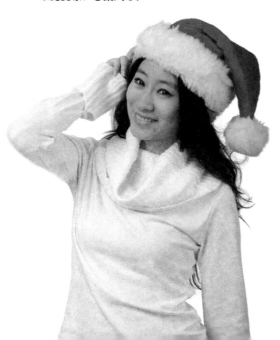

感会对孕妈妈和胎宝宝造成双重损伤。因此，天气寒冷的时候，孕妈妈最好戴帽子出行，以防寒保暖。此外，还要注意手部保暖，出行时要戴上手套。

### ✅ 注意皮肤清洁

孕妈妈们要注意皮肤的清洁、保湿，从而确保皮肤的良好状态。

### ✅ 注意室内通风

气温下降之后，为了保护孕妈妈不受寒冷气候的侵袭，很多家庭关门闭窗，生怕孕妈妈感染风寒。事实上，紧闭门窗是不对的。缺乏空气流通，也会降低人体的抵抗力。因此，要勤开窗、勤通风，保持室内的空气清新。倘若天色阴霾、能见度低，则不必如此，以免造成室内环境污染。

## Yes 宜穿着轻柔舒适的衣物

孕妈妈在衣物的选择上，首选轻而柔软、舒适的衣服，比如大小合适的棉质、丝质衣物，尤其是内衣，这样才有利于孕妈妈的身体健康。最好避免穿化纤类衣物，尤其是紧身衣。尽管这样很显身材，但却会影响血液循环，给孕妈妈和胎宝宝带来不适感。

# 宜在夫妻双方生理节律高潮期受孕

所谓人体生理节律，即是指每个人体力、情绪和智力所呈现出的周期性规律。当人体处于生理节律的高潮时，活力充沛、精神饱满、记忆力和免疫功能都将达到巅峰状态。如果此时受孕，可增加孕育优质宝宝的概率。可根据以下方法推算出人体生理节律高潮的时间。

## ✅ 了解生理节律周期

研究表明，体力生理节律周期为23天，情绪生理节律周期为28天，智力生理节律周期为33天。每个生理节律周期都有高潮期、临界期与低潮期，而所谓的临界期就是指高潮期向低潮期过渡的那一天，3个生理节律周期的临界日分别为11.5天、14天及16.5天。临界日的前半期为高潮期，后半期为低潮期。若能掌握自身这3个生理节律周期的节律，即可计算出最佳受孕时间。

## ✅ 通过万年历计算生理节律周期

通过万年历计算人体的生理节律周期，一般是从出生那天起一直计算到受孕那天为止的总天数。然后，分别除以23、28、33这3个数字，通过所得余数大小来判断身体处于哪个阶段。余数等于临界日的天数为临界日，余数大于临界日为低潮期，余数小于临界日为高潮期。

 孕产博士点点通

**什么叫精液过敏**

有的女性在性生活之后，会出现胸闷、咳嗽、呼吸困难、浑身瘙痒等症。除此之外，往往还伴有过敏性哮喘、阴部瘙痒、水肿、眼皮肿、嘴巴肿等症状。医学上将这一系列症状称之为精液过敏。

预防精液过敏的方法却很简单，主要有两种。一种是在性生活之前选服非那根、扑尔敏、苯海拉明等过敏药物1片。如果不想服用抗过敏药，则可采取另一种方法，即使用避孕套。

一旦发生精液过敏症状，宜及时送医治疗。精液过敏的人准备孕育前，一定要先咨询医生，以寻求解决之道。

**习惯性流产知多少**

　　如果连续发生3次以上的自然流产，则称为习惯性流产。习惯性流产的另一特征是流产发生于同一个妊娠月。这样一般都是由于夫妻双方染色体异常、子宫发育不良等因素所致。因此，习惯性流产的女性应事先就医，找出流产的原因，及早治疗。如果已经怀孕，也要及时到医院检查，确保孕育安全。

##  忌睡前洗头

　　经常洗头是个良好的卫生习惯，但睡前洗头却有诸多不宜，对孕妈妈而言，其危害尤甚。

　　孕早期，孕妈妈本身体质较弱，头发不干就睡觉易导致头痛。专家还提醒孕妈妈，冷天用热水洗头后，会使头皮毛细血管扩张，机体内丢失的热量增多。洗头后头发是湿的，大量水分蒸发要带走很多热量，易导致感冒。为了保证母婴健康，孕妈妈最好不要在睡前洗头。

## 忌穿高跟鞋

　　怀孕后，爱美的孕妈妈也要脱下心爱的高跟鞋了。尽管高跟鞋的设计能够充分体现女性优美的线条，但极端的设计也将安全系数降到了最低，使得女性摔伤的可能性增加。

　　孕早期是流产的高发阶段，一不小心往往就可能导致流产。为了自己和胎宝宝的安全，孕妈妈最好从怀孕后就不要再穿高跟鞋了。

　　针对孕早期的身体特征，并考虑到舒适度与安全性，孕妈妈最好选择轻便、宽松、透气性好并防滑的平底鞋。

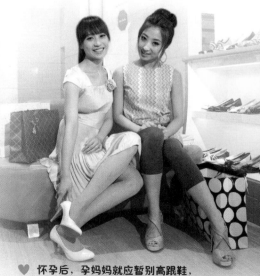

♥ 怀孕后，孕妈妈就应暂别高跟鞋，以免出行时摔伤，危及自己和胎宝宝的安全。

# 忌剧烈运动

生命在于运动，但从现在开始，孕妈妈却要特别注意运动的方式及运动量。因为胎宝宝在孕妈妈的腹中还没有牢固地"安营扎寨"，如果运动过于剧烈，则会出现过度疲劳现象，甚至出现抽筋、腹痛等症状，对胎宝宝是非常不利的，严重者还会导致流产。因此，孕期孕妈妈应该根据自己的实际情况调整自己的运动强度。

测量运动时的心率是确定运动强度的有效方法，而测量心率最简单的办法是测量每分钟脉搏跳动的次数。以下是各个年龄段孕妈妈适当运动的心率数值，如果超过这个范围，则说明孕妈妈的运动量过大，应做适当调整。

20~30岁的孕妈妈运动后的心率应保持在130~150次／分。

30~40岁的孕妈妈运动后的心率应保持在125~140次／分。

40岁以上的孕妈妈运动后的心率应保持在135次／分以下。

当然，以上是参考数据，各位孕妈妈也可以根据自己的情况调整运动量。

 # 忌接触电磁炉

电磁炉的问世为很多人提供了方便，人们在享受方便与无烟环境的同时，却往往忽略了电磁辐射。研究表明，电磁炉启动时所形成的电磁场极高，如果孕妈妈长时间身处高磁场环境下，则会对胎宝宝不利。因此，孕妈妈应当避免接触电磁炉。使用电磁炉烹调食物的家庭，其他家庭成员最好主动承担做饭的责任，让孕妈妈远离电磁炉。此外，烤箱等烹饪设备也会产生强辐射，孕妈妈也应远离。

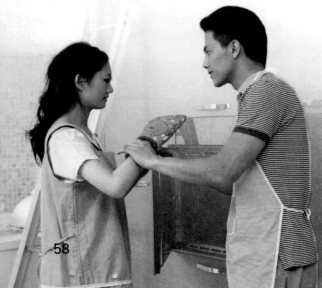

孕妈妈最好远离电磁炉、烤箱等设备，以免这些设备的强辐射危害胎宝宝的健康。

**忌用吹风机**

吹风机是很多女性必不可少的生活用品之一，不仅用来吹干湿发，更常用来塑造各种发型，但怀孕后最好不要使用。

研究表明，孕妈妈使用吹风机不利于健康和优生。主要可从两点来进行分析，首先是使用吹风机时，电流通过电线时可形成电磁场，容易诱发头痛、头晕、精神不振等症状，同时还可能影响胎宝宝的健康发育。其次是吹风机吹出的热风大多含有石棉纤维微粒，这些微粒可通过孕妈妈的呼吸道及皮肤进入血液，经胎盘血液循环进入胎宝宝体内，导致胎宝宝畸形。综合这两点来看，孕妈妈最好不要使用吹风机，并远离使用吹风机的环境。

**忌洗澡水温度过高**

个人卫生是每个人都应该注意的问题，勤洗澡也一直被认为是良好的生活习惯，尤其是热水澡更是备受人们推崇。但怀孕后，孕妈妈却要慎重对待这个问题，切忌洗澡水温度过高。

专家认为，孕妈妈的体温如果比正常人体温上升2℃，就会影响胎宝宝的脑细胞发育，并且孕妈妈体温越高，对胎宝宝的危害越大，容易导致流产、畸形、智力障碍等后果。所以，孕妈妈们怀孕后，就要避免使用过热的水洗澡，尽量将水温控制在32℃～38℃，最好不要超过40℃。同时，孕妈妈还要避免做蒸气浴和桑拿。

 孕产博士点点通

**孕妈妈不可"久久浴"**

孕妈妈每次洗澡的时间不可过长，以免产生头晕现象，危及母婴安全。此外，长时间洗澡还会软化皮肤角质层，容易遭受细菌、病毒侵袭。专家建议，孕妈妈的洗澡时间最好不要超过20分钟，一般以10～20分钟为宜。洗澡的频率最好是1天1次，如果没有良好的洗浴环境，至少也要保持3～4天1次。

## 忌在旅途中受孕

人在旅途，难免出现劳累、饮食不规律的现象，这段时间最好不要受孕，以免旅途颠簸、过度疲劳、情绪波动较大、起居不固定等因素影响优生及胎宝宝的稳定性。

 ## 忌疲劳受孕

人处于疲劳状态时，无论是男性的精子还是女性的卵子，其质量都会有所下降，不仅影响受孕，即便顺利受孕，也会影响优生。

研究表明，快节奏的生活方式已经大大影响了当今人类的生殖功能，与20世纪中叶相比，精卵质量已经明显降低。而造成这一恶果的主要原因之一，便是过度疲劳。

因此，专家建议，备孕夫妻应选择双方精力充沛、身心愉悦时受孕，切忌在双方处于疲劳状态时受孕。

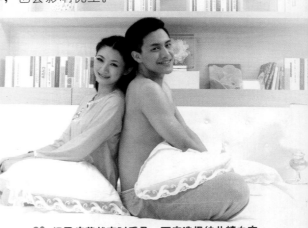

♥ 切忌疲劳状态时受孕，而应选择彼此精力充沛、身心愉悦时受孕，以达到优生优育的目的。

## 忌阴道出血期受孕

女性在经期之外出现阴道出血症状属不正常现象，往往是因为患有生殖器官疾病，如各种阴道炎及宫颈息肉等，此时切勿受孕。

如果患滴虫性阴道炎受孕，有可能引起流产、畸胎，日后会导致胎膜早破、胎盘早剥，胎宝宝的眼睛可能在分娩过程中，经过阴道时被感染，使角膜受影响；如果患霉菌性阴道炎，分娩时可使胎宝宝受到霉菌感染，出生后引起鹅口疮；如果是宫颈息肉会使子宫颈在分娩时发生裂伤，引起出血。

因此，一旦出现阴道出血症状，应及时就医，在确诊、治愈后才可进行受孕。

 ## 忌戴隐形眼镜

怀孕后，孕妈妈最好不要佩戴隐形眼镜。因为怀孕后的激素水平改变会引起眼角膜轻度水肿，如果佩戴隐形眼镜不仅会引起眼部不适感，还会加重眼角膜的缺氧程度，造成眼角膜损伤。如果长期佩戴，甚至还会使眼睛的小动脉发生痉缩，引发结膜炎。

 ## 忌涂指甲油

指甲油中含有一种叫酞酸酯的物质，不仅对孕妈妈健康不利，而且还很容易影响胎宝宝的正常发育，易引起流产、胎宝宝器官发育畸形及新生宝宝成年后的不育、阳痿等症。因此，怀孕后要尽量不要涂指甲油，其他含有酞酸酯的化妆品也要禁用。

 ## 忌结核病未愈怀孕

结核病对当今的医疗环境而言，并非疑难杂症，其治愈率很高。如果备孕女性患有结核病，应在治愈后再孕，以免将结核病传染给胎宝宝，同时还有导致流产的危险。

 ## 忌肾病未愈时怀孕

备孕女性如果患有肾病，应治愈后再怀孕，否则容易使病情恶化，同时还可能出现妊娠中毒症，危害甚大。

 **专家直"答"车**

**Q** 媳妇只是有点贫血，没有其他病，我们准备要个小孩子，这应该不影响吧

**A** 如果只是轻微的贫血，可以放心孕育。但如果是严重贫血则要慎重对待，否则不仅会影响胎宝宝的正常发育，还会影响孕妈妈的产后恢复。因此，贫血女性最好在医生的指导下考虑是否怀孕，如果可以顺利怀孕，最好也要做定期检查。

# 胎教启智宜忌

##  宜知胎教的真谛

胎教这个词日渐进入人们的眼帘，有人认为是天方夜谭，有人认为是育儿神功，对于胎教的真实含义，很多人都不甚理解，但大多数人都盲目遵从，甚至过分实施，得不偿失。在此，我们一起来认识一下什么才是胎教，究竟胎教有何含义？

### ✔ 胎教是母婴共同进步的过程

胎教是指孕妈妈在怀孕期间不停地学习、理解有关胎宝宝生理、心理发育知识，以及使自己顺利度过孕期的方法，并将这些知识和方法运用到实践中去的过程。从另一个角度来讲，这也是孕妈妈和胎宝宝互动的一个过程。

### ✔ 胎教可促进母婴健康

胎教的过程中，孕妈妈会掌握很多关于孕育的知识，并在科学的指导下正确进补，获取营养。孕妈妈还能在胎教的帮助下，完成一个从普通女性向理性妈妈的蜕变过程。

##  宜为胎宝宝制订一份详细的胎教计划

胎教是孕期内需要重点关注的问题，所谓"凡事预则立，不预则废"，为了孕妈妈的健康及胎宝宝的成长，孕妈妈和准爸爸都应了解一些胎教方面的知识，并制订一份胎教计划。建议从以下方面安排。

胎宝宝发育到第4周时，神经系统已经开始形成；第8～11周，胎宝宝对压触觉有了反应；第16～19周，胎宝宝听力逐渐完善；从第20周起，胎宝宝视网膜形成。可以说孕中期是进行胎教的最佳时期。

针对以上特征和变化，胎教计划整体应该分为3个阶段，即孕早期、孕中期和孕晚期。孕早期（1～12周）的胎教可以适当地听一些音乐，多看一些胎教书籍等。每天可以进行30～60分钟。

孕中期（13～28周）的胎教可以把音乐胎教、抚摸胎教和视觉胎教结合起来，用丰富多彩的形式对胎宝宝进行各种胎教，让胎宝宝的智能得到最好的引导和启发。胎教的强度也应该增加，每天2～3小时。

孕晚期（29～40周）的胎教要把精力放在和胎宝宝的情感联系上。可以通过生活当中各种形式做胎教，比如多跟胎宝宝交谈、多呼唤宝宝的名字、多鼓励宝宝等形式，让胎宝宝和父母之间建立良好的情感联系，为宝宝出生后的成长做准备。

在这个基础上，准父母们可以根据自己的情况和胎宝宝发育状况制订详细的胎教计划和内容，并且按照计划贯彻到孕期当中，为培养一个健康聪明的胎宝宝做好准备。

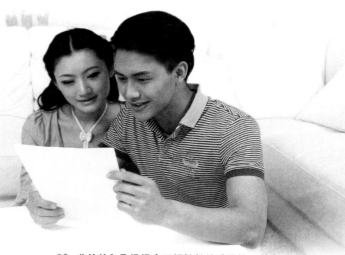

❤ 准爸爸和孕妈妈应了解胎教的重要性，并事先制订详细的胎教计划。

## No 忌接触暴力、噪声环境

尽管孕妈妈刚怀孕时还几乎没有什么感觉，但胎宝宝的各种知觉却开始逐渐形成，他们会通过母亲的情绪、心跳等感受外面的世界。如果孕妈妈处于充斥太多暴力、噪声的环境，胎宝宝也会接受到各种偏激的信号，对胎宝宝的成长非常不利。

研究表明，有些妈妈在怀孕后仍然坚持在车间、厂房工作，受机器的轰鸣声、嘈杂声的影响，导致出生的宝宝性格暴躁、性格极端。经常接触暴力、邪恶的场景的孕妈妈所生出的宝宝往往也会出现不同程度的躁动不安。

因此，专家建议孕妈妈从怀孕起，就要避免接触暴力、噪声等环境。

# 医疗保健宜忌

 **宜知刚怀孕时易出现的各种反应**

经过漫长的备孕阶段，备孕夫妻都一直期盼着小宝宝的到来。然而当胎宝宝悄悄到来时，很多孕妈妈却不知道，心中仍存有些许遗憾。然而，如果以下现象出现在你身上，那么你就该意识到：自己是否怀孕了？

**✔ 倦怠嗜睡**

如果总觉得身体倦怠无力，没由来的疲惫，总有种昏昏欲睡的感觉，同时情绪波动也大，则可能是怀孕了。当然，这种状况因人而异，并非所有女性怀孕都会如此。

**✔ 停经**

月经规律的女性，如果月经过了1周还没来，就可能预示着怀孕了。

**✔ 乳房变大**

停经之后，乳房逐渐增大，并有发痛、发胀、乳头刺痛的感觉，乳晕也随之变大并出现褐色结节，乳房皮下可见静脉扩张，但没有乳房发热的感觉。

**✔ 尿频**

没有过多尿意，却总想上厕所。尿频往往是怀孕后，增大的子宫压迫膀胱引起的。到孕4月时，子宫增大到腹腔，这种症状会自然消失。

**✔ 基础体温升高**

正常情况下，具有双项型体温的育龄女性，若停经后高温持续18日，则怀孕的可能性较大。若体温高低不定，且悬殊较大，这多属于黄体功能障碍，可能预示着胎宝宝发生危险，必须及时治疗。

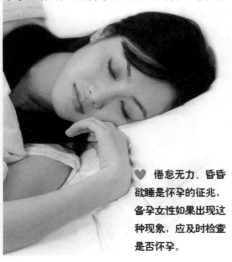

♥ 倦怠无力、昏昏欲睡是怀孕的征兆，备孕女性如果出现这种现象，应及时检查是否怀孕。

宜知计算预产期的方法

孕妈妈和准爸爸应该知道预产期的计算方法，这样才能做到心中有数，在孕妈妈分娩前做好充分准备。

从受精到分娩大约是266天（38周），由于无法准确地判断出孕妈妈哪一天受孕，为了方便计算，医学上规定从末次月经的第一天开始计算，这样整个妊娠期就多了两周（7天为一周），为280天。推算预产期的常用方法是这样的：末次月经的月份减3或加9，日期加7，如末次月经为2012年10月6日，则预产期为2013年7月13日。又如末次月经为2012年2月10日，预产期为2012年11月17日。需要注意的是，这种方法只适用于月经规律者，且末次月经以阳历计算。如果月经不准或忘了末次月经的时间，则需要医生测算预产期。

 宜提防宫外孕

所谓宫外孕即是指受精卵在子宫之外的任何部位着床"安家"，也称之为"异位妊娠"，其危害极大，若不及时诊治，可危及生命。

宫外孕主要表现为停经、早孕反应等特征，同时还夹杂着经常性的阴道流血，有时会有三角形肉样物体排出；下腹部如刀割般疼痛，且这种疼痛感还会上冲下窜，引起肩肿或尿频、尿痛，出现头晕、眼花、休克等症状。

引起宫外孕的主要原因是输卵管功能较弱，使得受精卵运行受阻。因此，如果有输卵管病史，或输卵管发育不良者，更应重视宫外孕的发生。

## $Q\&A$ 专家直"答"车

**Q** 我姐到预产期时没有任何分娩征兆，是不是大夫算错了啊

**A** 由于孕期是从末次月经第1天开始算并假定是在月经周期的第14天排卵而算出来的，但每个人的排卵日却是有差异的，故预产期并非"定产期"。

## 宜关注白带变化

　　白带是女性阴道分泌物，一般为白色糊状液体，无气味。怀孕后，由于雌激素和孕激素的增加，孕妈妈的白带会增多而黏稠，如果白带出现异常变化，往往说明孕妈妈身体状况面临危机，如下列情况。

◎白带增多，有臭味，呈豆腐渣样或凝乳块状，或灰白色沫状，并有不同程度的外阴瘙痒，则属异常现象。

◎白带过多，且呈黄色、脓性，甚至是血性等改变时，则属于病理性的范畴。

◎白带呈灰黄色，泡沫状，有腥臭味，同时伴有外阴瘙痒、灼热、疼痛，多为滴虫性阴道炎。

◎白带呈灰白色，呈豆腐渣样或凝乳块状，有时有臭味，伴有外阴瘙痒、灼痛，多为霉菌性阴道炎。

◎白带呈黄色和黄绿色，有臭味，好像米汤或脓一样，大多为化脓性细菌感染所引起。

　　如果白带出现上述情况，孕妈妈要及时就医，以保证自身和胎宝宝的健康和安全。日常生活中，为保证个人卫生，孕妈妈要勤换内裤，保持外阴清洁，并准备专用的盆及毛巾清洁外阴，内裤及清洗外阴用的毛巾都要放在太阳下暴晒至干。

 ## 宜重视下腹疼痛

　　对于下腹疼痛，有的女性甚至习以为常，视之为"老毛病"，但事实上却并不那么简单，要知道这种疼痛感并非空穴来风，而导致疼痛的原因往往都是各种病变引起的。如果怀孕后还漫不经心，则可能引起更严重的后果。

### ✔ 子宫肌瘤

　　子宫肌瘤是导致下腹疼痛的常见原因之一，如果处理不当，可能会引起流产。所以孕妈妈如果出现下腹疼痛，要及时去做超声波检查，确定是否患有子宫肌瘤。如果确定患有子宫肌瘤，可根据其生长位置，在医生的指导下考虑是否继续妊娠。

盆腔炎

盆腔炎也是导致孕妈妈下腹疼痛的一个原因，其所致疼痛的主要特征是"隐隐作痛"。盆腔内的器官有输卵管、子宫、卵巢等，该部分属于囊状封闭式构造，一般不会局限在某一单独的部位出现病症，而是整个囊状结构都发炎，这对孕妈妈和胎宝宝都很不利，需及时治疗。

# 宜进行自我调适

尽管经历种种期盼，当胎宝宝真的孕于孕妈妈腹中时，往往还会给孕妈妈带来很多不安，其心理非常复杂，非外人所能理解。这个时候，孕妈妈要懂得自我调适，准爸爸及家人也要给予理解和正确的引导，以免不良情绪的侵袭，影响母婴健康，甚至延续到产后形成抑郁症。

当不良情绪出现时，可尝试以下方法。

## 安排好空闲时间

孕妈妈不妨多看一些内容轻松的小说，打发无聊的时间；每日都吃自己喜欢的早餐，吃得开心，心情也会大好。当然要注意避免偏食、挑食。空闲时可以去散散步，这不仅有利于稳定情绪，同时对自身健康也有益。

## 善于交流是良药

每个人都会有不开心的时候，而倾诉往往能让人的内心获得满足，达到平衡。比倾诉更好的方法就是贴心的交流。准爸爸自然是孕妈妈最贴心的人，所

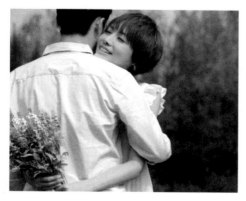

以孕妈妈可以在准爸爸空闲的时间和他多多交流，保持亲昵的关系，这样不仅能化解内心的忧愁，还能增进夫妻感情，获得安全感。但不要太腻哦，毕竟准爸爸承担着整个家庭的担子。

💜 妻子怀孕后，准爸爸要给予更多的体贴与关怀，让孕妈妈处在幸福和愉悦中，以免孕妈妈出现忧郁、易怒等不良情绪。

## 宜选择合适的床上用品

要提高睡眠质量，床上用品的选择至关重要，对于孕妈妈而言更是如此。在选择床上用品时，孕妈妈要注意以下几点。

### ✅ 床铺软硬要适中

孕妈妈适宜睡木板床，为避免床板过硬，宜铺上较厚的棉絮，以增强身体的缓冲力，增加睡眠的舒适感。

### ✅ 枕头高度要适度

枕头不宜过高，一般以9厘米为宜，否则易导致颈部前屈而压迫颈动脉。颈动脉是大脑供血的通路，受阻时会使大脑血流量降低而引起脑缺血。

### ✅ 被褥材料有讲究

被褥最好选择全棉布包裹棉絮，不宜使用化纤混纺织物做被套及床单。因为化纤布容易刺激皮肤，引起皮肤瘙痒等不适。

💗 孕妈妈应规律作息，在晚上10点前就寝，并保证不少于8小时的睡眠时间，以确保母婴健康。

### ✅ 小·小·蚊帐大作用

蚊帐有很多作用，如避蚊防风，吸附空中飘落的尘埃以及过滤空气等。使用蚊帐能让孕妈妈安然入眠，提高睡眠质量。

## 宜保证充足、规律的睡眠

睡眠对于健康的意义不言而喻。专家建议，孕妈妈在晚上10点前就应就寝，并保证不少于8小时的睡眠时间，尤其要保证晚上11点到凌晨4点这段时间的睡眠质量。

孕妈妈还要做到早睡早起，若出现疲劳、嗜睡、四肢无力等不适反应，可上床休息片刻，但不要整天躺在床上。此外，孕妈妈最好养成午睡的习惯，每天午睡1小时左右。午睡时间不宜过长，以免午睡时间过长，导致晚上不易入睡，扰乱生活规律。

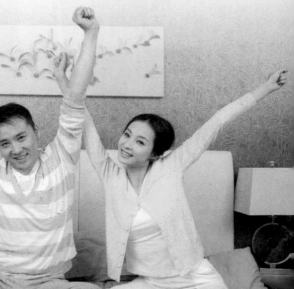

## 宜积极预防感冒

感冒看似小病，但对于胎宝宝而言，却危害甚大。就目前而言，已经分离出多种感冒病毒，其中相当一部分对胎宝宝有致畸作用。此外，如果孕妈妈服用感冒药，对胎宝宝也会造成不同程度的危害。

因此，怀孕后，孕妈妈要积极预防感冒，应注意休息，加强锻炼。在疾病流行期间，要注意个人卫生，不到人群密集的场所，不接触感冒的病人。居室要通风换气，保持室内温度、湿度适宜，经常用醋熏蒸房间。

 ## 宜采取正确的方法将感冒扼杀于襁褓

孕妈妈若出现感冒征兆，不妨采取以下不吃药、不打针的"天然方法"进行治疗。

◎感冒初起喉头痒痛时，立即用浓盐水每隔10分钟漱口及咽喉1次，10余次即可。

◎喝鸡汤可减轻感冒时的鼻塞、流涕等症状，对清除呼吸道病毒有较好效果。

◎将一把金属匙子放在开水里泡热（以不烫伤手为度），然后放在手掌表面"治感冒穴"上按摩。如果某处感觉异常，则在该处加强按摩。热按摩片刻后，再用一把泡在冷水里的匙子刺激该处。轻微感冒或咳嗽者，按上述方法刺激5～10次即可（手掌的"治感冒穴"位于左手掌大拇指和食指之间，以及右手大拇指第二关节以下部分的掌面）。

◎在保温茶杯内倒入42℃左右的热水，将口、鼻部伸入茶杯口内，不断吸入热蒸汽，1日3次。

◎咳嗽者可用鸡蛋1个打匀，加少量白糖及生姜汁，用开水冲服，2～3次即可止咳。

◎感冒初起，刚感到鼻咽部发痒时做下述体操2～3次即能痊愈，具体方法是：两脚稍分开直立，脖子伸直，头尽量上顶，两眼睁大，尽量伸长舌头，两手十指伸直，然后从头顶至手、脚趾用力，直至全身震颤，并不断发出"嗳"声，反复2～3次。

当然，如果以上方法不能奏效，则应及时到医院治疗。

## 宜知乙肝妈妈的孕育宝典

乙肝是一种传染性疾病，而母婴传播则是其中的重要诱因。研究表明，如果孕妈妈患有乙肝，怀孕后未采取任何有效措施，则胎宝宝感染乙肝病毒的会有90%可长期带毒。

孕育一个健康的宝宝是每一对父母最大的心愿，然而乙肝疾病的不期而至，让很多人的梦濒临破碎。那么，患有乙肝的孕妈妈怎样才能确保自己的胎宝宝不被传染呢？这要从生理和心理两方面着手。

在心理上，孕妈妈不要紧张恐慌、过度担忧，保持愉快舒畅的心情，注意饮食的调配，按时休息，争取使身体处于最好的状态来孕育宝宝。

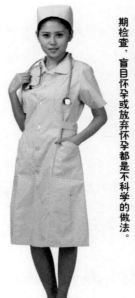

♥ 患有乙肝的女性，应在医生的指导下安全孕育，并做定期检查，盲目怀孕或放弃怀孕都是不科学的做法。

在生理上，孕妈妈要在专业医生的指导下及时采取措施，配合治疗，尤其到孕中期要按照医生的嘱咐定时、定期地进行肝功能等检查。一般1～2个月就要检查1次，并遵照医嘱，终止抗生素等药物的使用。

在分娩前的3个月，按照专业医生的指导意见，提前注射乙肝免疫球蛋白，以防乙肝病毒在宫内感染胎宝宝。

只要孕妈妈摆正心态，在孕期全程采取适当的预防措施和治疗方法，成功避免胎宝宝感染乙肝病毒的概率还是非常高的。

 ## 宜知心脏病妈妈安全孕育事项

心脏病是威胁人类健康的隐形杀手之一，对于准爸爸和孕妈妈而言，更是一个致命的打击。在孕育过程中，胎宝宝的成长会增加心脏负荷，可能加重病情；在分娩时，全身能量的消耗、声嘶力竭的叫喊，甚至危及孕妈妈的生命。此外，心脏病还可能危及下一代，让宝宝罹患先天性心脏病。

可以说，怀孕是对心脏病女性的心脏负荷和心理承受能力这两颗"心"的极大考验。那么，患有心脏病的女性是否可以进行孕育呢?

## 根据心脏健康状况决定是否孕育

心脏功能是决定孕妈妈能否怀孕、顺利孕育、成功分娩的重要因素之一。为此，医学界还专门将心脏功能进行了分级。级别越高，妊娠和分娩的危险性越大，具体如下。

| 级别 | 症状表现 | 对孕育的影响 |
|------|---------|------------|
| 第一级 | 没有心脏病症状，身体活动不受限制，一般活动不会引起身体不适等。 | 不会影响胎宝宝生命，能够顺利妊娠和分娩。 |
| 第二级 | 身体活动稍受限制，不活动时身体不会出现不适，但一般活动会出现疲倦、心悸、心绞痛和呼吸困难等不适。 | 会影响胎宝宝生长。 |
| 第三级 | 身体活动受限制，不活动时身体不会出现不适，但一般活动会出现疲倦、心悸、心绞痛和呼吸困难等不适。 | 胎宝宝死亡率比较高，妊娠期间最好入院接受检查。 |
| 第四级 | 任何活动都会产生身体不适，即使休息也会出现心脏病的症状，身体稍稍活动都会加大症状。 | 胎宝宝死亡率更高，极可能使宝宝遗传先天性心脏病，不适合怀孕。 |

## 心脏病孕妈妈孕育注意事项

◎保证每晚不少于10个小时的睡眠。

◎每次饭后及时躺半小时，才可做简单运动和家务活。

◎控制高热量食物和盐分的摄入。

◎增加铁和钙的吸收，以防出现贫血症状而引发心衰。

◎做过人工心脏瓣膜移植手术的孕妈妈在孕3月之后才可继续服用抗凝血剂，分娩前还应立即停用抗凝血剂，以免致胎宝宝畸形。

◎整个孕期要仔细观察身体的细微变化，若出现不适症状，应及时就医。

## 宜知子宫肌瘤患者怀孕的相关事项

子宫肌瘤患者怀孕后，腹中的胎宝宝与子宫肌瘤之间会相互影响，而且是一种"强弱分明"的影响。

一方面，女性怀孕后的子宫血液量供应增多，肌瘤会加速"吸收"的速度，并快速生长，导致胎宝宝供血量不足，容易引发流产、胎位不正、早产、难产、产后出血、产程延长等症。

另一方面，子宫环境的改变还可能使肌瘤发生红色变性，会导致孕妈妈腹痛、发热等症，严重影响孕妈妈及胎宝宝的健康。

因此，专家建议患有子宫肌瘤的孕妈妈要注意以下几点：

◎定期检查，密切掌握肌瘤的生长情况，以免影响到胎宝宝的成长。

◎如果子宫肌瘤发生红色变性，则应进行保守治疗，并抑制宫缩，防止感染。

◎如果子宫肌瘤的位置较高，不会影响分娩，可暂不处理，等到产后进一步诊治。

◎如果子宫肌瘤位置过低，影响胎宝宝下降，则应进行剖宫产。在剖宫产过程中，为避免大量出血，可视情况决定是否切除肌瘤。

◎如果产前没有处理子宫肌瘤，产后一定要做进一步检查，采取处理措施。

 ## 宜知甲亢患者怀孕的相关事项

甲亢是甲状腺功能亢进的简称，多发于育龄女性。如果患有甲亢的女性怀孕，因为代谢亢进，能量消耗较大，对胎宝宝的发育非常不利。

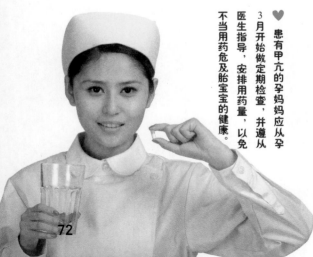

患有甲亢的孕妈妈应从孕3月开始做定期检查，并遵从医生指导，安排用药量，以免不当用药危及胎宝宝的健康。

此外，由于服用药物也容易对胎宝宝造成不利影响，所以患有甲亢的女性最好是在病症稳定后的1~2年，无须服药或仅服维持量的药时再怀孕。

如果患有甲亢的女性若还同时患有其他并发症，则容易在孕期发生危险。为顺利度过孕期及分娩，患有甲亢的孕妈妈应注意以下几点。

**定期检查**

从孕3月开始就应定期做产前检查，并进行甲状腺功能检测，随时调整抗甲状腺药物的使用量。

 **不宜做手术**

在孕期内不可做甲状腺切除手术，尤其是孕早期的3个月和孕晚期的最后3个月。

 **慎重使用同位素治疗**

使用放射性同位素治疗容易诱发胎宝宝畸形及呆小病，患有甲亢的孕妈妈要慎重使用。

## 宜知卵巢肿瘤患者怀孕的相关事项

卵巢肿瘤对孕妈妈的危害与子宫肌瘤所造成的危害相似，必须经过专业检查之后再做处理，主要包括以下三个方面。

◎如果只是生理性的黄体囊肿，可暂不处理，留心观察，等到分娩后再做处理即可。

◎如果是良性肿瘤，可在孕4～6月通过手术或腹腔镜切除。

◎如果是恶性肿瘤或肿瘤出现扭转、破裂等现象，应及时手术，以免延误最佳治疗时机。

## 宜做好防流产工作

为避免意外流产的发生，孕妈妈和准爸爸都要尽量做好各方面的保健工作，如以下几点。

◎不吸烟，不喝酒，不吃对胎宝宝有害的药物。

◎注意休息，防止过度劳累。不要登山爬高，防止跌伤。

◎避免强烈精神刺激，如大喜、大悲、大怒等。尽量保持情绪稳定，必要时可向心理医生寻求帮助。

◎饮食宜清淡，宜吃消化、富有营养的食物。如新鲜的蔬菜和水果，以保持大便通畅，避免大便秘结时用力排便，而导致腹压升高，引起阴道出血。

◎若有阴道出血症状，应及时就医。

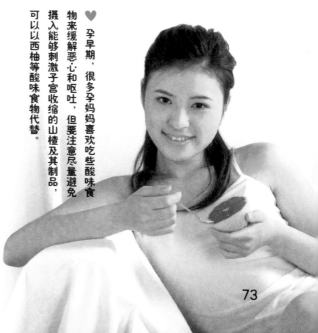

♥ 孕早期，很多孕妈妈喜欢吃些酸味食物来缓解恶心和呕吐，但要注意尽量避免摄入能够刺激子宫收缩的山楂及其制品，可以以西柚等酸味食物代替。

**忌滥用药物**

　　从孕3周开始，胎宝宝的中枢神经系统、肾脏、五官等器官逐渐形成，如果孕妈妈错用药物，很可能会影响胎宝宝中枢神经系统及各个器官的正常发育。以下是会对胎宝宝发育造成严重危害的几种药物，孕妈妈应禁止使用。

◎**抗癌剂**。接受抗癌治疗的女性怀孕时流产的可能性极大。

◎**抗生素**。土霉素、链霉素及妥布霉素等抗生素会诱发胎宝宝畸形。

◎**止痛剂**。孕期内长期服用止痛剂对胎宝宝有害。在孕晚期服用止痛剂，会延缓分娩阵痛，但对新生儿的心脏等器官会产生不利影响。

◎**雌激素剂**。避孕药或治疗粉刺的药等含雌激素剂的药物会对胎宝宝造成不良影响。

◎**肾上腺皮质激素**。长期使用类固醇制剂会导致胎宝宝畸形。

◎**感冒药**。部分感冒药含有的成分，如咖啡因等，会导致子宫收缩，引发流产。

◎**消化剂**。大部分消化剂和制酸剂没有大的害处，但是仍应避免长期服用。

◎**抗糖尿病药**。降糖灵和胰岛素可导致胎宝宝唇部和肢体骨骼畸形。

◎**精神神经安定剂**。安定片、苯巴比妥、米帕明等药物会导致胎宝宝畸形。

◎**镇静剂、催眠剂**。用于缓解早孕反应的镇静剂和催眠剂等药物会影响中枢神经系统，孕早期应当禁服。

 专家直"答"车

**Q** 中草药类的保健效果较好，孕妈妈服用一些中草药应该对身体有益吧

**A** 这种说法是片面的。研究表明，不少中草药与西药一样，会对孕妈妈及胎宝宝造成严重危害。比如：红花、枳实、蒲黄、麝香、当归、大黄、芒硝、大戟、商陆、巴豆、芫花、牵牛子、甘遂、斑蝥、生南星、附子、乌头、一枝蒿、川椒、蜈蚣、朱砂、雄黄等。对于中成药的使用，孕妈妈也要看清是否含有上述成分，表明禁止孕妈妈使用的中成药，也应避免服用。

## 忌常照X射线

　　孕早期，孕妈妈如果常照X射线容易对胎宝宝造成损伤。时间越长、剂量越大，造成的损伤就越大。进入孕中期之后，尽管胎宝宝的器官发育已经完成，但也同样禁止接受大剂量的X射线照射。

 ## 忌用纯甘油护肤

　　怀孕后，不少孕妈妈容易出现皮肤干燥症状，保湿作用较好的甘油常会被孕妈妈们所选用。但切不可使用纯甘油，否则会使皮肤变得更干燥。专家建议，孕妈妈最好使用含有20%水分的甘油。这样既有甘油的保湿效果，同时还可滋润皮肤。

 ## 忌忽视遗传病对孕育的影响

　　有些已经怀孕的遗传病者，也应及时询医，及早终止怀孕。如以下几种遗传病：

◎**成骨不全**。患者常表现为容易发生骨折，并容易引发上下肢弯曲、脊柱侧突、耳聋等症。

◎**软骨发育不全**。患者常表现为面容粗犷、头部较大、四肢及身材短小，并容易合并截瘫和脑积水。

◎**进行性肌营养不全**。患者表现为进行性肌肉萎缩，几乎没有肌肉，严重影响胎宝宝发育。

◎**视网膜色素变性**。患者表现为夜盲，最终发展为失明。

◎**马凡氏综合征**。患者表现为身材细长、四肢巨大，呈"蜘蛛"形态。

 专家直"答"车

**Q** 我在印刷厂工作有半年了，刚刚怀孕，不知我的工作环境是否会导致胎宝宝畸形

**A** 有一定影响！致畸因素可概括为两点，一个内因，一个外因。外因很简单，往往都是药物、感染、辐射、有害化学物质等外在环境因素。而内因主要是指夫妻年龄过高、近亲结婚、染色体变异、遗传病等。孕妈妈应尽量避免这些致畸因素，由于印刷厂可能有化学污染，故最好还是离开你的工作岗位，精心调理身体，以免受到影响。

# 好孕生活月月记（孕1月）

体重

腹围

宫高

血压

产前
检查

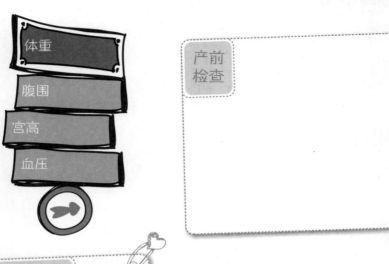

医生叮嘱

心情标签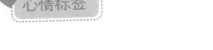

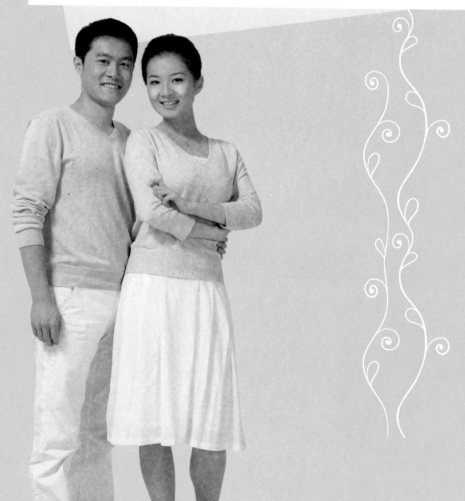

# Part 3

# 孕2月：
# 不一样的
# "二人世界"

还没来得及欢喜，腹中的小家伙就"闹"得你吃不好，也睡不好了。这都是正常反应，应合理规划膳食结构，并开始正式产检。

# 饮食营养宜忌

 ## 宜科学看待口味的变化

进入孕2月之后，孕妈妈的胃口常发生改变，很多喜欢吃的食物在此阶段往往勾不起食欲，而之前一直拒绝的食物却可能很合胃口。喜欢吃酸味食物也是本阶段的一大特征。

不明所以的孕妈妈可能很是担心，害怕口味的改变会导致营养不良。但事实上，这是一种正常的生理反应，导致这一改变的原因则是怀孕后体内的激素水平发生了变化。

针对这种现象，一般所采取的措施是顺其自然。孕妈妈要科学看待这个问题，只要合理进食，即可保证胎宝宝健康发育。毕竟，此时胎宝宝所需营养并不太多，孕妈妈身体里所储存的营养足以应付。

对于嗜酸的孕妈妈也要注意控制，不可长期大量吃酸性食物，否则会影响母婴健康，甚至导致胎宝宝畸形。

 ## 宜调节饮食缓解孕吐

到本月之后，受体内激素的影响，早孕反应逐渐加重，容易造成孕妈妈恶心、呕吐、嗜睡、浑身乏力等症状，医学上称之为"孕吐"，一般在进入孕4月之后自行消失。而此时孕妈妈往往吃什么吐什么，这也是对孕妈妈生活影响最为严重的因素。针对孕吐，一般不需要特殊的医疗手段来诊治，从生活细节上进行一些改善即可，比如以下几点。

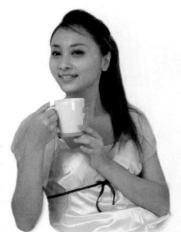

♥ 孕早期合理补充水分是改善孕吐、预防便秘的有效手段，尤其是晨起时空腹饮水效果更好。

晨起时先"垫个底儿"

早晨醒来后，可吃易消化的食物，譬如一些涂有果酱的吐司面包和饼干，或者躺在床上喝一杯淡绿茶等，先给肚子"垫个底儿"。

 及时补水

孕妈妈会因呕吐而损失水分，所以需要及时补充水分。

 善用"酸刺激"

许多女性在怀孕后偏好酸味食品，这是因为酸味具有刺激食欲的作用。烹调时，加些食醋和柠檬，孕妈妈会比较喜欢。也可给孕妈妈多做拌面、冷荞麦面和寿司等带酸味的食物。

 降温饮食

凉食不易引起呕吐，温热的食物最容易引起呕吐，所以只要不是油腻的食物，都可以放凉后食用。

 放弃高脂肪食物

黄油、奶油、油炸食物等含有大量脂肪的食物虽然是碳水化合物的来源，但易引发恶心、呕吐，不适合本阶段的孕妈妈食用。孕妈妈可通过食用米饭或面包等食物，以满足人体对碳水化合物的需求。

 避免杂味的干扰

某些食物的味道经常会引起孕妈妈的呕吐，因此孕妈妈的菜肴最好不要有其不喜欢的气味。

## ♥ 孕产博士点点通 ♥

### 从"无肉不欢"到"弃肉吃斋"怎么办

不少孕妈妈在孕前喜欢吃肉，而到怀孕后则偏向素食，看到肉类食物就没有胃口。这也是怀孕后胃口改变的一种表现。然而，为了避免长期素食导致营养不均衡，"弃肉吃斋"的孕妈妈也应注意各种营养的搭配。可从以下几方面着手。
◎补充含氨基酸的食物，如豆类及豆制品与五谷类搭配食用，坚果类与豆类及豆制品配合食用，或豆类、绿叶蔬菜与全谷类配合食用。
◎多吃各种不同的蔬菜，特别是不含草酸的深绿色蔬菜。
◎每餐要吃适量水果，尤其是富含维生素C的水果，如橙子、橘子等，以增加铁的吸收。

## 宜继续补充蛋白质

尽管孕2月胎宝宝的发育仍然比较缓慢，但各个器官已经形成，加之体格的成长，都需要充足的蛋白质供应。因此，孕2月时，孕妈妈应摄取充足的优质蛋白质，为胚胎的发育奠定坚实的物质基础。

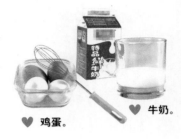

♥ 鸡蛋。　　　♥ 牛奶。

专家建议，孕妈妈以平均每天补充80克左右的蛋白质为宜，但只要保证总的摄入量足够，也无须每日补充。比如今天可以少吃一点，明天再多吃一点，可根据食欲自行调配。

动物性食品一般都富含蛋白质，其中又以牛奶和蛋类所含的蛋白质品质最佳，不仅容易消化，而且氨基酸种类齐全。

也可以考虑用植物性蛋白质代替动物性蛋白质，如大豆及大豆制品、蘑菇、核桃之类的坚果。其中又以大豆蛋白质最优，不仅容易消化，而且还可降低胆固醇及抗癌，尤其适合不喜欢肉食的孕妈妈食用。

## 宜适量补充矿物质来维持胎宝宝发育

受孕吐的影响，容易导致孕妈妈矿物质的失衡。此时的胎宝宝已经开始生长，骨骼、牙齿、内脏等器官也在发育，需要钙、磷、锌、铜等元素的供应。因此，在孕2月补充适量的矿物质也是必不可少的一项工作。

栗子、核桃等干果都是富含矿物质的食物，同时还富含胎宝宝大脑发育所需的多种脂肪酸。此外，各种水果、蔬菜也都富含矿物质。

## 宜吃西红柿

酸味食品是孕早期大多数孕妈妈的最爱，所以酸甜可口、清凉润滑的西红柿便成了很多孕妈妈口中食、盘中餐。但吃西红柿时，孕妈妈却要注意以下几点。

### ☑ 注意挑选

要选择个大、圆润、丰满、外观漂亮的西红柿来吃，不吃长有赘生物的西红柿，因为长有赘生物的西红柿往往是基因发生病变所致。

### ☑ 拒吃青西红柿

青西红柿是未成熟的西红柿，而并非西红柿的另一品种。有的人喜欢用青西红柿来炒食，但吃青西红柿却是非常危险的。

青西红柿含有一种叫做龙葵素的物质，如果人吃了青西红柿之后，很容易引起食物中毒，出现恶心、呕吐、头晕等症状，严重者甚至会危及生命，并且生吃的危害更大。

因此，孕妈妈一定要避免食用青西红柿。

### ☑ 空腹不吃西红柿

西红柿含有大量的胶质、果质、柿胶粉、可溶性收敛剂等成分，空腹食用容易导致腹痛。

 **宜合理饮水**

水是生命之源，在人体中约占人体总重量的60%，并参与各种生命活动。

研究表明，孕妈妈每天应饮用1000～1500毫升水。因为孕妈妈每天需要这些水来保证身体的消耗，但如果水分摄取的过多，则会导致过多的水分不能及时排出而潴留在体内，容易引起或加重水肿。

当然，这并不是绝对的，要根据季节、气候、地理位置等情况酌情增减，但一般不宜超过2000毫升。

### ♥·· 孕产博士点点通 ··♥

**水要喝好，更要烧好** ‥‥‥‥‥‥

众所周知，饮用生水容易引发腹泻及感染其他疾病，所以孕妈妈要避免饮用生水，尽量饮用开水。然而并不是所有的开水都是健康水。以下三种"开水"孕妈妈就不能喝。

◎久沸或反复煮沸的开水。水在反复沸腾后，其中的亚硝酸盐、亚硝酸根离子及砷等有害物质的浓度会相对增加，饮用这种水容易造成血液中毒。

◎没有烧开的水。日常使用的自来水中含有氯及残留的有机物，会相互作用，产生一种致癌物质。

◎储存时间超过24小时的开水。开水储存时间过久，水中的微量硝酸盐会不断地被分解成为有害物质亚硝酸盐。

## 宜补充不饱和脂肪酸

孕早期是胎宝宝大脑发育的重要时期之一，孕妈妈应抓住时机，及时补充对胎宝宝大脑发育有益的营养物质。尤其是注重补充一些富含脂肪的食物，以促进胎宝宝的长期发育。

如今，随着人们对肥胖、糖尿病的预防观念的重现，人们对脂肪有了不少的了解，但也存在一定的偏见和误解。脂肪是构成脑组织的重要物质，它在脑组织的总重量中占50%~60%。因此，孕早期补充脂肪不仅是一种需要，而更是一种必要。

当然，在食用含有脂肪的食物时是有选择性的，并非拿来就吃、吃了就补。这主要看脂肪的质量，不饱和脂肪酸的含量是其中一条最重要的选择标准。因为正是这些不饱和脂肪酸影响着大脑的发达程度，如亚油酸、亚麻酸等。这些不饱和脂肪酸大多不是人体可以合成的，必须通过食物来补充。

因此，在孕早期，孕妈妈应多吃一些富含不饱和脂肪酸的脂肪类食物，如新鲜优质的禽肉、深海鱼虾及花生油、橄榄油等。

 ## 宜慎重补硒

硒被誉为"生命的火种"，与人类健康有着莫大的关联。在生命活动中，硒的作用不可或缺。对孕妈妈而言，硒更是不可缺少。

研究表明，硒可降低孕妈妈的血压，消除水肿，改善血管疾病，预防和

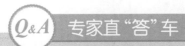 专家直"答"车

**Q** 虽然知道硒的重要性，但怎样判断是否缺硒呢

**A** 医学上，一般将122微克/升的血硒水平当做判断是否缺硒的标准，如果血硒水平不低于这个标准，则无须补硒。孕期内，为避免缺硒而不自知，不妨到医院检查。平时里，也要多吃一些富含硒的食物。

治疗妊娠高血压综合征，抑制妇科肿瘤的恶变。此外，硒还能预防胎宝宝畸形的发生。

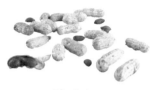

♥ 花生。

如果孕妈妈血硒含量低于未孕女性，随着孕周的递增，血硒含量会呈递减趋势。分娩时降至最低点。有流产、早产、死胎等病史的孕妈妈血硒含量又明显低于无此病史者。因此，及时补硒是每个孕妈妈应该重视的问题。

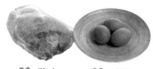

♥ 猪肉。　　♥ 鸡蛋。

但补硒也要补得合理，缺多少补多少，不缺不补。如果硒过量，也会导致肝肾功能退化等症，甚至造成死亡。

因此，专家建议，硒摄入量以每日400微克为宜。含硒的食物有蛋类、猪肉、花生、乳类、动物肝脏及海产品等。

##  宜吃瓜子

孕早期为补充营养，在正餐之外，孕妈妈不妨吃一些零食。瓜子味香、营养丰富，不失为一种很好的选择。

研究表明，诸类瓜子都富含脂肪、蛋白质、锌等微量元素及多种维生素，且瓜子的香味能够刺激舌头上的味蕾。味蕾将这种神经冲动传导给大脑，大脑又反作用于唾液腺等消化器官，刺激多种消化酶的分泌。因此，孕妈妈在饭前或饭后嗑瓜子，既可增强食欲，又可促进消化吸收。

 ·········· 孕产博士点点通 ··········

**千万别用无机硒** ·····················································

硒可分为两种，一种是无机硒，一种是有机硒。补硒应用有机硒，而不能用无机硒。有机硒利于人体吸收，没有不良反应。但无机硒，如亚硒酸钠等对人体会造成一定的不良反应。如果想通过非食物的方式补硒，应避免使用无机硒，并最好在医生指导下进行。补硒的同时，也应注意补充维生素A、维生素C和维生素E等，以促进硒的吸收。

## 忌吃霉变食物

孕妈妈一定要注意饮食卫生，切勿吃了霉变的食物，否则会严重危害母婴健康。

首先，霉变的食物容易导致食物中毒，引发呕吐、昏迷等症状。其次，霉变食品中所含的霉菌毒素是一种致癌物质，如果误食霉变食物，则会增加罹患胃癌、肝癌的风险。最后，霉菌毒素会对胎宝宝造成直接伤害。尤其在孕早期，正是胎宝宝细胞增殖的高峰时期，如果孕妈妈吃了霉变的食物，则可能导致胎宝宝畸形，甚至导致流产。即使是在孕中期之后，胎宝宝的肝肾功能也十分脆弱，无法抵挡霉菌毒素的侵袭。

因此，孕妈妈进食时，一定要确保食物的清洁卫生，尽量少吃久存的食物。尤其在食用农副产品时更要提高警惕，以免吃到霉变的蔬果等。

 ## 忌吃过咸的食物

孕早期，有的孕妈妈会觉得口中无味，喜欢吃一些偏咸的食物。但这样的食物含盐量较高，食入人体之后，会增加血液中钠的浓度，容易引发血压升高。为降低罹患高血压的风险，孕妈妈最好避免食用过咸的食物，烹调食物也应少放盐。对于一些风味可口的腌制食品，孕妈妈也最好别吃。

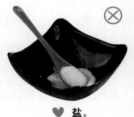

♥ 盐。

 ## 忌盲目使用维生素B$_6$止孕吐

维生素B$_6$被称为"女性维生素"，不仅参与各种代谢活动，还具有缓解孕吐的作用。如果孕妈妈摄入维生素B$_6$的量不足，就可能影响对蛋白质、脂肪、碳水化合物的吸收，引起神经系统及血液系统的疾病，同时还会加重早孕反应，使孕吐症状加剧。因此，孕妈妈在孕早期适量多吃一些富含维生素B$_6$的食物是非常有益的。

富含维生素B_6的植物性食物有香蕉、土豆、大豆、胡萝卜、核桃、花生等，动物性食品中以猪瘦肉、鸡肉、鸡蛋、鱼等含量较高。

但需要注意的是，孕妈妈切不可盲目服用维生素B_6制剂，以免过量的维生素B_6影响胎宝宝生长及智力发育。研究表明，多量的维生素B_6会导致宝宝出生后表现出易兴奋、易受惊、眼球震颤、反复惊厥、智力低下、体重过轻等症。若日常饮食无法满足人体对维生素B_6的需求，孕妈妈可在医生指导下服用的维生素B_6制剂。

## No 忌过量食用柿子

❤ 柿子。

柿子味甜多汁，富含多种矿物质和维生素，具有降压止血、消热解渴等作用。但柿子也有自身的"不足之处"，孕妈妈在食用柿子时，可要多加小心。因为柿子性寒，并含有大量的单宁酸、果胶等物质，收敛作用较强。如果食入过多的柿子，则会引起大便干燥、便秘等症。若柿子在消化道中与胃酸和膳食纤维相遇，还会在胃里形成不溶物质，难以排出体外。这不仅对本阶段的孕妈妈无益，就整个孕期而言，也是非常不利的。因此，孕妈妈吃柿子时，除了要保证柿子的清洁卫生外，还要保证量的适宜。专家认为，每餐最好不超过1个。

## No 忌多吃桂圆

❤ 桂圆。

桂圆也叫"龙眼"，营养价值较高。中医认为，桂圆可宁心安神，对气血不足所引起的失眠、惊悸、眩晕等症状有较好的改善作用，适合劳心伤神的人食用。一般剂量为每人每天10~15克。

孕妈妈食用少量桂圆可舒张子宫平滑肌，可起到一定的保胎作用。但由于桂圆性温热，孕妈妈体质偏阴虚，容易燥热。如果孕妈妈食入过量的桂圆，则会导致"热上加热"，容易引起便秘、口舌干燥等症状，甚至引起阴道出血、腹痛等先兆流产症状。因此，孕妈妈食用桂圆切不可过量，应比常人食用量小。

为避免生热，孕妈妈吃桂圆时最好采用泡水、煲汤或与其他食物一起煮食。

# 日常行为宜忌

 **宜保持适当运动**

尽管怀有身孕，孕妈妈仍要保持适当的运动，而且在整个孕期内保持适当的运动，对孕妈妈和胎宝宝而言都是非常有利的。一方面可促进新陈代谢，增强心肺功能，加快血液循环，有利于保持充沛的精力。另一方面还可使大脑运动中枢兴奋，有效地抑制思维中枢，从而减轻大脑的疲劳感。

然而，孕早期是流产的高发阶段，孕妈妈做运动时一定要多加注意，以免一不小心造成意外，而悔之不及。

**✅ 缓慢开始，平静结束**

孕妈妈做运动时，应慢慢开始，缓和地进行，最后再慢慢地、平静地结束。这就要求孕妈妈的运动不可过于激烈。幅度较大或危险性较高的运动都不能做。

**✅ 适可而止，注意休息**

受早孕反应影响，孕妈妈常会处于一种乏力的状态，运动片刻之后，往往就会"不堪负重"，甚至昏昏欲睡。这个时候，孕妈妈不要强打精神，坚持运动，而要适可而止，稍作休息，或坐或卧，疲倦感就会得到缓解。

**✅ 及时补水，避免潮热环境**

孕妈妈在运动过程中，要注意时不时地停下来补水。并避免在炎热潮湿的环境中运动，以免高温对胎宝宝造成伤害。

**✅ 选好鞋，避免滑倒摔伤**

运动前，孕妈妈要为自己选一双舒适的鞋子，这样可尽量避免在运动中滑倒摔伤。

 **宜练习对抗早孕反应操**

前面我们介绍了一些饮食改善孕吐的方法，现在我们再介绍几个综合改善早孕反应的方法。这些方法操作简单，在家或在公司都可以轻松进行，具体方法如下：

1.端坐于椅子上，双脚并拢，腰部挺直，双手轻轻放于小腹上，身体放松，保持自然呼吸（图①）。

2.左手轻轻按住自己的小腹不动，右手从身体前面缓缓抬起，手心朝向自身，指尖朝上（图②）。

3.当手抬高至一定高度时，手和身体同时向右转。

4.将身体左转回复端坐姿势，保持头转向抬起的右手一侧；再将右手慢慢拉回到小腹上。当右手放在小腹上时，左手缓缓抬起至与肩同高，然后身体和手同时向左方转。如此左右反复（图③）。

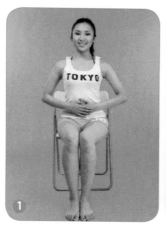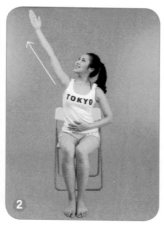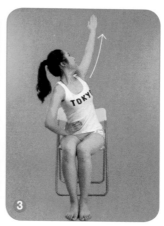

## 🅨🇪🇸 宜正确看待孕早期流产

孕早期流产的原因主要有两点：一是孕妈妈过于负重，如做重体力活、剧烈运动或不小心摔倒等而导致的意外流产；二是胚胎本身有缺陷，失去了继续发育生长的能力。

调查研究表明，在孕期内，胚胎异常发生率约占20%，但是到了分娩时却已减少到0.6%。这份数据说明，发育不良的胚胎大多会通过流产而被自然淘汰。如果流产是因为这个原因，孕妈妈和准爸爸则不必过于担心和忧伤，应该将精力放在孕育另一个更加优良的胎宝宝身上。同时，孕妈妈还要及时进行身体检查，以避免流产后遗症或者习惯性流产。

即使是意外流产，孕妈妈和准爸爸也不要过于惊慌，而要正确地面对，积极地调整心态，放松心情，等身体恢复之后，即可考虑再次怀孕。

## 宜远离宠物

很多家庭都饲养了宠物，有的夫妻更亲昵地称其为"宝宝"，但孕妈妈有了自己的胎宝宝，就应与"宠物宝宝"暂别了。研究表明，猫、狗等宠物身上往往都会携带弓形虫，如果孕妈妈感染了弓形虫，不仅会影响胎宝宝的正常发育，还有可能造成流产、早产及先天畸形。尤其是狗身上往往还会寄生一种慢性局灶性副黏液病毒。如果孕妈妈感染了这种病毒，则会导致胎宝宝骨质枯软变形，引起畸形骨炎等严重后果。因此，饲养宠物的家庭一定要让宠物和孕妈妈隔离，可暂时送给亲友饲养，或是送到宠物会所寄养。

 ## 宜洗淋浴

勤洗澡是个良好的卫生习惯。怀孕后，由于新陈代谢加快，孕妈妈更应经常洗澡。除了要注意一些安全措施之外，孕妈妈也要特别注意洗澡的方式，比如坐浴和淋浴的选择。

怀孕后，女性的内分泌功能会发生多方面的变化，阴道内具有灭菌作用的酸性分泌物也会减少，从而造成女性体内的自然防御功能降低。如果孕妈妈选择坐浴，水中的细菌、病毒极易随之进入阴道、子宫，容易引起阴道炎、输卵管炎、尿路感染等，使孕妈妈出现畏寒、高热、腹痛等症状。这样一来，还增加了孕期用药的可能性。

所以，为了保证母婴健康，孕妈妈应尽量选择淋浴而避免坐浴。

 ## 宜采用合理措施改善健忘

健忘是不少孕妈妈所表现出的一种症状，这会儿说了什么、做了什么，一转眼就忘了。家人、亲友的不理解，生活上造成的失误，往往让孕妈妈苦恼不已。但需要明白的是，这是孕期内的常见现象，只要懂得一点小小的技巧，便可改善健忘带来的麻烦。

◎给自己准备一个记事本，把想到的事、要做的事都记录下来，随时翻看。

◎保证充足的睡眠，让大脑得到充分的休息，提高大脑的记忆功能。因受早孕反应影响，孕妈妈大多有午睡或在其他时间睡眠的习惯，这就需要合理调节。避免白天睡觉，晚上难眠。

◎适当听听音乐，优美的旋律可促进脑部血液循环、舒解压力，并有一定的增强记忆力的作用。但最好不要听节奏过于强烈的音乐，以免适得其反。

◎尽量减少生活、工作上的压力，让自己得以放松。因为压力过大会使记忆力降低。

 ## 上下楼梯宜慢行

多年以前，"楼上楼下、电灯电话"是人们梦寐以求的生活。时至今日，此梦已飞入寻常百姓家。但身处"楼上楼下"的孕妈妈却要特别注意。为了降低流产的发生率，让胎宝宝稳稳当当地安家落户，孕妈妈在上下楼梯时，务必放慢速度，确定双手握稳楼梯扶手后再走，必要时可请家人在一旁搀扶，以免发生意外。

 ## 宜培养多种爱好

为安心养胎，孕妈妈的生活往往比较单调。尤其是身处职场的女性，回归平静后，内心往往会充满了各种不安。与此同时，孕妈妈还身受早孕反应的煎熬。可想而知，这种安宁的痛苦是多么的"难熬"。

为此，专家建议，孕妈妈不要将所有的注意力都集中在各种不适当中，否则会适得其反，加重各种不适症状。不妨多抽点时间，发展一下自身的兴趣爱好。这样不仅丰富了自己的生活，同时也转移了注意力，各种不适感也会相应减轻。例如动手制作一些小玩具，或者学习插花，还可以为未来的小宝宝做一些小衣物。这对于胎宝宝的成长发育也是十分有益的。

♥ 孕妈妈不妨动手制作一些小玩具，丰富自己的生活，避免将注意力都集中于早孕反应等烦恼中。

## 宜做好夏季日常保健工作

孕妈妈由于生理特征的改变，基础体温会升高，到了夏季，会比一般人都怕热，常表现为"气喘吁吁"状，而高温对胎宝宝的发育也不利。因此，孕妈妈要注意做好夏季保健的相关工作，可从以下几个方面着手。

### ✅ 保持轻松愉悦的心情

所谓"心静自然凉"，在轻松愉悦的心情下，炎热所造成的不利影响也会有一定程度的降低，反倒有利于母婴的健康。而如果怀有相反的情绪，容易激动、烦躁，在炎炎夏季，则越会觉得炎热难当，容易对自身和胎宝宝造成不良的刺激，影响胎宝宝健康。

#### ♥ 孕产博士点点通 ♥

##### 孕妈妈夏季不可过度贪凉

孕妈妈不可过度贪凉，以免"冻伤"腹部，危及胎宝宝的健康。因此，要求孕妈妈不可在风口乘凉，不可露天躺卧睡觉，不可在地板上的草席上就寝，不可对着风扇吹风，所处冷气房的温度也不可过低。

### ✅ 选穿宽松凉爽的衣物

孕妈妈对衣物的穿着，可从两个方面来要求。一是要求款式宽松，尤其是内衣、内裤不能过紧；二是要求材质柔软、吸汗，可选择真丝或棉质衣物，尤其是内衣更应如此。

### ✅ 选用温水洗浴

用温水洗浴可洗净汗渍，保证皮肤清洁，并预防生痱子。前面说过水温最高不能超过40℃，同时也要避免用凉水洗浴。

 ## 忌孕早期内进行性生活

性生活是影响夫妻和谐的一条重要因素，但怀孕后，夫妻之间却要谨慎对待性生活，尤其在孕早期的3个月内更应避免性生活。如果这个时候进行性生活，强烈的震动会使子宫受到压迫，导致流产。而孕妈妈盆腔充血及准爸爸精液都容易造成子宫收缩，这些都是导致流产的重要诱因。所以，这个阶段夫妻之间应该以语言安慰和肢体抚摸的形式交流情感。准爸爸要理解孕妈妈，多安慰、关怀孕妈妈，保证这段时间的顺利度过。

## 忌常舔嘴唇

嘴唇发干时，人们本能的反应就是舔一下。但有过这种经历的人都会发现，嘴唇舔过之后，干燥、干裂的症状只是暂时缓解，而后其发干的症状会更加严重。这是因为，唾液中含有淀粉酶等物质，比较黏稠，舔在嘴唇之后，就如同在嘴唇上抹了一层浆糊，尽管可暂时滋润嘴唇，但当水分蒸发

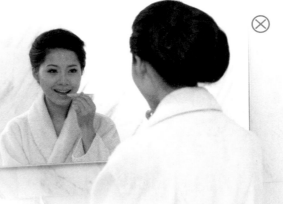

💜 孕妈妈嘴唇干燥可涂抹不含色素及香精的润唇膏，不要使用唇蜜、唇彩等含化学添加物较多的润唇产品。

完之后，嘴唇就会更加干燥。因此，孕妈妈不可常舔嘴唇。如果嘴唇干燥不舒服，可以涂抹不含色素及香味的润唇膏，并注意多喝水。

 ## 忌佩戴首饰

首饰是女性的华丽外衣，不仅能增添美感，更能凸显气质。而怀孕后，为了胎宝宝的健康，孕妈妈却不宜佩戴首饰。戒指、手镯、耳环等首饰，不妨收起来，等宝宝出世后，再重新佩戴，还原魅力。

女性在怀孕后，皮肤会变得松弛，血液循环也会出现变化，有时候甚至会出现水肿。如果此时还佩戴戒指等首饰，容易产生紧箍感，往往想摘也摘不下来。十月怀胎，在漫长的时间里，紧箍的首饰不仅影响到血液循环，甚至还会导致局部皮肤损伤等。

如果是炎热的夏天佩戴首饰，由于出汗等原因，首饰中的某些金属元素或化学成分会对皮肤产生刺激，甚至还会对胎宝宝的发育产生不良的影响。

此外，孕期的一些检查和输液需要在身体的某些部位上进行，而这些首饰会阻碍操作，从而造成不必要的麻烦，同时也容易误伤到胎宝宝。

由此，孕妈妈要在美丽与健康之间作出果断抉择，毕竟任何美丽的首饰都比不上一个健康的宝宝。

## 忌频繁使用手机

孕妈妈在使用手机时要提高警惕，因为孕早期是胎宝宝组织分化、发育的关键时期，而手机带来的辐射会严重影响到胎宝宝的正常发育，甚至造成胎宝宝畸形。

因此，孕妈妈应尽量不用手机。如果必须使用，也要配置防辐射装置，并可用电话代替。如果使用电话，也应注意电话的清洁卫生。

 ## 忌盲目化妆

很多女性在怀孕以前都会花大量时间在化妆、美容上，但怀孕后，就要暂时"收敛"自己的这种天性了。因为很多化妆、美容的方式，都会在无形中对胎宝宝造成伤害。

首先是头发的护理。很多女性都喜欢染发、烫发，效果确实很好，但所用的药水里都含有化学成分。这些化学成分往往都是皮肤癌、乳腺癌的诱因，同时也是使胎宝宝致畸的重要因素。

其次是怀孕之前所用的美白霜、防晒霜、隔离霜、彩妆等，都要尽量少用或者不用，尤其是不能化浓妆。因为这些化妆品中都含有铅、铜等重金属，会透过皮肤进入血液，损害胎宝宝的健康。

之前就建议孕妈妈不宜佩戴首饰，那么这一次，不妨再暂别化妆，做一个彻底的"自然美人"。

 ## 忌盲目使用清凉油

疲乏的时候，不少人都会擦点清凉油、风油精来提神，不少孕妈妈也这样做。但医学研究表明，清凉油和风油精等对胎宝宝的成长发育都是极为不利的，孕妈妈最好不要使用。

拿清凉油来说，它的主要成分是樟脑、桉叶油、薄荷等，这些物质可途经皮肤、再通过胎盘进入胎宝宝体内，影响胎宝宝的正常发育，甚至会导致胎宝宝畸形或流产、死胎等。因此，孕妈妈要避免使用清凉油、风油精等提神用品。如果感到困了、累了，不妨稍作休息。

 ## 忌接触有毒害作用的化学物质

有毒害作用的化学物质会对胎宝宝造成严重伤害，如死胎、畸形、流产、发育迟缓、智障等。所以，孕妈妈要尽量避免接触这些有毒害的化学物质及有毒环境。

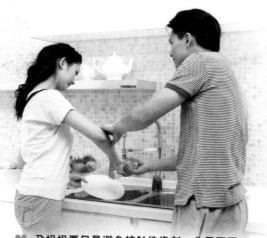

常见的有毒害的化学物质有农药、油漆、汽车尾气等，带毒环境一般包括车站、停车场、加油站、化工厂、农药厂、油漆厂、制药厂、橡胶厂、染料厂及新装修的房屋等。

♥ 孕妈妈要尽量避免接触洗涤剂，非用不可时，也要戴上橡胶手套，以免洗涤剂中的化学物质伤害胎宝宝。

 ## 忌干重活

孕早期的胎宝宝还不稳定，一不小心就可能导致流产。所以孕妈妈切忌负重，一些较重的活儿都不可亲力亲为。准爸爸在这段时间也要挺起胸膛，主动承担，避免一些粗重的活儿给孕妈妈造成困扰。

 ♥ 孕产博士点点通

**慎用洗涤用品**

洗涤用品是生活中的常用物品，主要包括洗衣粉、洗洁精、洗发水等。这些洗涤用品往往含有直链烷基苯磺酸钠盐、酒精、过氧化物、次氯酸盐等化学成分，如果过多接触，容易在体内积蓄，对胎宝宝不利。非用不可时，可戴上橡胶手套。对于洗发水、香皂等常用物，可选择孕妈妈专用品，并在使用前仔细阅读使用说明。

# 胎教启智宜忌

## 宜积极想象宝宝的美好形象

尽管已经进入孕2月，除了早孕反应之外，胎宝宝往往只是存在于孕妈妈的想象中。这时，倒不妨想象一下胎宝宝的样子——美好的样子，一来可以分散注意力，避免早孕反应的干扰，二来也可塑造宝宝的美好形象。

科学表明，孕妈妈在怀孕期间，如果经常设想宝宝的形象，胎宝宝出生后往往会和孕妈妈想象的样子比较相似。这是因为孕妈妈与胎宝宝是身心相通的，孕妈妈的各种想象可渗透胎宝宝的身心感受之中。同时，孕妈妈在胎宝宝美好形象的构想中，会使情绪达到最佳状态，能使体内具有美容作用的激素分泌增多，从而塑造出自己理想中的宝宝。

这种想象可随时进行，比如将手放在腹部，一边想象着宝宝的样子，一边如同耳语般将一些美好的信息传给胎宝宝等。

## 宜知何种音乐适合胎教

音乐是一种别具一格的语言，尽管它不能像语言一样用来直接对话，但却能引起不同语言者的情感共鸣，激励人的情绪。

音乐感觉由人脑的右半球控制，而右脑开发得越早就越能增强人的形象思维能力。从胎宝宝能感知声音就对其施以音乐的激励，让他在无忧无虑、没有压力的条件下接受音乐胎教，对于智力的发展、人格的形成是非常有益的。

孕2月的胎宝宝还只是个"小不点"，他不懂语言，却能够感受音乐。研究表明，从孕早期开始，胎宝宝就能对音乐做出反应，这也从一定程度上证明了音乐胎教的科学性。

当然，并非任何一种音乐都可以起到胎教的作用，科学家们认为，只有符合1/f波动的声音才能带来有益的刺激，并通过听觉中枢传导系统作用于大脑，促使人体分泌一些有益健康的激素、酶、乙酰胆碱等，使机体保持在积极状态之中。

自然界中诸如大海的波涛、潺潺的溪流、微风轻吹的声音及一些鼓乐、经典名曲等，听到这类声音能使人心情坦然，给人以一种无形的抽象安慰，这就是著名的1/f波动理论。孕妈妈应从这方面入手，开始着手音乐胎教。

##  宜实施"脑呼吸"胎教

孕2月正是胎宝宝各器官进行分化的关键时期，从此时开始实施"脑呼吸"胎教法，对胎宝宝的成长发育十分有益。所谓"脑呼吸"即是从大脑开始，配合联想和意念所进行的一种胎教方式。

那么，首先就要熟悉脑的各个部位的名称和位置，然后闭上眼睛，在心里按次序感觉大脑、小脑、间脑的各个部位，想象脑的各个部位并叫出它们的名字。集中意识，这样可提高集中力，能清楚地感觉到脑的各个部位。之后再和胎宝宝进行意念沟通，比如想象胎宝宝的眼睛、小手等，从内心感受胎宝宝的存在。

刚开始做"脑呼吸"时，先在安静的气氛下简短做5分钟左右，在逐渐熟悉之后，可增加时间。吃饭前，在身体轻快的状态下做"脑呼吸"更有效。

 专家直"答"车

**Q** 尽管怀孕了，可还在上班，好像没有太多的时间来听音乐，怎么安排音乐胎教的时间才合理呢

**A** 音乐胎教一般应该根据孕早、中、晚期胎宝宝的不同生理特征循序渐进地进行。刚开始时，以每次3~5分钟最佳，随着孕周的增加，可延至5~15分钟。具体可安排在早上起床后、午睡后、下班后或晚上临睡前。

## 宜合理安排胎教时间

胎宝宝绝大部分时间都是在睡眠中度过的，而睡眠也是维持胎宝宝生长发育的一种必要途径，孕妈妈应该谨慎选择胎教的时间，而不能随意进行胎教。其中有几点要注意。

首先，胎教要适时、适量。要观察了解胎宝宝的活动规律，一定要选择胎宝宝醒着时进行胎教，且每次不超过20分钟。

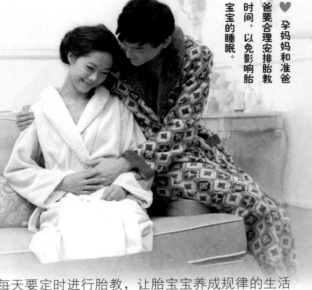

♥ 孕妈妈和准爸爸要合理安排胎教时间，以免影响胎宝宝的睡眠。

其次，胎教要有规律性。每天要定时进行胎教，让胎宝宝养成规律的生活习惯。

最后，胎教要有情感交融。在胎教过程中，孕妈妈应注意力集中，完全投入，与胎宝宝共同体验，建立起和谐的亲子关系。

 ## 忌胎教任务过重

科学的胎教是指孕妈妈在保证充分休息的前提下，对胎宝宝实施定期和定时的声音和触摸等刺激，为胎宝宝的成长发育作出正确的引导。胎教并不等于让胎宝宝提前学习，也不是给身在腹中的胎宝宝传授知识或提前教会他们什么技能。

然而，在现实生活中，有些孕妈妈和准爸爸自从得知怀孕的消息，就迫不及待地奔向书店，买回各种版本的孕妈妈必读、胎教知识书籍等，无论是音乐、美术还是外语、数学，只要能够找到的就都拿来教胎宝宝。书中阐述的理论及方法都付诸于实践，孕妈妈每天的生活被自己设置的各种胎教课程排得满满的。

对于这样的孕妈妈和准爸爸而言，要明白这样一个道理：人不吃饭会饿，但吃得太多也会撑，凡事都有个"度"。胎教也要掌握一个合适的"度"，所以孕妈妈和准爸爸不可每天都进行复杂的项目，以免过多地接触外界信息让孕妈妈感到疲劳。同时多种信息混杂，也会让胎宝宝产生混乱和疲劳。这样一来，胎教不成，反而会收到反作用。

 # 忌将耳麦贴在腹部

音乐胎教对胎宝宝的成长具有重要意义，但实施音乐胎教时，却要注意使用正确的方式、方法。如果使用了错误的方法，则会对胎宝宝的成长造成危害。

有的孕妈妈喜欢将耳麦贴在腹部实施音乐胎教，这就是一种错误的做法。尽管胎宝宝的听力在逐渐发展，并不停地完善，但对于成人而言，其听力能力还是十分薄弱的。一些适合成人的音乐方式并不一定适合胎宝宝。如果将耳麦直接贴在腹部，高频率的刺激则容易对胎宝宝的听力系统造成损伤。

研究表明，胎教音乐的频率应保持在2000赫兹之下。如果超过这个范围，则超过胎宝宝的承受能力。如果将耳麦直接贴于腹部，胎宝宝所接受到的音量、音频将明显增高，容易超出胎宝宝的听力范围。

因此，实施音乐胎教时，切忌将耳麦贴于腹部。可采用在室内大范围播放音乐或让孕妈妈带耳麦听音乐的方式进行音乐胎教。

 孕产博士点点通

**警惕不法商贩的胎教音乐光盘**

音乐胎教的盛行不仅引起了孕妈妈和准爸爸的关注，同时也引起了很多不法商贩的关注。为牟取暴利，很多不法商贩将一些劣质的光盘打上"胎教音乐"的标签在市场上进行销售。比如一些胎教音乐的光盘尽管标明音频范围是500~2000赫兹，但实际音频范围却往往超出很多。据调查，有的"胎教音乐"其音频可高达5000赫兹以上。

因此，孕妈妈和准爸爸最好不要在没有质量保证的商铺购买胎教音乐光盘，而在音乐治疗师的指导下选择胎教音乐则是最科学的方法。

## 宜进行第1次产检，确定是否怀孕

孕2月时，孕妈妈需要进行第1次产检，也称之为早孕检查，主要包括5个项目。

◎**验孕**：确认是否怀孕及确认怀孕的周数，并检查是否有宫外孕等情况。

◎**问诊**：了解孕妈妈过去的病史，有无药物过敏、生活形态、家庭病史、本胎不适症状等。

◎**身体检查**：包括血压、心脏、肺脏、体重、身高、盆腔、口腔等方面的检查。

◎**绒毛膜促性腺激素测定**。

◎**优生五项检查**：查出是否有病原菌感染，即弓形虫、巨细胞病毒、单纯疱疹病毒（Ⅰ、Ⅱ型）、风疹病毒感染。

 ## 宜知进行初诊的细节

### ✅ 初诊时需要带的物品

◎**医保卡**。孕妈妈去医院确认是否怀孕，虽然无法使用医疗保险，但在医院建立病历本、挂号时需要出示医保卡。

◎**基础体温表**。如果你在计划怀孕时曾对自己的体温进行记录，初诊时最好携带这张表，以便为医生提供更多的参考。

◎**现金**。最好多准备一些钱。

◎**笔、笔记本**。如果你对自己的状况有任何疑问，都应尽可能地向医生咨询，并把自己重点关注的问题记录下来，当有不安和疑虑时可以随时查阅。

### ✅ 初诊时的穿着细节

孕妈妈在去医院妇产科进行初诊时，为了检查的时候更方便，要注意自己的穿着。上衣要稍微宽松一些，尽可能让身体保持舒适。初诊涉及到抽血，因此孕妈妈去医院时不要穿袖口过紧的衣服。另外，孕妈妈的下装最好是容易穿脱的裤子，这样在做超声波检查的时候能方便地露出小腹，即使医生要求做内诊，也不会给自己带来太大的麻烦。

## 宜保养皮肤

怀孕后，为避免出现各种不良的皮肤症状，孕妈妈进入孕期之后，应注意皮肤的保护。具体应做到以下几点。

◎保持脸部清洁，尽量少用碱性大的清洁产品。

◎选择孕妈妈专用护肤品，以免护肤品中含有对胎宝宝和孕妈妈身体不利的成分，造成危害。

◎慎重选择美白产品，以免其中含铅等化学物质，影响胎宝宝发育。

◎眼霜的使用也非常重要，因为眼睛周围的皮肤比脸上的其他部位更加脆弱，

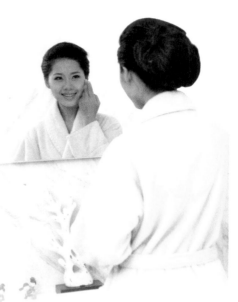

♥ 孕妈妈要做好孕期内皮肤护理工作，以免皮肤变得粗糙或长出妊娠斑。

所以孕妈妈更应该用心保养，以防出现黑眼圈或者眼纹。

◎注意充分休息和适当地补充营养，多喝水，给肌肤最自然的补充。

## 宜重视睡眠环境

孕早期，因受早孕反应影响，孕妈妈很容易感到疲倦，时常想睡。为顺应这一生理特征，孕妈妈和准爸爸都应积极创造一个舒适的睡眠环境，可从以下几方面来做。

◎卧室的窗户要常开，使空气流通，至少在睡前开窗通风30~60分钟。上床前别忘了关窗。

◎夏季尽量少开空调，采用自然风降温。

◎冬季在注意保暖的同时，还要注意室内空气流通，并保证居室的温度适宜。可通过集体供暖取暖，如果没有集体供暖，可采用电暖器供暖，避免采用燃煤炉供暖，以免引起煤气中毒。

◎室内湿度以50%左右为宜，冬天如果空气过于干燥，可采用加湿器加湿，或是在室内放置两盆水，也可以种些绿色植物，来调节室内的湿度。

## 宜通过按摩进行自我放松

　　孕早期，孕妈妈做适当的自我按摩是十分有益的，不仅能改善身体上的各种不适，同时还可缓解早孕反应引起的一些症状。下面就为大家推荐一个"放松操"，具体操作如下。

　　闭目养神片刻，然后用手指尖按摩前额、双侧太阳穴及后脖颈，每处按摩3分钟即可。此操不仅有利于缓解疲劳，还可以健脑养颜。孕妈妈有时间不妨常做哦！

 ## 宜合理应对"胃灼热"

　　怀孕后，不少孕妈妈常感到胃部不适，有烧灼感；症状加重时，还会变成烧灼样痛，医学上称这种症状为"胃灼热"。

　　如果症状较严重，应及时就医，并在医生指导下用药。比如出现严重呕吐，感觉胃里的胆汁都吐出来了的情况，而且出现体重明显下降，就应立即就医。而在日常生活中，也应采取一些预防保健措施，具体如下。

◎平时的穿着宜宽松柔软、舒适便利，不能穿过于紧绷的衣服，以防身体产生不适，引起呕吐。

◎养成少食多餐的好习惯，每餐不能吃得太多。

◎吃完饭后，要适当地走动或做轻微的运动，不要立即躺下或者睡觉，以免腹内压立即升高，造成胃灼热。

◎平时多吃新鲜水果和蔬菜，不要食用油腻食物、不易消化的食物及刺激性饮料，它们会促使食道肌肉松弛，刺激食道黏膜，加重胃灼热感。

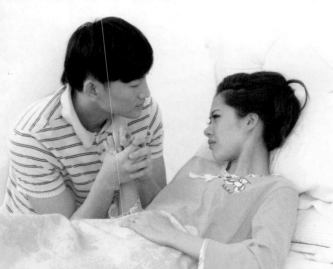

♥ 孕妈妈感到胃灼热时，宜采取积极措施应对，必要时要入院就医，尤其是孕晚期的胃灼热症状更应引起注意。

##  宜提防孕期敏感综合征

孕妈妈往往会变得非常敏感且缺乏安全感，喜欢黏着丈夫和家人，也会将正常的生理反应或者小毛病夸张放大。比如准爸爸或家人对自己稍有疏忽，就会抱怨不已，甚至会以哭闹的方式引起关注。敏感、脆弱、忧心、疑虑等都是这一反应的关键词。医学上，将孕妈妈的这种症状称为"孕期敏感综合征"。

孕妈妈出现"孕期敏感综合征"之后，准爸爸及其他家人应给予体谅与引导，可从以下几方面来进行。

### ✓ 知识引导

家人可多抽出些时间陪陪孕妈妈，和她散散步、聊聊天，讲一讲怀孕的相关知识，从而减少孕妈妈的心理负担。

### ✓ 重视检查

坚持定期产检。在日常生活中，也要多注意对孕妈妈身体的观察，以确保母婴健康。

### ✓ 营养调节

"孕期敏感综合征"与营养有着莫大的关联，孕妈妈应补充所需的各种营养，为身体保驾护航。健康的体魄是美丽心情的保证，种种不适也会随之而减轻。

### ✓ 充实生活

孕期内，在家专职待产的孕妈妈更容易发生孕期敏感综合征。当孕妈妈无事可做的时候，情绪常出现波动。因此，建议孕妈妈找些自己喜欢做的事情，如散步、看书、听舒缓的音乐等。充实了生活，心情自然会好起来。

### Q&A 专家直"答"车

**Q** 老婆怀孕后的确敏感了很多，但毕竟是特殊时期，应该不会带来啥严重后果吧

**A** 孕妈妈的身心健康，是胎宝宝健康成长及顺利分娩的关键。如果孕妈妈表现出"孕期敏感综合征"的特征，应积极调整，否则会严重影响胎宝宝的发育，甚至造成早产或使孕妈妈罹患抑郁症。

宜重视尿频症状

 宜做好口腔保健

尿频是孕妈妈所表现的常见症状之一，常见于孕早期和孕晚期。

孕早期尿频现象是因为子宫的增大而压迫膀胱所致，子宫始终位于膀胱的上方，这种现象也将持续至孕3月。

进入孕晚期之后，胎宝宝的头部刺激膀胱，会再度出现尿频症状。因此，孕妈妈在这两个阶段出现尿频是正常情况，无须担心，更不要憋尿或减少饮水量。

对于一些有利尿作用的食物，孕妈妈也要尽量少吃一些，如红茶、西瓜、冬瓜等。而烟、酒、咖啡等也应及早戒掉。

### ♥·· 孕产博士点点通 ··♥

**尿频时警惕膀胱炎来袭**

尿频本身并不是什么严重的问题，但如果排尿时有痛感，孕妈妈就应怀疑是否患了膀胱炎。这是因为子宫压迫膀胱，导致排尿不畅，有可能使膀胱受到了细菌感染。所以，孕妈妈平时应注意卫生，千万不要憋尿。必要时，要及时就医诊治。

俗话说"生个娃娃掉颗牙"，如果孕妈妈在孕期没有做好口腔保健工作，牙齿就容易发生病变，引起很多口腔问题。所以，除定期产检中需要口腔检查外，日常生活中，孕妈妈也要做好各项口腔保健安排。

### ✅ 勤刷牙，刷好牙

孕妈妈应做到"早晚刷牙，饭后漱口"，刷牙时间最好不要少于3分钟，并且按照正确的方法进行刷牙。另外，因为齿缝和牙龈线下是细菌藏污纳垢之地，牙刷不易刷到，可以使用漱口水、牙线等作为辅助清洁牙齿的工具进行清洁。

### ✅ 加强营养来护牙

孕妈妈应加强各种营养物质的摄取，维护牙齿健康，如维生素A、维生素C、维生素D、钙、磷、铁等。

### ✅ 常做健齿小·运动

每天坚持叩齿5分钟，可以促进血液循环和组织代谢，锻炼肌肉和保护皮肤，促进唾液分泌和清洁口腔，达到固齿和锻炼牙周功能的目的。如果牙齿有轻度的松动，还可在早起时用食指按摩牙龈10分钟。

## 宜知葡萄胎的症状表现

葡萄胎是一种异常孕育现象，又称为水泡状胎块，因状如葡萄而得名，大多可归为良性疾病，但也有恶性倾向。如果是恶性葡萄胎，则属于恶性肿瘤范畴。

孕妈妈是否患有葡萄胎，具体可从以下几方面来判断。

### ☑ 早孕反应较重

如果呕吐症状发生较早、较重，且症状持续时间长，甚至较早出现高血压、全身水肿、蛋白尿等妊娠高血压综合征等相关症状，则有可能是葡萄胎，应及时诊治。切不要盲目认为这是流产或双胞胎而进行保胎。

### ☑ 阴道出血

如果出现不规则的阴道出血，量时多时少，淋漓不尽，或反复大量出血并可排出水泡状组织等，则是为葡萄胎的征兆。

### ☑ 子宫增大与相应月份不符

研究表明，约有2/3的葡萄胎患者表现为子宫增大程度比相应月份大，约有1/3患者表现为与月份相符，少数患者表现为比相应月份小。因此，停经后，若子宫增大的程度与相应的月份不符，则有可能是葡萄胎。

 ## 宜知孕期可接种哪些疫苗

孕期内，由于免疫力有所下降，孕妈妈容易受到病毒、细菌、寄生虫的侵袭，危害胎宝宝健康。如果适时接种疫苗，则可减少感染疾病的概率。然而，在这个特殊阶段，并非所有疫苗都适合孕妈妈，适合孕妈妈的疫苗只有以下几种。

### ☑ 破伤风疫苗

新生儿破伤风的发病率高，孕妈妈接种破伤风类疫苗可以预防新生儿感染破伤风。

接种方法：在孕早期或孕4月注射第1针，剂量为0.5毫升（含5个单位），间隔6周或更长一段时间后注射第2针，剂量与第一针相同。第2针最迟应在预产期前4周注射，因为如果注射时间太接近分娩时间，就不能保证分娩时母体是否已产生足够抗体。如果孕妈妈已感染破伤风，则不宜使用破伤风类毒素，否则可能会引起过敏反应。使用人血破伤风免疫球蛋白，则不会引起过敏反应。

### ✅ 狂犬病疫苗

在狂犬病流行区，孕妈妈如果被狗或其他动物咬伤，或在非流行区被疯狗及疑似"疯"的动物咬伤，都应注射狂犬病疫苗。

狂犬病疫苗会引起过敏或神经系统的毒副作用。因狂犬病是致命性疾病，孕妈妈被动物咬伤后，应按常规处理原则，清洗伤口、清理创伤、接种狂犬病疫苗。咬伤严重者在注射疫苗前应同时注射狂犬病血清。一般来说，狂犬病毒是不进入血液的，对胎宝宝影响不大。

接种方法：在咬伤的当天和第3、7、14、28天各注射狂犬病疫苗一针。严重咬伤，如上肢、头面部或身体多处被咬伤者，应立即注射狂犬病免疫球蛋白或抗狂犬病血清，然后再按上述程序注射狂犬病疫苗。

### ✅ 乙肝疫苗

乙肝疫苗主要适合生活于乙肝高发区的孕妈妈接种，如果是准爸爸或家庭成员中有乙肝者，也应接种乙肝疫苗。

接种方法：首次注射后，时隔1个月、6个月分别注射一次，共3次。但如果孕妈妈是乙肝表面抗原阳性或表面抗体阳性，则不必再注射。

### ✅ 乙脑疫苗

病毒疫苗主要有减毒活疫苗和灭活病毒疫苗，乙脑疫苗属于灭活病毒疫苗，没有活性，注射后一般不会影响孕妈妈的健康和胎宝宝的生长发育。

接种方法：不必常规注射。如果孕妈妈要在乙脑流行期间去流行区，则要提前注射乙肝疫苗。接种剂量为每人次0.5毫升。

尽管上面说到的各种疾病并非都是孕期内的高发疾病，但为了确保母婴健康，做到万无一失，孕妈妈还是应该重视这些疫苗的接种。

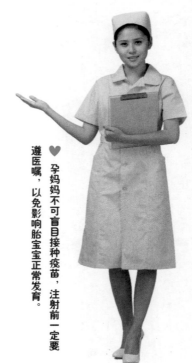

❤ 孕妈妈不可盲目接种疫苗，注射前一定要遵医嘱，以免影响胎宝宝正常发育。

## 忌忽视胎宝宝兔唇

所谓"兔唇"，则是指胎宝宝发育时期，面部发育有几个突起需要融合，因受某些因素影响而不能融合，所导致的唇裂症状。其确切原因尚且不明，研究人员认为，与孕期内维生素含量、病毒感染、内分泌、遗传、药物等有关。

为避免胎宝宝"兔唇"的发生，孕妈妈在孕早期应注意维生素的补充，尤其是孕吐严重者。此外，还要尽量避免使用某些抗生素、磺胺类药物，避免病毒感染。

 ## 忌盲目保胎

孕早期最让人触目惊心的字眼，恐怕非"流产"莫属了。为了保全胎宝宝，孕妈妈都会吃"定心丸"——保胎药。

但"是药三分毒"，尤其是保胎药更要注意。如果保胎药使用不当，往往会给孕妈妈及胎宝宝造成不可挽回的伤害。所以对常见保胎药的科学认识，是每一位孕妈妈及其家人都应该重视的问题。

常见的保胎西药有黄体酮、孕保宁，而用以保胎的常见中药有白术和黄芩等。

### ❌ 黄体酮

一般先兆性流产和早产都可以使用黄体酮来进行安胎和保胎，主要有针剂与口服药剂两种。若采用针剂，需在注射后用力揉一揉，因为注射时会比较疼。口服的药物也可做塞剂，唯一的缺点是用药后容易出现恶心、呕吐等症状。

### ❌ 孕保宁

孕保宁是一种新型安胎药物，主要作用于子宫，不会对其他循环代谢系统产生影响，只是价格偏高。

### ❌ 白术和黄芩

古人称白术、黄芩为安胎"圣药"。白术有补脾、扶正固本的功效，为治疗妊娠胎动不安的常用良药。黄芩具有清火解毒、除热安胎的功效，适用于怀胎蕴热所产生的胎动不安。

但需要注意的是，如果出现意外流产征兆，孕妈妈要做的不是吃保胎药，而是卧床休息。因此，休息为主、药物为辅才是安胎、养胎的良方。为避免意外的发生，保胎药最好也要在医生的指导下使用。

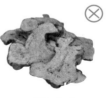

❤ 白术。

# 好孕生活月月记（孕2月）

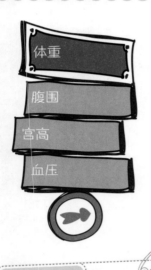

体重

腹围

宫高

血压

产前
检查

医生叮嘱

心情标签

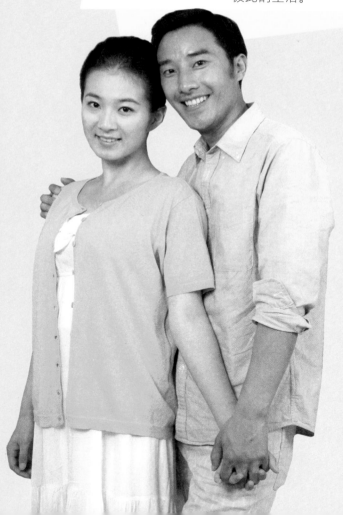

# Part 4

# 孕3月：
## 他不坏，
## 只是不懂你的爱

孕妈妈在本月最为难熬，各种不适都会加重。但胎宝宝仍不稳定，极易发生意外。孕妈妈应尽量保持平静的心态，安抚彼此的生活。

**宜补锌**

锌是人体必不可少的一种元素，它参与人体内多种酶的代谢活动，与核酸、蛋白质的合成息息相关，并刺激细胞分裂，是促进胎宝宝发育及优质成长所必不可少的物质。

成年人一般每日需要摄入约20微克的锌，以满足身体的基本需求，而孕妈妈的需要量则要比普通人高出1倍，否则就容易缺锌。

因此，孕期补锌是每个孕妈妈的重要课题。最好的补锌办法是多吃含锌丰富的食物。动物性食物含锌量高于植物性食物，而且吸收利用率也高，如肉类、动物肝脏、鲜蛋类、牛奶、鱼虾类等。蔬菜中锌的含量普遍比较低，其中含锌量稍高的有油菜、白萝卜、韭菜、黄花菜、大白菜等。

 **宜补镁**

长久以来，不少人都忽视了镁的重要性。事实上，镁不仅影响胎宝宝的肌肉、骨骼发育，同时也影响着出生后新生儿的身高、体重和头围。如果孕妈妈缺镁，容易出现情绪不安、易激动等症状，如果是产后缺镁，还会影响子宫肌肉的恢复。

因此，为确保母婴健康，孕妈妈必须重视对美的补充。尤其在孕早期的第3个月，早孕反应最为严重，经常性的呕吐必然会导致相关元素的缺失。因此，从孕早期开始补镁，可谓刻不容缓。

在日常饮食中，孕妈妈可多吃一些富含镁的食物，比如，色拉油、绿叶蔬菜、坚果、大豆、豆芽、葵花子和全麦食品等。

 **宜补碘**

碘是影响胎宝宝大脑发育的关键因素之一。如果孕妈妈体内含碘量不足，势必会影响胎宝宝的智力发育，而且这种影响是以后也无法弥补的。就算胎宝宝出生后补充足量的碘，也无法弥补在孕期缺碘所造成的损伤。所以孕期内缺碘的孕妈妈生出来的宝宝，往往可能会表现出智力低下、个子矮小等特征，甚至罹患呆小病。与此同时，如果孕妈妈体内的含碘量不足，无法满足母婴双方的消耗，还可能会导致孕妈妈患上妊娠甲状腺肿大症。

因此，孕妈妈宜常吃一些富含碘的食物，如海藻、海带、海蜇等海产品，以保证每天0.115毫克碘的摄入量。平时也应吃加碘盐，但别忘了食物不可过咸哦！如果常吃含高碘食物及加碘盐仍然缺碘，可在孕前使用碘油肌肉注射法补碘。

##  宜补充维生素C增强免疫力

维生素C有增强人体免疫功能的作用，孕妈妈不妨多吃一些富含维生素C的食物，可以增强自身抗病能力，捍卫胎宝宝的健康。

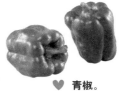

♥ 青椒。

此外，维生素C还能促进胎宝宝皮肤、骨骼、牙齿和造血器官的生长。

青椒、青菜等深色蔬菜和菜花，以及柑橘、石榴、柚子等水果都富含维生素C。而在众多水果当中，维生素C含量最高的当属鲜枣，被誉为"维生素C之王"。因此，孕妈妈不妨多吃这些食物，以补充维生素C。

##  宜吃黑芝麻

黑芝麻营养丰富，含大量的蛋白质、脂肪、铁及多种维生素，具有较高的滋补作用。而我国中医认为，黑芝麻还有补肝肾、益经血、润肠燥等作用。所以，常吃一些黑芝麻对健康是非常有益的，孕妈妈也可以吃一些来滋补身体。只不过黑芝麻不容易消化，孕妈妈不可一次性吃得过多，并最好用以煲汤或熬粥。

♥ ·· 孕产博士点点通 ·· ♥

**教你用黑芝麻煲制润肠粥** ·········

取适量黑芝麻，经淘洗、晒干后，再下锅炒熟，研成碎末。之后，便可每次取30克碎芝麻末配100克大米熬粥。煲粥时，宜先以大火烧开，再改为中小火慢熬。孕妈妈食用此粥，可改善便秘及体虚、头晕、耳鸣等并发症状。

## 宜吃栗子

栗子被称之为"干果之王"，含有丰富的维生素C、不饱和脂肪酸和B族维生素、矿物质、碳水化合物及核黄素等营养物质，有健脾利胃、益气活血的作用，孕妈妈适当吃些栗子，有助于维持牙齿、骨骼的正常功能，并对胎宝宝骨骼发育有利，同时还可以预防及改善浑身乏力、腰腿酸软及口腔溃疡等症。

 ## 宜吃苹果

苹果是一种滋养女性的"女人果"，富含大量的营养成分，如维生素C、锌、碘等，尤其是碘含量丰富。据测定，熟苹果所含的碘是香蕉的8倍，橘子的13倍。专家认为，孕妈妈适当食用苹果，有利于母婴保健，并可促进顺产，有助于优生优育。

苹果可增进食欲，促进消化。孕妈妈在孕早期多数会发生孕吐现象。孕妈妈食用苹果，不仅能补充维生素C等营养素，而且可调节水、盐及电解质的平衡，防止因频繁呕吐而引起酸中毒。

因此，孕妈妈不妨将苹果当作两餐之间的零食来吃。需要注意的是，生吃苹果之前要将苹果洗净。

 ## 宜吃鸡蛋

鸡蛋营养丰富，价格低廉，是一种"平民"补品。研究表明，每100克鸡蛋中就含有10.8克蛋白质、11.6克脂肪、712千焦热量、55毫克钙、210毫克磷、2.7毫克铁、1440毫克胡萝卜素等。

因为容易消化，且蛋黄中含有促进胎宝宝智力发育的胆碱，又具有滋阴润燥、养血安胎等功效，孕妈妈适当吃些鸡蛋，即可提供大量母婴双方所需的营养。

♥ 孕妈妈适当吃些鸡蛋，对母婴健康都有利。

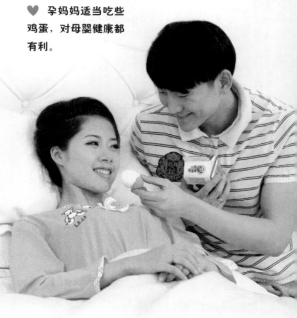

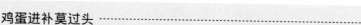

**鸡蛋进补莫过头**

　　鸡蛋营养丰富，不少人就以为多多益善，拿鸡蛋当饭吃。这种做法是极端错误的。有报道表明，曾有孕妈妈以每顿6个鸡蛋进补，结果导致胰腺炎。因此，孕妈妈吃鸡蛋一定要适量。而有关研究表明，孕妈妈每天吃2～3个鸡蛋的量最为合适。如果超过这个量，则容易造成身体负担。

 **宜吃豆制品**

　　豆制品素有"植物肉"、"素中荤"的美誉，这不仅是因为豆制品营养丰富，含大量蛋白质、钙、铁、镁、磷等营养成分的特点，同时也因为其具有独特的风味。所以，适当吃些豆制品，对人体健康而言，是非常有利的。

　　孕妈妈也应适当吃些豆制品，因为豆制品不仅容易消化，而且因早孕反应的影响，不少孕妈妈不喜多吃荤腥肉食，改吃"植物肉"是非常明智的选择。

　　此外，豆腐中的甾固醇、豆甾醇均是抗癌的有效成分，可预防和抑制乳腺癌等；而所含的雌激素对胎宝宝的牙齿、骨骼的生长发育也颇为有益，并能预防骨质疏松症。

　　因此，建议孕妈妈在饮食结构中，常搭配一些豆腐及其他豆制品食用。

 **忌全吃素食**

　　全面的营养是胎宝宝健康成长的保证。因此，孕期内，孕妈妈最好不要全吃素食，以免造成营养失衡，影响胎宝宝的正常发育。全吃素食的孕妈妈还可能发生贫血、水肿和高血压等症。医学家研究发现，吃素食的女性所生的宝宝，由于缺乏维生素$B_{12}$，往往会患不可逆的脑损害，如不及时进行治疗，就会引起巨幼细胞性贫血或显著的神经系统损害。

　　因此，为了胎宝宝的健康成长，长期素食的孕妈妈应积极调整饮食结构，如荤素搭配，多吃豆制品等，以实现营养均衡。

## 忌盲目进补

为保证母婴健康，很多家庭卯足气力为孕妈妈进补。但补要补得适当，如果盲目进补，不但不能收到滋养身体的效果，反而还会使孕妈妈深受其害。

中医认为，进补要遵循"虚则补之"的原则。孕妈妈的身体常处于一种"阳有余而阴不足，气有余而血不足"的状态，根据"补虚"的原则，应"宜凉忌热"。

但事实上，很多人都忽视了这一点，误以为常见的人参、鹿茸等可为孕妈妈进补。这样一来，便违反了"宜凉忌热"的原则。因为这些营养品虽营养丰富，但都属于热性食品。

孕妈妈如果使用这些营养品进补，势必会加重心脏负担，加剧水肿、便秘等症状，甚至发生流产或死胎等严重后果。

因此，为孕妈妈进补，一定要三思而后行，最好在医生指导下进行。切忌盲目使用人参、鹿茸、鹿胎胶、鹿角胶等热性补品进补。

日常生活中，如狗肉、羊肉等大热食物，孕妈妈也要尽量少吃或不吃。

 ## 忌饮食过于精细

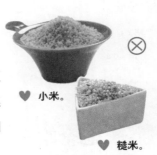

♥ 小米。

♥ 糙米。

在饮食结构中，"粗细搭配"是营养均衡的特征之一。然而，很多人容易形成这样一种误解，认为越是精细的食物营养就越高。而且"精米精面"等精细食物的口感较好，所以人们大多"趋之若鹜"。

事实上，过于精细的食物，在加工过程中往往会损失很多营养，如维生素 $B_1$ 及多种微量元素等。如果长期食用精细食物，难免造成相关营养的缺失。

因此，存有这种误解的人，应及时纠正。在食用精细食物的同时，也要注意粗粮的搭配食用，从而确保营养均衡。此外，很多粗粮还有一些特殊的食疗作用，包括玉米、小米、糙米等。经常食用这些粗粮，对健康也是有利的。

孕妈妈虽"身娇肉贵"，但均衡的营养才是母婴健康的保证。孕妈妈应注意此点，饮食上要尽量做到"粗细搭配"。

## 忌盲目补充维生素A

维生素A是维持人体健康必不可少的营养素之一，如果长期缺乏维生素A，势必影响身体健康，比如导致夜盲症等。

孕期内，维生素A也是影响胎宝宝眼睛、皮肤、牙齿等发育的关键因素。所以相对于常人而言，孕妈妈对维生素A的摄取量应有所增加。

维生素A和胡萝卜素含量丰富的菜肴有：酱鸭肝、白菜炒猪肝、炒虾仁、胡萝卜炒肉丝，这些菜肴包括了含维生素A丰富的食物，孕妈妈可以适量多吃一些。

另外，由于维生素A是脂溶性的，为了促进维生素A和胡萝卜素的吸收，在食用富含维生素A或胡萝卜素的食物时，最好搭配富含脂肪丰富的食物一起食用。

如果日常饮食无法满足人体对维生素A的需求，可在医生建议下服用维生素类营养品，但切忌盲目服用复合维生素产品，以免造成维生素A过量。

如果维生素A摄取过量，则会影响胎宝宝四肢及骨骼的发育，甚至导致胎宝宝畸形。

 ## 忌多吃巧克力 ⊗

巧克力浓香味美，深受很多女性的喜爱。若是爱人所赠，更会增添一份甜蜜。孕妈妈如果偶尔吃点巧克力，对健康也是非常有利的。

♥ **巧克力。**

研究表明，巧克力中的营养成分可起到改善心情的作用。身处孕早期的孕妈妈吃巧克力，可改善早孕反应带来的不良影响。此外，孕期内吃巧克力的孕妈妈所生出的宝宝，在性格上会多一份乐观、自信和从容，对陌生环境的适应力也较强一些。

然而，巧克力所含的糖分和热量较高，孕妈妈也要控制巧克力的食用量，以免增加身体负担，引起血糖波动。如果长期大量食用巧克力，还容易导致腹痛，增加流产的风险。

**忌吃薯片**

金黄色的薯片，香味浓郁，是不少女性的口中零食。但孕妈妈却不可多吃，以免危及母婴健康。

研究表明，薯片中含反式脂肪酸，而且所含油脂、热量、盐的量都较高。如果过量食用薯片，则有可能增加罹患肥胖症、妊娠高血压的风险。

所以，孕妈妈要尽量少吃薯片，偶尔吃一点并无大碍，但一定要严格控制薯片的食用量。

 **忌多吃糖**

糖类是为生命活动提供能量的主要物质，同时也是为大脑供能的最佳物质。但过量吃糖及高糖类食品也容易引发诸多病症，如肥胖、糖尿病等。因此，在日常饮食中，对糖类的摄入应有所限制。身处特殊时期的孕妈妈对于糖及高糖类食品的摄入更应谨慎。

有关研究发现，血糖偏高的孕妈妈生出胎宝宝体重过高、先天畸形及出现妊娠高血压综合征或需要剖宫产的概率，分别是正常孕妈妈的3倍、7倍和2倍。由于孕妈妈肾排糖功能会有不同程度的降低，如果血糖过高则会加重孕妈妈的肾脏负担，不利于孕期健康。而大量医学研究表明，摄入过多的糖分会削弱人体的免疫力，如果孕妈妈经常吃糖及高糖类食品，则容易导致人体抗病能力降低，易受细菌、病毒感染，不利于优生。

此外，有两种糖孕妈妈最好不吃，即精绵白糖和精白砂糖。精绵白糖可以直接进入血液中，使血液不能畅通；而精白砂糖可进入脑细胞，带进水分，影响脑部健康。

♥ 孕妈妈不可多吃糖及高糖类食物，以免血糖升高，抗病能力降低，使胎宝宝受损。

## 忌多吃冰西瓜

西瓜是夏季解渴消暑的佳品，但孕妈妈却要科学食用。首先要注意食用量，其次要注意食用方式，切不可吃冰西瓜。

西瓜含糖量较高，过量食用会增加血液中的含糖量。此外，西瓜是寒性食物，如果再吃冰西瓜，则可能会引发宫缩，导致流产。

 ## 忌盲目使用益母草

益母草又叫坤草，因具有活血调经的作用，而被视为"妇科经产良药"。其主要成分是油酸、益母草碱甲等，有增强子宫肌肉长时间收缩的作用。如果孕妈妈服用益母草，则可能会导致胎盘供血不足，在孕晚期，容易导致早产，而在孕早期则容易导致流产。

因此，尽管益母草是一味妇科良药，但孕妈妈也不能盲目使用，以免危及胎宝宝健康。

 ## 忌多吃菠菜

菠菜含有较多的营养成分，如维生素C、膳食纤维等，但同时也含有害成分——草酸。吃过菠菜的人常会有涩嘴的感觉，这就是因为菠菜中所含草酸所致。

草酸会与人体内的钙、铁、锌等元素结合，从而影响钙、铁、锌等元素的吸收。如果长期大量食用菠菜，势必会引起孕妈妈缺钙、缺铁、缺锌等症。

所以，孕妈妈不可长期过量食用菠菜，偶尔食用时，最好也要将菠菜放入开水锅中氽烫一下，以除去菠菜中的部分草酸。

 孕产博士点点通

### 谁说菠菜补铁

百余年来，一直存有这样一个误会，认为菠菜能补铁。事实上，菠菜的含铁量并不高，食入人体之后，大部分的铁都会与草酸等物质结合，人体可吸收的部分仅为1%。因此，切勿将菠菜当成补铁食品。

此外，铁锅烹饪可补铁的说法也是缺乏科学性的。一方面从铁锅中溢出铁并非易事，另一方面人体对这种铁的吸收量也有限。所以，补铁当采用一些科学的方法，不可听信传言。

# 日常行为宜忌

 **宜适当做些家务**

在家养胎的孕妈妈不妨做一些适当的家务，一来可锻炼身体，二来也可充实生活，同时也有助于日后分娩，减少难产发生的可能。

但在做家务时，孕妈妈需要注意一些细节，以免劳累或意外的发生。

✅ **力所能及是关键**

为母婴安全着想，孕妈妈所做的家务量不可过重，劳动强度也不可过大，一定要做一些力所能及的

事。毕竟，孕妈妈是以锻炼为主，所以一定要避重就轻。

✅ **姿势要正确**

孕妈妈在做家务时要留意姿势是否正确。如果姿势不正确，孕妈妈的腰部可能会出现疼痛及令胎宝宝受挤压。注意不可下蹲劳动，以免增加腹压；在晒衣服时，动作要轻柔，不要向上伸腰，而应将晾衣绳降低一些。

✅ **确保安全**

为确保孕妈妈做家务的安全性，首先要看各项家具是否稳固，地面是否湿滑，不可站在高处，以防因失去重心而跌倒。宜将家中窗户打开，保持室内空气流通，切忌怕热而打开空调做家务，以免造成尘土、细菌困于屋内。为避免受凉，洗菜、洗碗时不可将手直接浸入冷水里，以免受凉增加流产的风险。

♥ 孕妈妈适当做些家务有利于母婴健康，但一定要在自己力所能及的范围内，并避免弯腰、伸腰等姿势。

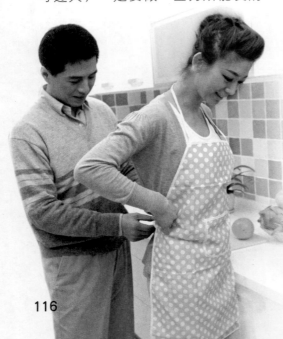

## 宜选择正确的坐姿

日常生活中，或许很少有人会关注自己的坐姿，但孕妈妈有了腹中的胎宝宝之后，却要格外关注这个问题。

科学的"坐姿"应该是：先慢慢坐下，坐到椅子的1/2，然后挪动臀部，背部紧靠在椅背上，两腿并拢。切勿猛然坐下，这样由于震动剧烈也容易出现意外。坐下后，大腿和地面尽量保持水平，骨关节和膝关节最好成90°，背部挺直。这样的坐势对孕妈妈和胎宝宝都有利。

 ## 宜保证居所环境的安全性

家居环境的安全，是孕妈妈生活的保证。准爸爸及家人应尽力排除一切不安全因素，让孕妈妈安心生活。主要可从以下细节着手。

◎地面上不要堆放杂物。

◎衣橱的推拉门可采取安全护手或门夹，还可以把安全护手固定在两个推拉门的交接处，以防孕妈妈被夹伤。

◎家具的边角和把手不要留棱角或锐利的边缘。

◎将桌面上的相框、图书、易碎物品、细小危险物品收拾起来。

◎若房内有楼梯，检查扶手是否牢固，以确保孕妈妈的安全。

◎餐厅和厨房中各式各样的家居摆设及各种刀具、餐具等用品，如果摆设不当会带来很多危险。因此，合理地摆放这些东西，才能使居住环境方便又安全。

◎家具、饰品、玩具中装饰部件的尺寸不宜设计得过小或容易脱落。

◎床头的边缘，不论是木制的还是金属的，都可以加上安全防护圆角。

◎室内最好不要使用大面积的玻璃或镜子。

# 宜选择合适的孕妇装

随着胎宝宝的逐渐成长，孕妈妈的体型即将发生变化，以往合身的衣服可能已经穿不上了。所以从本月开始，就应该为孕妈妈准备孕妇装了。但在准备孕妇装时，需注意以下几点。

## ✅ 选大一号的孕妇装

由于怀孕使孕妈妈的血液循环加速，孕妈妈常感到身体发热，尤其是孕晚期腿脚容易出现水肿，如果衣服紧小也会很难受，因此孕妈妈应穿着比身体大一个型号的孕妇装。

此外，还要考虑到孕妈妈孕期不断变化发展的需要，不同阶段需要不同型号的衣物，最好选择可调节性的孕妇装，这样整个孕期就不一定要随着身体的变化而准备很多件孕妇装了。

## ✅ 根据环境选面料

一般而言，孕妇装的面料要求舒适、易洗、耐洗、透气性好。但随着季节的变化，在不同季节也应选择不同面料的服装。

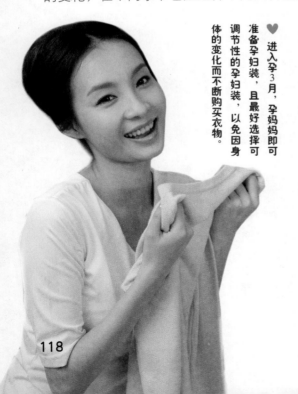

♥ 进入孕3月，孕妈妈即可准备孕妇装，且最好选择可调节性的孕妇装，以免因身体的变化而不断购买衣物。

一般而言，夏季以棉、麻织物居多，要求面料吸汗且透气，最好选择棉质的面料。这样的面料易与皮肤接触，吸汗性强，避免发生热痱或者过敏等。

冬季最好选择各种呢绒或带有蓬松透气的面料，要有保暖性，同时还要轻柔。

此外，胸部、腹部、腰部及下半身处，最好不要有硬物束缚。如果孕妈妈是上班族，需要在电脑前工作，还要选择安全有效的防辐射服装，以免影响胎宝宝的健康。

## 款式随心，舒适为主

孕妇装的设计是多样化的，可分为休闲孕妇装和职业孕妇装。但不管是休闲孕妇装还是职业孕妇装，都要以宽大、舒适为主，以不妨碍胎宝宝的生长发育为前提。

## Yes 宜选择合适的文胸

怀孕后，乳腺开始增长，孕妈妈的乳房及乳头都会有所增大。经过孕3月之后，即将进入孕中期，这种表现会逐渐加剧。所以，孕妈妈在本月就要着手选择合适的文胸。这不仅是为了美观，更是为了维护乳房的健康。

### 选择专用文胸

孕妈妈的乳房在孕期内从下半部往外扩张，增大情形与一般文胸比例不同。因此，应该选择专为孕妈妈设计的文胸。这类文胸多采用全棉材料，质地柔软，罩杯、肩带等都经过特殊的设计，不会压迫乳腺、乳头。

### 重视文胸尺寸

孕妈妈应选择尺码合适的文胸。文胸尺寸合适，在穿戴时，乳房才没有压迫感。如果穿戴过紧的文胸，往往可能造成乳头内陷，甚至引发乳腺导管炎。

### 可用哺乳文胸

哺乳文胸，既经济实用，又安全舒适，适用于产前产后不同时期。这种哺乳文胸的特点是具有活动式扣袢肩带，哺乳时不用将整个文胸脱下，只需轻轻按下扣袢。罩杯前端可翻下，既舒适，又方便日后给宝宝哺乳。

## Yes 宜知洗衣服的注意事项

洗衣服往往是孕妈妈常做的一项家务劳动，但由于一些特殊的原因，孕妈妈在洗衣服时要特别注意。比如以下几点。

◎搓洗衣服时，不可让搓衣板顶到腹部，以免让胎宝宝受压、受伤。

◎最好用肥皂而不用洗衣粉，洗衣粉中含有一些物质会透过皮肤伤害胎宝宝。

◎每次洗衣量不宜过大，以免站得过久而劳累，容易导致孕早期流产或孕晚期早产。

◎要用温水洗衣，以免受凉，对胎宝宝造成不利影响。

◎拧衣服时不可用力过大，以免对胎宝宝造成伤害。

## 忌使用电热毯

冬季取暖是头等大事，但取暖也要取之有道，若采用不正确的方式取暖，往往会得了温度，失了健康。

电热毯是常用的取暖工具之一。但在使用电热毯时，却容易对人体造成伤害。研究表明，人体多种肿瘤病变的发生与所受到的低频电磁辐射密切相关。而电热毯在使用时，即可能产生较强的电磁辐射。

所以，取暖最好不要使用电热毯。身处孕期的孕妈妈更要避免使用电热毯。除上述原因之外，漏电的危险及磁场环境易导致胎宝宝畸形，这也是决定孕妈妈不可使用电热毯的主要原因。

 ## 忌长时间看电视

电视丰富了人们的生活，更成为孕妈妈日常休闲的消遣。但电视机显像管在高压电源的激发下不断发出看不见的X射线，而且还会产生波长小于400微米的紫外线。

如果距荧光屏3～4米远，每次最多看1～2个小时，中间休息10分钟以上，尚不会对孕妈妈和胎宝宝有多大的影响。但若是长时间地看电视，可能会引起流产和早产，导致胎宝宝发育异常。此外，长时间看电视还会影响孕妈妈的下肢血液回流，加重下肢水肿，甚至出现下肢静脉曲张。因此，孕妈妈应控制看电视的时间，并保持与电视之间的距离——至少3米。

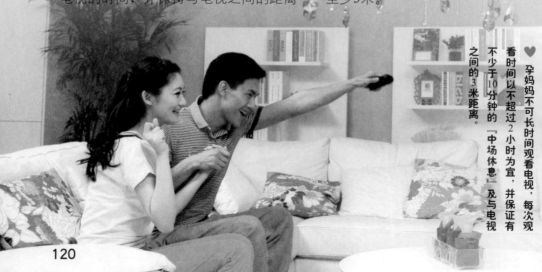

♥ 孕妈妈不可长时间观看电视，每次观看时间以不超过2小时为宜，并保证有不少于10分钟的「中场休息」及与电视之间的3米距离。

## 忌使用热宝贴

热宝贴的出现，让很多女性在寒冷的冬季也可展示窈窕身姿，因而大受欢迎。但是热宝贴的温度一般都比较高，平均温度在52℃左右，最高温度甚至可能达到62℃，而且持续生热的时间较长。孕妈妈一旦贴上热宝贴，胎宝宝因为对温度比较敏感，会很难适应这种温度的变化，这就会加大胎宝宝发生畸形、流产的危险。此外，热宝贴还有可能造成皮肤烫伤。因此，建议孕妈妈最好不要使用热宝贴。

 ## 忌长途旅行

进入孕3月之后，早孕反应最为严重，但经过这段最"黑暗"的时间之后，即可迎来孕中期的安宁。

不少孕妈妈企图用各种方式调整"黑暗时间"的不适，旅行便是其中的一种。但需要明白的是，旅行是一件很辛苦的事情，对于本月的孕妈妈而言，极为不利。一方面由于车船颠簸，影响正常的休息，另一方面也会因为各种意外的出现，容易造成流产。

因此，孕妈妈在本月，应"老实"地待在一个相对安静和谐的环境中，以迎接孕中期的来临。

 ## 忌卧室内摆放有害花卉

爱美之心，人皆有之。对花朵的眷恋，可谓女性的特质。孕期内，常手捧一束鲜花，可迎来美好的心情，平复不良情绪。室内摆设花卉，亦可为生活增添芬芳。

然而，人虽有意，花却无情。有些花卉散发的香味或者本身所含有的物质会对人体造成不利的影响，如一品红、茉莉、丁香、水仙、米兰、夜来香、杜鹃花、百合花、郁金香等。

对于处在敏感期的孕妈妈来说，如果接触了这些花卉就容易引发恶心、呕吐、皮肤瘙痒、皮疹等症状。因此，对于花卉的选择，孕妈妈要慎之又慎。

### ♥ 孕产博士点点通 ♥

#### 对孕妈妈有益的植物花卉

花开的过程，犹如生命的绽放，选择合适的花卉摆在室内，对于孕妈妈是非常有利的。如富贵子、马蹄莲、芦荟、文竹、红掌、散尾葵、绿萝、观赏凤梨及仙人掌科植物等，都适合摆放在室内，孕妈妈可根据自己喜好进行选择。

## 忌长时间面对电脑

迎来网络时代，电脑逐渐普及，尤其是当下的年轻人，工作、生活往往都与电脑挂钩。然而辐射的存在，决定了孕妈妈必须与电脑"保持隔离"状态。

电脑屏幕主要是依靠电极管发光来工作。电脑显示器终端的表面磷光体受到电子束撞击时，可产生低能量

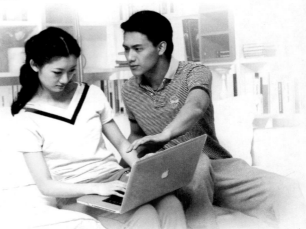

♥ 孕妈妈不可长时间使用电脑，若偶尔使用，也要做好防护，如若不然，准爸爸应予以阻止。

的X射线和紫外线、红外线以及弱电磁场等，这些射线会透过电脑屏幕对人体造成伤害。如果孕妈妈长期坐在电脑前，这些辐射还容易导致胎宝宝畸形。

此外，长时间坐在电脑前连续不断地操作，不仅会使精神过度紧张，身体产生疲劳，对胎宝宝的成长发育也非常不利，同时还增加了流产的可能性。

闻此，许多常与电脑相伴的孕妈妈会痛苦不已。但事实上，只要采取一定的保护措施，并控制使用电脑的时间，偶尔上网也是可以的。比如上网前穿好防辐射的服装，同时在电脑屏幕上放好防护罩等。

此外，孕妈妈还要保证正确的坐姿，不能总是保持一个姿势，要经常休息，不时起来活动一下。

 ## 忌到人多拥挤的场所

怀孕后，不少孕妈妈几乎与大千世界隔绝，全部的心思都在胎宝宝身上。然而，总有这样或那样的原因，逼着孕妈妈"重归凡尘"，比如亲友相聚，重要的party等。但孕妈妈需要认识到其中的安全隐患，出入此地，对胎宝宝极不安全。

首先，人多拥挤的地方，难免出现人和人之间的碰撞和摩擦，这对孕妈妈

是非常危险的。其次，人多拥挤的地方一般噪声都很大，对正在发育中的胎宝宝是一种伤害。再次，人多拥挤的地方一般空气流通状况很差，空气比较污浊。

最后，人多拥挤的场所也是各种细菌和疾病传播最多的地方。而孕妈妈身体抵抗能力较弱，非常容易感染各种细菌和病毒。

孕妈妈要明白，方法总比问题多，胎宝宝要比人情重。除非万不得已，最好不要到人多拥挤的场所，也不要参加聚会。何况有孕在身，别人应能理解。孕妈妈不必因为人情，而给自己妄加压力，从而做出错误的选择。

##  忌使用微波炉

轻轻一按，"叮"的一声，即可端出热菜、热饭。

微波炉的出现，为很多家庭带来了方便。很多白领有带饭的习惯，这使得微波炉的使用频率随之增高。然而，孕妈妈却要远离微波炉。

研究表明，微波炉产生的电磁波是现代家用电器当中最强的一种，而且持续的时间相对也很长，一般需要1个月左右才能彻底消除。当这种电磁波照射到胎宝宝时，容易阻碍其大脑发育，造成胎宝宝畸形等恶果。

如果孕妈妈长期使用微波炉，还会导致室内电磁增加、辐射加剧，使室内成为高磁场环境。这样一来，便会加剧电磁辐射对胎宝宝的不利影响。

所以，有孕妈妈的家庭中最好避免使用微波炉，如果孕妈妈所在的公司使用微波炉，孕妈妈也应尽量远离。尤其在电磁炉打开时，孕妈妈至少要与之保持2米的距离。

**Q&A 专家直"答"车**

**Q** 如果请同事代劳，使用微波炉热饭菜应该没问题吧

**A** 研究表明，经常吃微波炉加热的食物对健康是不利的，一是食物中的营养流失较大，二是微波炉加热的食物容易产生对母婴不利的物质。因此，孕妈妈不仅要远离微波炉，同时也要拒绝微波炉食物。

##  宜与胎宝宝进行语言交流

语言胎教是孕早期胎教的主要工作之一。日常生活中，孕妈妈和准爸爸不妨多和胎宝宝交流。而针对胎宝宝对中、低频率的声音较为敏感的特点，准爸爸更应担当起语言胎教的责任。这样，一方面可为孕妈妈减轻负担，另一方面也可让胎宝宝感受父亲的温情。

准爸爸与胎宝宝的沟通一般以谈话为主要内容。谈话可以从平静的语调开始，随着对话内容的展开再逐渐提高声音。

## 宜多接触琴棋书画

"琴棋书画"这个词，不仅是一种艺术象征，更代表着一种优良的气质特点。胎教实际上是对胎宝宝进行良性刺激，主要通过感觉的刺激来发展胎宝宝的观察能力。发展胎宝宝听觉，有利于培养其对事物反应的敏感性。发展胎宝宝的动作，可使宝宝将来动作协调、反应敏捷、心灵手巧。

孕妈妈经常接触琴棋书画，不仅能激发人美好的情感，也能对胎宝宝做出良性引导，有利于健康发育。

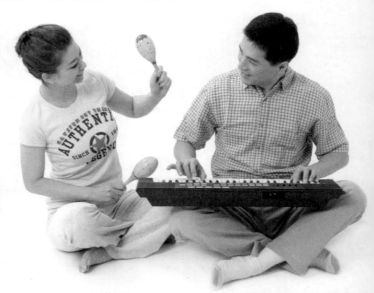

♥ 孕妈妈常接触琴棋书画不仅可陶冶情操，还可促进胎宝宝良性发育。

## 忌盲目参加胎教班

随着人们对胎教越来越重视，社会上的"胎教班"也随之应运而生。然而，胎教班往往价格不菲，且胎教的方法过于复杂。尽管很多人抱有"不惜血本"的心态，但对于这样的胎教班，孕妈妈和准爸爸仍需慎重对待。

事实上，胎教往往并不需要特殊的培训，如果能多看一些相关的书籍，请教一些相关的专家或者有相关经验的人，即可收到较好的胎教效果。如果浪费过多的金钱和精力去专门学习，反而容易使孕妈妈心理负担加重，甚至劳累不堪。这样一来，不仅不利于胎宝宝的成长，反而有碍于母婴健康。

所以，对于那些名目繁多的胎教班，孕妈妈和准爸爸不要盲目参加，而是要先多咨询、多实践。如果自己有精力、有时间，经过慎重挑选后，参加也无妨，但是注意要量力而行，如果根本无暇顾及，就不要勉强参加。

 ## 忌听刺激的音乐

选择优质的胎教音乐对胎宝宝的影响至关重要。尤其是在孕3月，此时胎宝宝对声音已比较敏感，切不能用一些过于刺激的摇滚乐、重金属音乐对胎宝宝进行刺激。

研究表明，过于刺激的音乐会使胎宝宝躁动不安，引起神经系统及消化系统的不良反应，并可促使母体分泌一些有害的物质。

因此，为胎宝宝的健康着想，即使孕妈妈喜爱此类音乐，在孕期内也应暂时放弃。品一品高山流水遇知音之类的高雅之音，或许也会有另一番体会。

 孕产博士点点通

**孕早期"运动"胎教需谨慎**

孕妈妈经常出差、走访客户等，并不是很好，更不能算胎教，因为这些活动会让胎宝宝觉得不安，容易导致胎宝宝发育迟缓或者发育不良等。孕早期，最重要的是要为胎宝宝提供舒适的发育生长环境。所以，孕妈妈最好每天固定在一个场所内，尽量少变换所处环境，为了胎宝宝的健康，力求所处环境的安全和宁静。

# 医疗保健宜忌

 **宜做第2次产检，建立围产档案**

进入本月之后，孕妈妈应进医院做第2次产检。此次产检也称之为第1次正式产检，一般在孕11~12周进行。主要包括以下事项。

✅ **建立围产档案**

孕妈妈建立围产档案之后，医生便可了解孕妈妈整个孕期的健康状况。这对于母婴健康而言，是十分必要的。

✅ **检查项目**

◎**一般检查**：主要包括体重、身高、血压、听胎心音等，这些项目在以后的每次产检中都会进行，被称为"例行检查"。

◎**实验室检查**：主要包括肝功、肾功、ABO血型、Rh血型、空腹血糖、艾滋病、梅毒等方面的检查。

◎**超声波检查**：用以判断胎宝宝的实际周数及发育状况；做颈部皮肤透明层（NT）筛查先天愚型（21—三体综合征）。

 **宜采用合理方法应对头晕症状**

头晕是孕早期的一种常见症状，主要由大脑供血不足所致，属于正常生理表现。孕妈妈不必过于担心。在日常生活中，可主动采取一些措施予以缓解。

✅ **动作要轻缓**

孕妈妈动作要轻缓，避免突然的动作。比如，从椅子上站起来时，就应缓慢起身，否则就容易造成血液循环不良，血压偏低，引起头晕。

✅ **善用"精神转移法"**

如果孕妈妈总将精神集中于头晕目眩的不适中，往往很难逃离其侵害。如果能善用"精神转移法"，将注意力分散，则对改善头晕症状十分有利。具体方法如下。

◎和朋友、家人等自己喜欢的人相聚，谈谈家常，聊聊时尚，让自己放松一下。

◎看一些喜爱的书籍、杂志、漫画等，题材方面以轻松、有趣为主。

◎邀丈夫或朋友一起到公园散步，舒展了筋骨，同时也可呼吸一下新鲜的空气。

◎做一些自己平时爱做的事情，如手工艺品、小吃等，但切不可过劳，以免影响健康。

 及时休息很必要

头晕时，孕妈妈应尽快找地方坐下，稍作休息。可抬高双腿，放在较高的位置，以促进血液回流至头部，头晕症状便可得到改善。

这种头晕的症状，一般只会在怀孕期间出现，到了产后，问题会随之消失。但如果产后仍常有头晕症状，且持续时间较长，就要到医院做详细检查。

 **宜正确看待嗜睡**

孕早期，嗜睡是不少孕妈妈所表现出的一种现象。但乏力、困倦等因素让不少孕妈妈担心不已，害怕身体出了什么问题，会影响胎宝宝的健康。

事实上，嗜睡是一种正常的孕期生理现象，主要是由于体内激素的变化及代谢加快所致。比如黄体素升高、体内热量消耗加大等，都是导致孕妈妈嗜睡的因素。

进入孕中期之后，胎宝宝逐渐稳定，孕妈妈嗜睡的症状也会随之逐渐消除。

然而，进入孕晚期之后，由于胎宝宝对子宫压力加重，造成心脏输血量增加，也会造成孕妈妈嗜睡，而且睡觉时容易惊醒，睡眠质量较差。

因此，对于孕早期及孕晚期的嗜睡症状，孕妈妈应合理看待，不必过于担心，而应将更多的精力放在调整睡眠上。保证优质的睡眠，对母婴健康是大有益处的。

 孕产博士点点通

**当心"嗜睡并发症"**

如果孕妈妈除嗜睡之外，还有其他并发症状，如严重呕吐、腹泻，出现脱水征兆；反应迟钝、躁动、惊厥；呼吸频率加快，呼吸困难；剧烈咳嗽，有脓痰、血痰或胸痛；原有基础疾病明显加重或持续3天以上高热等，则应引起重视。这可能是感染流感所致，应及时治疗。并在治疗时及时检测胎宝宝的健康状况。

## 宜远离铅污染

前文介绍过，孕妈妈不可吃松花蛋，以避免铅污染。事实上，除松花蛋之外，在日常生活中，铅往往存在于细微之处，这就需要孕妈妈小心翼翼。主要注意以下几方面。

◎不要使用任何印刷品直接包裹食物，尤其是报纸。

◎居家用的筷子要用材质好的木制筷，不要用带漆的筷子或容器内壁色彩鲜艳的瓷制餐具。

◎不要经常出行于车水马龙的公路，以免接触到汽车尾气所造成的铅污染。同时 还要避免自己开车，减少出行次数。

◎不要随意使用增白的化妆品，因为很多美白产品都含铅。

◎饮食上要多吃一些"排铅食物"，如猕猴桃、胡萝卜、虾皮、牛奶、绿豆、银耳、牛肉、动物肝脏等。多吃富含维生素C的食物，维生素C与铅结合可以生成难溶于水而无毒的盐类，并随粪便排出体外。

 ## 宜区分病理性腹痛和生理性腹痛

孕早期，孕妈妈往往会出现腹痛症状，稍微敏感的孕妈妈即会对此感到紧张，甚至手忙脚乱。这不仅影响了腹中的胎宝宝，也增加了出现意外的风险。事实上，孕期内的腹痛可分病理性腹痛和生理性腹痛两种，所以孕妈妈要注意区分，合理看待。

♥ 孕妈妈感到腹痛时，不要惊慌，需分清是病理性腹痛还是生理性腹痛之后，再采取合理的应对措施。

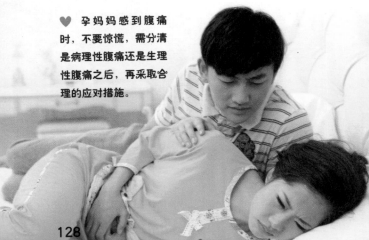

### ✅ 何为病理性腹痛

病理性腹痛主要有两个原因，一个是先兆流产，另一个是宫外孕。如果出现难以忍受的疼痛，并伴有阴道出血，则可能是先兆流产。如果子宫一侧有胀痛，则可能是宫外孕。因此，当孕妈妈感到腹部胀痛难忍，且持续不止，有出血、低热等症状时，要及时就医。

###  何为生理性腹痛

如果孕妈妈感到骨盆区有牵引痛和下坠感，则多为子宫后倾或是怀孕后盆腔血管充血扩张所致，为生理性腹痛。孕妈妈不必过于紧张，平时适当休息，等身体适应即可。

##  宜学会降胎火

"胎火"是中医的说法，指随着胎宝宝的成长，而使孕妈妈处于阴血偏虚、阳气相对偏盛的状态。一般来说，体质偏燥热型的孕妈妈比较容易出现胎火。

### 辨别燥热体质

对于以下特征，符合3条就说明孕妈妈属燥热型体质：容易口渴、口干舌燥；精神萎靡，睡不着觉；皮肤容易长痘痘；手心、足心易发热发烫；便秘；小便较少；嘴唇易出血；容易发热。

### 应对胎火的策略

◎饮食要清淡，忌食辛辣或不易消化的食物，并适量饮水。

◎可吃一些汤粥降胎火，如绿豆粥、银耳莲子汤等。

◎可选用麦冬、天冬、竹叶等中药来降胎火，服用的方法和剂量要咨询相关的专业医生。

◎多吃一些新鲜的水果，宜吃的水果有苹果、猕猴桃、柚子、香蕉、杨桃、橙子等，不宜吃的水果有荔枝、李子、榴莲等。

## 准爸爸宜为孕妈妈按摩背部

本月之后，孕妈妈的肚子会渐渐突起，增加腰背负担。每天临睡前准爸爸都可以帮妻子做脊背按摩，以帮助妻子舒缓日常生活的压力。每次只做15分钟，孕妈妈就会感到全身放松。为了孕妈妈的健康，准爸爸可不能偷懒哦。

### ♥ 孕产博士点点通 ♥

**孕妈妈慎做脚底按摩**

脚底的很多穴位与健康息息相关，孕妈妈要慎做脚底按摩，以免刺激到一些穴位，增加流产的风险。更不能到洗脚房做脚底按摩，以免泡脚水中的某些中药对胎宝宝不利，且泡脚水过高的温度也会伤害胎宝宝。

## 准爸爸宜为孕妈妈做胃部推拿

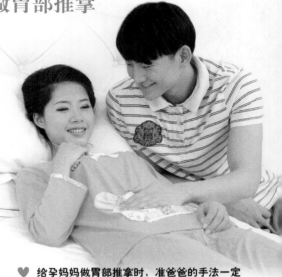

孕早期，孕妈妈的胃部可谓是"饱受折磨"，一方面因早孕反应而经常发生呕吐，另一方面还容易出现胃灼热等不适症状。适时做一些胃部按摩，则对孕妈妈有益。

方法很简单：孕妈妈平躺在床上，准爸爸单手放于妻子的胃部，用手掌的力量上下摩擦胃部即可。需要注意的是，摩擦的力度不宜过大，以妻子感到舒适为宜。

💙 给孕妈妈做胃部推拿时，准爸爸的手法一定要轻柔，以免伤及腹中的胎宝宝。

## 宜警惕胎宝宝宫内发育迟缓

所谓"宫内发育迟缓"，只是胎宝宝的发育程度比相应孕周的发育程度低，其衡量的标准为胎宝宝的体重。如果胎宝宝的重量低于相应孕周的10%，即相同孕周内，10个胎宝宝中有9个都比他大，则说明是宫内发育迟缓。

如果胎宝宝宫内发育迟缓，则会引起死胎或新生儿生存能力较差等后果。

在孕期内，孕妈妈应提防胎宝宝宫内发育迟缓的发生，常见的原因有。

◎孕妈妈贫血。

◎胎盘或脐带因素，如胎盘前置、脐带过细等。

◎孕妈妈患有心脏病。

◎在孕期内吸烟、酗酒及盲目使用各种药物。

◎血管病变，如妊娠期高血压、慢性高血压及慢性肾炎等。

 💙··孕产博士点点通··💙

**关注宫高监测**

子宫的高度（宫高）是胎宝宝发育的外在特征，如果发现宫高达不到孕周应有的程度，则说明胎宝宝在子宫内发育迟缓。所以，在孕期内，孕妈妈一定要重视宫高的监测。

◎多胞胎且单个胎宝宝偏小。

如果孕妈妈表现出上述症状或习惯，则及时纠正或就医诊治。在医生的指导下，采取相应的应对措施。

 ## 忌过量服用钙剂和维生素D剂

孕期内，钙对母婴健康的影响是极为重要的，如果孕妈妈体内钙不足，则会影响胎宝宝骨骼发育，甚至导致胎宝宝出生后患佝偻病，同时也会引发孕妈妈骨质疏松、低钙血症等。所以，孕期补钙是孕妈妈必不可少的一项工作。维生素D有协助人体对钙吸收的作用，所以补钙的同时，也应注意维生素D的补充。

然而，无论是补钙还是补充维生素D，最好能通过饮食等较为安全的方式进行。如果仍然不能满足人体对钙的需要，应在医生的指导下补钙。但切忌以为补钙越多越好，而过量服用钙剂和维生素D剂。否则容易导致新生儿高钙血症，表现出囟门过早关闭，颅骨变宽、突出，鼻梁前倾及主动脉缩窄畸形等症状。严重者，还会导致胎宝宝智力低下。

 ## 忌忽视流行性腮腺炎的危害

流行性腮腺炎是一种常见的传染病，孕妈妈要小心提防。如果一旦感染，则可能导致胎宝宝畸形，甚至死亡。这是因为腮腺炎病毒会感染卵巢及胎盘，引起卵巢炎症及胎盘血管炎所致。

如果孕妈妈发生卵巢炎症，则会导致黄体功能受损，进而引起孕激素分泌不足，势必会影响到胎宝宝的生长。如果长期缺乏孕激素的供应，胎宝宝便会死亡。

如果感染胎盘血管炎，则会影响孕妈妈对胎宝宝的血液供应，不仅影响胎宝宝的健康，同时也构成了胎宝宝的致畸因素。

因此，孕妈妈应避免接触流行性腮腺炎患者。尽管目前尚不确定孕妈妈是否可以注射免疫，但在必要时，孕妈妈仍可注射免疫球蛋白，免疫时间为2～3周。如果孕妈妈已经感染流行性腮腺炎，则应及时就医诊治。

# 好孕生活月月记（孕3月）

体重

腹围

宫高

血压

产前
检查

医生叮嘱

♥ 心情标签

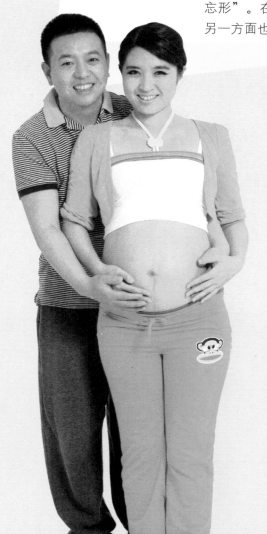

# Part 5

# 孕4月：享受宁静中的和谐

从这个月开始，不适感渐渐远去，胃口也好了起来，但孕妈妈千万不要"得意忘形"。在饮食上，一方面要加强营养，另一方面也要控制饮食，避免发胖。

# 饮食营养宜忌

 **宜定时定量进餐**

在孕早期的3个月中，由于早孕反应的干扰，以致孕妈妈不能正常进食。为保证相对充足的营养，孕妈妈采取了少吃多餐的方式。但进入孕4月之后，孕妈妈已迎来一个相对稳定的时期，告别了早孕反应。所以饮食方式也要进行调整，宜定时、定量进餐。

孕妈妈要把自己的饮食固定在一个范围内，并且确定一定的进食时间，然后按照自己的预先计划去执行，不要一次吃得过多、过饱，也不要因为没胃口就什么都不吃，要保证饮食的基本供养和肠胃的健康。

专家认为，最理想的吃饭时间为早餐7～8点，午餐12点，晚餐18～19点，吃饭时间最好是30～60分钟。进食的过程要从容，心情要愉快。

 **宜细嚼慢咽**

细嚼慢咽是个良好的饮食习惯，不但有利于营养吸收，同时也能减轻肠胃负担。孕妈妈有了小宝宝之后，胃肠、胆囊等消化器官的蠕动减慢，消化腺的分泌也有所改变，从而使孕妈妈消化功能减退。所以，孕妈妈吃饭时，更应细嚼慢咽。

此外，还有研究表明，孕妈妈的咀嚼与胎宝宝的牙齿发育有密切的关系。日本医学博士松平帮夫认为，胎宝宝到了第3周，牙齿开始发育，而且决定胎宝宝一生牙齿的质量。这时要教给胎宝宝进行咀嚼练习，胎宝宝牙齿的质量与母亲咀嚼节奏和咀嚼练习的关系很大。他还断言："脑的发达与咀嚼有很大关系！"

因此，如果孕妈妈吃饭时习惯于"速战速决"，为了自己和胎宝宝的健康，最好从现在开始就改掉这个"恶习"！

## 宜酌情增加主食和动物性食物的摄入

营养的充足与均衡始终是贯穿整个孕期的主题。进入孕4月之后，没有了早孕反应的干扰，胎宝宝的发育也逐渐加快。孕妈妈在饮食中应酌情增加主食和动物性食物的摄入。

就主食而言，孕妈妈可选择米、面，并搭配小米、玉米等杂粮食用。食用量也应有所控制。专家认为，孕中期每日主食摄入量应为400～500克，这对保证热量供给有重要意义。

动物性食物主要为孕妈妈提供优质蛋白质和矿物质等营养，同时也可搭配豆类以及豆制品食用。就两种食物的比例来看，应保证动物性食物所提供优质蛋白质占总蛋白质的1/3以上。

 ## 宜多吃具抗氧化性的食物

孕妈妈吃一些含抗氧化性的食物，可增强机体抗病能力，抵御病毒及流行疾病的侵袭。红色、黄色、绿色、蓝紫色和黑色的新鲜蔬菜和水果，都具有较强的抗氧化性，孕妈妈可适当食用。比如：西红柿、草莓、西瓜、胡萝卜、玉米、芒果、茄子、紫甘蓝、葡萄等。还有菌藻类食品，比如：香菇、紫菜、黑木耳等，都是天然的抗氧化剂，也适合孕妈妈食用。

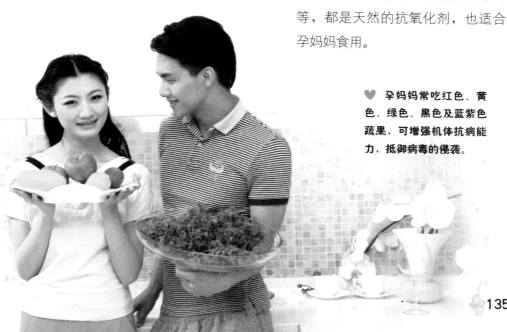

♥ 孕妈妈常吃红色、黄色、绿色、黑色及蓝紫色蔬果，可增强机体抗病能力，抵御病毒的侵袭。

## 宜继续补铁

女性怀孕后，普遍存有缺铁现象，需在孕期内进行不间断的补充。如果不能及时补铁，则会影响母婴健康，不仅会导致孕妈妈出现心慌气短、头晕、乏力等症状，还会导致胎宝宝宫内缺氧，以致发育迟缓，出生后智力发育障碍等。

孕中期是胎宝宝发育的高峰阶段，在进入孕4月之后，孕妈妈更应重视补铁。

研究表明，孕妈妈在整个孕期内需要补充1000毫克铁。专家建议，孕中期，孕妈妈每日应补充铁28毫克，可以从食物中补给。

富含铁的食物有瘦肉、猪肝、鸡蛋、海带、绿色蔬菜（芹菜、油菜、香菜等）、草莓、樱桃等。肉类的铁可吸收22%，而蔬菜中的铁仅吸收1%，所以孕妈妈要多吃各种瘦肉，尽量利用动物肉中的血红素铁进行补铁。如果饮食无法满足铁的补充，还可在医生的指导下补充铁剂。

 ## 宜补锰

锰是人体必需的一种微量元素，它参与酶的构成，与能量代谢及脂质代谢有关。尽管缺锰极少有临床表现，只有极少数人会出现鳞屑性皮炎或头发由黑变红。但对于胎宝宝而言，其影响却较为深远。

 孕产博士点点通

### 补铁也要补"助铁剂"

有的孕妈妈尽管吃了大量含铁的食物，可仍不能改善贫血症状，甚至贫血症状会更加严重。这主要是因为缺乏"助铁剂"，而导致人体不能吸收食物中的铁。

食物中的铁一般以离子形式存在，包括"二价"铁和"三价"铁两种。人体可以吸收的只有"二价"铁，"三价"铁必须通过"助铁剂"转化为"二价"铁，才能被人体所吸收。

因此，孕妈妈在补铁的同时，也要注意补充"助铁剂"。

最常见、最有效的"助铁剂"就是维生素C。所以孕妈妈补铁时，切不要忘了补充维生素C。

如果孕妈妈缺锰，则会影响胎宝宝骨骼发育，甚至导致胎宝宝关节变形。因此，孕妈妈也要将补锰提上日程，在日常生活中不断地补充。

水果中锰的含量较高，且以菠萝含锰量最高。孕妈妈可适当食用。

 ## 宜适量补钴

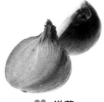

钴是维持人体健康的一种微量元素，同时也是维生素B$_{12}$分子合成原料。如果孕妈妈缺钴，则会导致巨幼细胞性贫血、脊髓亚急性联合变性的周围神经病变。所以，孕妈妈要注意补钴。

♥ 洋葱。

常见的食物中，如甜菜、卷心菜、洋葱、萝卜、菠菜、西红柿、无花果、荞麦、蘑菇及谷类等都富含钴，且食物钴不会在体内积蓄，所以孕妈妈可放心食用。

如果日常饮食可维持体内的钴含量，则不必额外补钴，以免体内钴含量过高，造成钴中毒。

在日常生活中，孕妈妈最好避免接触"钴环境"，如印刷厂、陶瓷加工厂等。这些环境中所存在的钴与食物钴不同，它们往往是导致体内含钴量超标的元凶。

 ## 宜补充DHA和ARA

DHA和ARA是影响胎宝宝成长发育的两种关键成分，涉及胎宝宝的智力发育及体格发育。

DHA存在于人体的视网膜及大脑皮质细胞中，是神经及视网膜正常发育的必要物质。而ARA存在于体内细胞中，是细胞膜的重要组成物质。如果DHA摄取不足，不仅影响胎宝宝大脑发育，同时还会导致新生儿体重偏低及早产。而缺乏ARA则会影响胎宝宝神经细胞发育。若是早产儿缺乏ARA还会造成其生长迟缓。

所以，在胎宝宝成长发育的黄金时期，孕妈妈补充DHA和ARA十分必要。同时这两种营养成分还可提高睡眠的质量。

**夏季饮食宜多注意**

孕妈妈新陈代谢较快，在盛夏时节，应注意饮食的合理调节，以免不适当的饮食方式影响母婴健康。

◎饮食以清淡、易消化为主，忌吃油炸及过于油腻的食物。

◎宜吃富含蛋白质的食物，如鱼、蛋、鸡肉等。

◎忌吃冷冻食物。

◎宜吃一些粗粮，如应季的玉米等。

◎宜吃体积小、营养高的食物，如动物性食物，少吃甘薯、土豆等个大、营养低的食物。

◎可以多喝点绿豆汤和白开水，防止体温过高，因脱水导致中暑。

◎多吃水果、蔬菜，如柚子、菠萝、萝卜等。食用的蔬果要多样化，避免营养单一。

◎夏季病原体容易滋生繁殖，应保证饮食卫生。

◎睡前喝点牛奶或酸奶，以补充白天消耗的能量。

 **宜吃芹菜**

芹菜是一种营养价值较高的蔬菜，富含钙、磷、铁等元素及膳食纤维，且具有独特芳香。孕妈妈吃芹菜，可补充身体所需的矿物质，并可起到增强精力的作用，同时还可预防及改善便秘症状。

 **宜科学用油**

食用油是日常饮食中不可缺少的，科学合理地使用食用油更与母婴健康息息相关。

✅ **多样搭配使用**

食用油可为胎宝宝大脑发育所需的脂肪提供多种营养剂，所以孕妈妈在平时吃油时，应交替使用几种食用油，或是隔一段时间就换不同种类的食用油。这样才能使孕妈妈体内所吸收的脂肪酸种类丰富，营养均衡，避免单一。

♥·· 孕产博士点点通 ··♥

**不要冷落动物油** ···········

养生专家强调多吃植物油，致使动物油往往被孕妈妈所冷落。事实上，这种做法是极端、片面的。其实动物油含有一定量的饱和脂肪酸，适量食用对人体的健康是有益的。因此，孕妈妈也可适当搭配动物油食用。

烹饪孕妈妈食物时，用油量不可过多且以植物油为主，少用或不用油炸、油煎等烹饪方法，多用煮、炖、汆、蒸、拌等做法。

在炒菜时，切忌油温过高。过高的温度容易破坏食物中原本所包含的营养成分，不仅起不到补充营养的效果，甚至还会产生一些过氧化物和致癌物质，危害身体健康。

# *Yes* 宜上午吃水果

常吃水果对健康有益，但吃水果也要讲究时机。在最恰当的时间吃水果才能起到最大的滋养作用。

人体经过一夜的睡眠之后，肠胃的功能尚在激活中，消化功能不强，却又需要补充足够的营养素。水果营养丰富，且含大量水分，因此，正是此时食用的最佳时机。

如果在饭后吃水果，不仅不利于消化，同时还会增加血糖含量，容易引起腹胀、腹泻及血糖升高等症。

所以有经验的人们都说，上午的水果是金，中午的是银，下午的是铜，晚上的则是铅。孕妈妈应掌握这一法则，合理食用水果。

需要注意的是，有些水果不宜空腹食用，孕妈妈应当谨慎对待，如柿子等。因为柿子含有一种"红鞣质"物质，如果空腹食用，遇到胃酸后，会形成难以消化的物质，对肠胃不利。

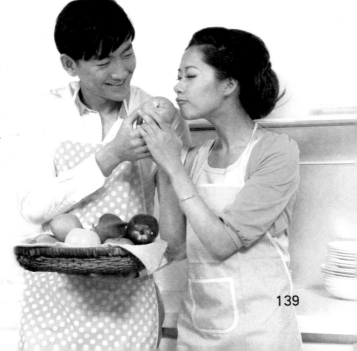

💜 孕妈妈上午吃水果可发挥水果的最大滋养作用，切勿在饭后吃水果，以免影响消化，造成肠胃负担。

宜"挑水"喝

喝水不仅要讲究方式，也要讲究喝什么水。日常生活中，自来水是主要日用水源。然而，根据提取的水源和水处理的方式不同，自来水的质量变化也很大。为确保母婴健康，如果条件允许，孕妈妈最好到当地的水利部门咨询一下自来水的成分。比如，检查是不是每升水中含有1.5毫克的氟；每升水中至少含有50毫克的硝酸盐等，这样才能保证宝宝有结实的牙齿。

♥··孕产博士点点通··♥

**搭配用水最健康**

许多矿泉水中都含有钠，摄入过多会引起高血压。为安全起见，孕妈妈每天饮用矿泉水量应不超过1.5升。

白开水对人体可起到"洗涤"作用，增加血红蛋白含量，提高人体免疫力。所以，孕妈妈日常饮水搭配矿泉水和白开水是最佳的选择。

除自来水之外，还有矿泉水、纯净水。孕妈妈也可选择矿泉水，但却不宜选择纯净水。矿泉水中含有丰富的钙、镁等元素，对母婴健康有利。如果使用矿泉水，还要经常换牌子，这样孕妈妈可以吸收到各种不同矿物元素。而纯净水尽管无毒、无菌，但大量饮用会带走体内的矿物质，因而最好不选。

 **忌多吃酱油**

烹饪讲究"色、香、味"俱全。这其中，酱油所起的作用非常之大，不仅调色，更调味。酱油是什么味？除了香味之外，剩下的就是咸味。

酱油中含盐，且含盐量较高。为避免引发妊娠期高血压，孕妈妈需控制盐的摄入量，同时也要注意酱油使用量的控制。在日常饮食中，计算盐的摄入量时，一定要把酱油中的盐计算在内。

此外，酱油中含有一定的防腐剂，虽然孕妈妈不必完全忌食酱油，但饮食还是以清淡为好。

一般而言。孕妈妈饮食中的每天用盐量为2~4克，酱油不超过10毫升。同时，孕妈妈还要避免吃腌肉、腌菜及苏打制作的食物。

## 忌吃成品熟食

由于饮食文化的交流、食品工艺的发展，无论中西，越来越多的成品熟食呈现在人们面前，如热狗、火腿、火鸡肉、凉肉酱和香肠等，以及冷藏的熏制海产品。

尽管这些食物别有风味、便于食用，但孕妈妈最好还是少吃为妙。因为这些食物都是容易滋生细菌的"宿主"，如李斯特菌等。如果孕妈妈感染此类细菌，则可能导致诸如流产、宝宝畸形或死胎等严重后果。如果偶尔食用，也要在煮透之后再吃。

 ## 忌服用蜂王浆口服液

蜂王浆是一种常见的滋补营养品，含蛋白质、脂肪、矿物质及多种维生素等营养成分，营养价值较高，但孕妈妈却不可盲目服用。

蜂王浆中含有激素类物质，这种物质会刺激子宫，危及胎宝宝的安全，同时还会增加胎宝宝体内的激素，容易导致胎宝宝出生后假性早熟。此外，过多激素的刺激还会导致胎宝宝过大，也会增加日后分娩的困难。

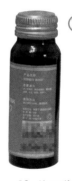

♥ 蜂王浆口服液。

所以，孕妈妈最好不要服用蜂王浆口服液及相关产品进补。

 ## 忌多吃高脂肪、高热量食品

孕中期，胎宝宝成长发育加快，孕妈妈一方面要增加营养的摄入，另一方面也要避免肥胖。对于高脂肪、高热量食物的摄入，应有所控制。更不能认为食欲大增是胎宝宝的需要，而大吃特吃。

如果孕妈妈在孕早期有晚上吃夜宵的习惯，那么此时也应改掉。因为睡前吃下的零食很容易在体内转化成脂肪围积起来，造成孕妈妈肥胖，还易造成胎宝宝体重增长过快。与此同时，零食量也应减少。

# 日常行为宜忌

 ## 宜注意运动安全事项

　　尽管刚进入孕中期，孕妈妈并非一副大腹便便的姿态。但胎宝宝也开始逐渐"现形"，孕妈妈的腹部渐渐隆起。所以孕妈妈在运动时要更加小心，以免一个不小心的动作，"惊吓"了胎宝宝。有以下几点需注意。

◎运动量要适度，运动过程要循序渐进。整个过程应包括运动前的热身、伸展及运动后的调息阶段。开始训练时运动量要小，逐渐增加到自己最适宜的量。

◎如果出现局部疼痛、气短、出血等不适症状，应马上停止运动。

◎避免跳跃、弹跳、仰卧起坐或大幅度动作的运动，以免孕妈妈跌倒或损伤胎宝宝。

◎注意室内或者室外运动的环境和温度，避免在太热或太冷的环境下活动。孕妈妈体温过高或过低都会影响到胎宝宝的正常发育。还要保持室内的空气流通，不要在密闭的环境下运动。

◎如果之前有过先兆流产、早产、死胎史、双胎、羊水过多、阴道出血、腹部韧带松弛等情况的，都不要做任何训练和运动。

 ## 宜了解孕中期性生活的相关事项

　　进入孕4月之后，胎宝宝的情况基本上已经稳定了，孕妈妈和准爸爸也可适当地享受"二人世界"，进行性生活。只是为了避免影响胎宝宝的安全及孕妈妈的健康，应当有所注意。

◎性生活不可频繁，至多每周1次。

◎要采用安全、舒适体位，不可压迫孕妈妈腹部，以免导致胎膜早破，影响胎宝宝安全。应采用前侧体位、侧卧体位、前坐体位或后背体位。

◎不可用力过大，应尽量舒缓进行。

◎不宜刺激乳头。有些孕妈妈会由于乳头受到过度刺激而引发腹部肿胀。因此，要尽量避免过度抚摸胸部。特别是在发生乳头流出液体的现象时，最好不要再进一步刺激乳房。

◎不可强求，相互理解。性生活不仅仅是指性生活本身，还包括性爱抚等。因此，在怀孕期间，夫妻双方一定要相互理解，共同度过这一特殊时期。

 ## 宜合理处理湿发

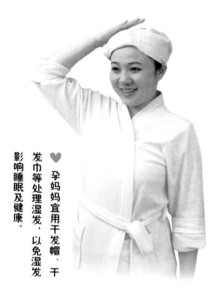

为保证清洁，孕妈妈适时清洗头发很有必要，但如何处理湿发呢？专家建议，孕妈妈的头发最好选择自然晾干的方式。如果时间来不及，可以选择好用的干发帽、干发巾解决这个问题。戴上吸水性强、透气性佳的干发帽，很快就可以弄干头发。

♥ 孕妈妈宜用干发帽、干发巾等处理湿发，以免湿发影响睡眠及健康。

 ## 宜进行短途旅行

进入孕4月之后，孕妈妈不再感到各种不适，身体仍便于活动，可做短途旅行，以丰富生活，调节心情。

需要注意的是，孕妈妈和准爸爸在制订旅行计划时，行程不要安排得太紧，不要过于劳累。

一般而言，空气清新、宁静的地方最理想，最好离家不要太远，如有绿色的草地、湖泊则是最佳的选择。

孕妈妈如感到心旷神怡，胎宝宝也会从中受益。孕妈妈在大自然中呼吸新鲜空气、散步，可以使子宫规律地收缩，这对胎宝宝是最有益的皮肤刺激，同时也可以促进胎宝宝脑部的发育。

旅行中，沿途记下美丽的风景和愉悦的心情，告诉胎宝宝你看到的一切，日后回想起来，这将是一段难忘的回忆。

**准爸爸宜常陪伴孕妈妈散步**

散步是一种有效的"慢运动"，不仅能提高神经系统和心肺的功能，还能促进心肌营养的摄取。针对整个孕期而言，孕妈妈都可将散步当做保健运动。

散步首要注意地点。一般而言，花草茂盛、绿树成荫的公园是最理想的场所。这些地方空气清新、氧气浓度高，尘土和噪声较少。孕妈妈置身于这样宜人的环境中散步，无疑会使身心更加愉悦。注意一定要避开闹市区、集市及交通要道。因为在这些地方散步，不仅起不到应有的效果，反而对孕妈妈和胎宝宝的健康有害。

散步的时间选择也很重要，不仅要结合"天时"，还要注意"人和"，最好选上午10点到下午14点。因为在这个时间段内，孕妈妈的状态都比较稳定，但在中午时段，孕妈妈要避开强烈的紫外线照射。散步的时间不做特别要求，但一般以30分钟为宜。

孕妈妈散步时，尽量避开有坡度或有台阶的地方，要穿宽松舒适的衣服和鞋子，避免摔倒或者产生任何的不适感。准爸爸最好随身相陪，这样既可以增加夫妻间的感情交流，又可充当"保镖"将孕妈妈外出的危险降到最低。

##  宜做好做家务时的防护工作

尽管适当的家务可锻炼身体，但孕妈妈仍要做好安全防护工作。尤其是进入孕4月之后，腹部逐渐增大，为避免伤害到胎宝宝，孕妈妈更应将各项安全防护工作做全、做到位。

比如：孕妈妈要打扫卫生，则需要戴上防毒手套和口罩，穿好打扫卫生的衣服，避免尘土或者受到其他细菌的侵袭。不要随意地用湿

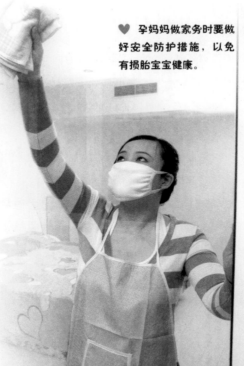

♥ 孕妈妈做家务时要做好安全防护措施，以免有损胎宝宝健康。

拖布拖地，以免因为地面滑湿而摔倒。在扫地时，孕妈妈最好不要弯腰，以防压迫腹中的胎宝宝。可以选择手柄长度可以调节的扫把，或者要准爸爸帮助加长手柄的长度。

此外，除草、擦地等工作，孕妈妈也不要做。而针对沙发缝隙、死角等不易够到的地方，还是交给准爸爸去做吧。

##  宜穿鞋跟高度适宜的鞋

进入孕中期以后，孕妈妈又要换鞋了！孕早期，推荐孕妈妈穿较为安全、舒适的平底鞋。但进入孕中期之后，随着胎宝宝的成长，孕妈妈身体重心逐渐前移，如果还穿平底鞋，尽管比较安全，但由于重心落在足后跟上，直立或行走时间稍长，也容易引起足跟痛及腰痛。因此，进入孕中期之后，孕妈妈穿鞋跟为2~3厘米的低跟鞋和坡跟鞋最为合适。

♥ 孕产博士点点通 ♥

**别忘了选一双好袜子**

孕妈妈所穿的袜子也是很讲究的，应选宽松、吸汗、防滑的纯棉袜，切忌穿尼龙丝袜。因为它不但不吸汗，而且很滑。另外，还要注意袜口一定不要太紧，否则会影响脚部的血液循环。

此外，孕妈妈的脚部韧带软化及体重增加，会使脚变长、增宽，孕晚期还会发生水肿。针对这一现象，孕妈妈应穿稍大一码的鞋。为增加安全性，买鞋时，最好选择鞋底有防滑纹的鞋。

##  宜选择合适的护肤品

进入孕中期之后，孕妈妈的洗护习惯也应有所改变，不能单纯地从美白、去污的角度来考虑，以免洗护用品对皮肤等造成损伤，同时也容易危害到胎宝宝的健康。

所以，孕妈妈应选择适合身体特点的洗护用品，如洗发水、香皂等。因为孕妈妈专用的洗护用品在酸碱度、刺激性、色泽、泡沫等方面，都是针对孕妈妈的皮肤、头皮等特点而设计的，其安全性较高。

## 宜创造良好的洗浴环境

卫生重要，但安全第一。孕妈妈洗澡时，一定要事先确保洗浴环境的安全，并做好相应准备。为防地滑，避免摔倒，孕妈妈可在浴室铺上防滑垫。浴室的墙壁四周要设置稳固的扶手，各种设施要严格检查安装的稳固性。浴室内尽量不堆放杂物，以免绊倒。

此外，浴室要能通风换气，避免孕妈妈在洗澡过程中由于不透气造成晕厥。孕妈妈洗澡时最好家中有人，浴室门不要锁太紧，以便发生事故时，家人能够及时救助。

💗 孕妈妈洗澡前应做好防滑、防绊等安全措施，且不要紧锁浴室门，以便发生意外时，家人可及时救助。

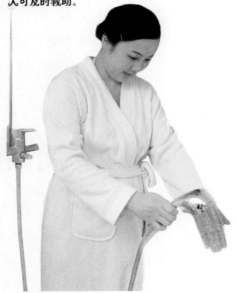

## 宜掌握防撞知识

孕妈妈身体越来越笨重，一不小心就会摔倒，而逛街、挤公交、去超市更是危险，但是孕妈妈不可能天天不出门。在不得不出门时，孕妈妈又该如何防止自己被撞伤呢？来学习一下下面的方法吧！

### ✅ 出门搭车防撞小窍门

◎**避开高峰期**：在上下班的人流高峰时段，孕妈妈可以提前或延迟出门搭车。

◎**避开人群**：等车的时候，孕妈妈可以站在人少的地方；乘坐地铁或公交车时，应该后上车；上车后，尽量走向人少的地方。

◎**掌握正确站立姿势**：在车上站着的时候，双脚分开与肩同宽，将重心放在下半身，一手扶着立柱，另一只手撑住后背。

### ✅ 大型公共场所防撞策略

◎**避开人潮**：孕妈妈尽量避免周末出门购物；平时如果正巧赶上人多，最好也不要去人多拥挤的地方凑热闹。

◎**穿着轻便**：孕妈妈最好穿着轻便且防滑、吸震的球鞋，以保护双脚；不穿长裙，以免绊倒自己。

◎**不提重物**：一个人出门时，孕妈妈最好别买太多东西，也不要提重物。即便要买，也必须选择那种可以送货到家的物品。

 ## 宜掌握测量宫高、腹围的方法

宫高和腹围反映的是子宫的大小、胎宝宝的发育程度，是用以判断胎宝宝发育是否正常的重要指标。除正常体检之外，孕妈妈和准爸爸最好也要掌握宫高和腹围的家庭自测法，随时监督胎宝宝的成长。具体方法如下。

### ☑ 宫高自测法

孕妈妈排尽尿液，平躺在床上，用软尺量出耻骨联合上缘中点到宫底的距离，就是宫高。

### ☑ 腹围自测法

孕妈妈排尽尿液，平躺在床上，用软尺经肚脐围绕腹部一周，这个长度则是腹围。量腹围时，软尺不宜勒得过紧。

一般而言，宫高与腹围的测量要同时进行，再将所得结果与相应孕周的数据相对照。如果宫高和腹围都大于相应孕周数据，则说明胎宝宝生长过快，孕妈妈在饮食上应做出相应调整；如果宫高和腹围都小于相应孕周数据，则说明胎宝宝发育迟缓，应及时向医生反应，采取相应的改善措施。

 ## 忌洗澡前后环境温差过大

孕妈妈在洗澡时，切忌洗澡前后的温差过大，以免过热或过冷对子宫造成强烈的刺激。

在寒冷时节，浴室要保持相对较高的温度。为避免高温的突然刺激，孕妈妈应提前进入浴室，等到慢慢适应浴室的温度之后才开始洗澡。

洗完后，孕妈妈应擦干身上的水分，做好保暖工作。以免走出浴室时，遭遇过冷环境。而在炎炎夏季，孕妈妈也不可用冷水冲凉。

♥·· 孕产博士点点通 ··♥

**不慎摔倒怎么办**

如果孕妈妈不慎摔倒，不要用手或膝撑在地上，以免损伤关节，甚至造成骨折。而应尽量将身体蜷缩起来，以增加着地的身体面积，减少撞击的力度。在人多嘈杂的地方，孕妈妈还应双手护住腹部，以免胎宝宝受到损伤。

##  宜实施抚摸胎教

进入孕4月之后，胎宝宝的成长进入一个全新阶段，对外界的感知能力也有了进一步的增强。为增强胎宝宝出生后的肢体协调能力，可实施抚摸胎教，将胎教力度进一步加强。

抚摸胎教是指用一种合理的方式来抚摸孕妈妈腹部，以促进胎宝宝发育的一种胎教方式。

本月实施抚摸胎教时，要注意控制力度，孕妈妈或准爸爸只可通过手的温度对胎宝宝进行刺激或轻柔地来回抚摸。

具体操作为：孕妈妈可以倚靠在床上或坐在沙发上，全身放松，用手轻轻地捧着腹部，从上而下，从左到右，反复轻轻地抚摸。每天1~2次，每次2~5分钟即可。

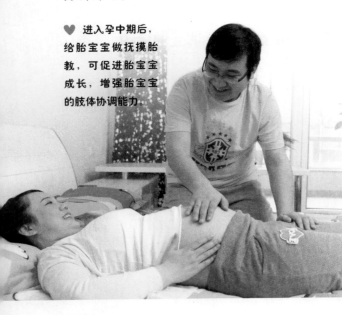

❤ 进入孕中期后，给胎宝宝做抚摸胎教，可促进胎宝宝成长，增强胎宝宝的肢体协调能力。

除时间、手法之外，抚摸的时机也很重要。所谓"时机"，即是指在胎宝宝醒着的时候。千万不要在胎宝宝"睡觉"时实施抚摸胎教，以免干扰胎宝宝休息，影响他的正常发育。

此外，准爸爸最好也要参与进来。这样，一方面可分担孕妈妈的胎教工作，另一方面也可让胎宝宝感受到来自父母双方的多重爱意。

## 宜选用欧洲交响乐进行音乐胎教

音乐胎教仍是胎教工作中不可缺少的部分，孕妈妈应持之以恒地进行下去。专家建议，在此阶段进行音乐胎教，宜多选用欧洲交响乐。

欧洲交响乐大多含有一种犹如潺潺流水般的声音，与大脑中的α波和胎宝宝心跳波动的图形很相似，其旋律舒缓平静，很容易让孕妈妈及胎宝宝感觉舒适愉悦，从而对胎宝宝的大脑形成良性刺激，为将来发育成一个聪明宝宝奠定基础。比如巴赫、舒伯特、贝多芬等名家的乐曲。

需要孕妈妈注意的是，不要听使人过度亢奋或悲伤的交响乐。以免导致孕妈妈情绪过于激动或低落，从而影响胎宝宝发育。

## 宜给胎宝宝唱歌听

音乐胎教的途径是多种多样的，只要是能让孕妈妈及胎宝宝感到愉悦的节奏，都可当作胎教音乐来使用，而无须将范围限制在成品音乐的范围内。比如孕妈妈哼唱几首自己喜爱的抒情歌曲、优美小调、摇篮曲等。

这样，一方面孕妈妈在自己的歌声中陶冶了性情，获得了良好的胎教心境；另一方面，孕妈妈在唱歌时，产生的物理振动和谐而又愉快，可使胎宝宝从中得到感情和感觉上的双重满足。

## 宜做"白日梦"

胎宝宝身处腹中，与孕妈妈身心相通。为了胎宝宝的身心健康、全面发育，除了要补充日常所需的营养之外，"心灵环境"也不容忽视。

然而，由于诸多现实因素，如工作压力、孕妈妈单身等，要做到这一点，往往是知易行难。为此，孕妈妈不妨"另辟蹊径"，尽量避免现实压力，常做"白日梦"。

"白日梦"是人在清醒状态下所出现的一系列带有幻想情节的心理活动，就像一幅幅的电影画面那样剪辑拼凑成梦，而且可将"白日梦"的情节设定为是愉快的结局。这是一种相当有效的心理松弛方法，对放松身心、解决问题大有益处。

当然，"白日梦"不可过于狂放夸张、逃避现实。只应将其当成一种美好的"心灵旅行"，或在现实的基础上给予自己希望，以免回归现实之后，遭遇极大反差而感到失落。

#  宜向胎宝宝传授日常用语

进入孕中期，胎宝宝对外界声音的感知能力会进一步增强，语言胎教的步伐需要进一步加快。此时，最好能和胎宝宝进行一些日常对话，这样可为胎宝宝出生后语言能力的形成奠定基础，同时还能增强胎宝宝对外界事物、环境的感知能力。

孕妈妈或其他家庭成员可以告诉胎宝宝一天的生活，从早晨醒来到晚上睡觉前，孕妈妈或其他家庭成员做什么、想什么，都可以讲给胎宝宝听。这是母婴共同体验生活节奏的一种方法。

早晨起来，孕妈妈或准爸爸可先对胎宝宝说一声："早上好！"告诉他新的一天已经开始了；打开窗户告诉胎宝宝"早上空气真新鲜"、"啊！太阳升起来了，阳光洒满大地"、"今天是一个晴朗的好天气"等。关于天气，可教的有很多，如阴天、下雨、飘雪花以及风力的大小、温度的高低等。在洗脸时也有很多可以同胎宝宝说的话，如"天天要洗脸，饭后要漱口，便后要洗手，衣服要经常换，爸爸为何要刮胡子，妈妈为什么爱梳妆，肥皂为何起泡泡"等，都是很好的内容。

还可以告诉胎宝宝，今天穿的衣服是什么样式、什么颜色、什么布料。接着把镜子里的自己视觉化，将信息传递给腹中的胎宝宝，如"今天很冷，穿风衣吧"；吃饭时，先深深地吸口气，问胎宝宝："闻到了吗？饭菜真香啊！"等。

用这种方式来教育胎宝宝，不仅能丰富胎教内容，同时也充实了生活。

但孕妈妈切勿将胎宝宝当成倾诉对象，如果常对胎宝宝诉苦、抱怨、唠唠叨叨，对胎宝宝的成长也是不利的。

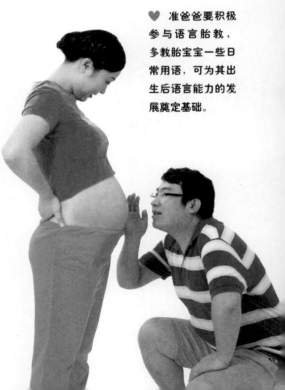

♥ 准爸爸要积极参与语言胎教，多教胎宝宝一些日常用语，可为其出生后语言能力的发展奠定基础。

## 忌拘泥于单一形式的胎教

胎教是为了让孕妈妈获得更好的状态，对胎宝宝做出良性刺激，以促进其生长发育。因此，胎教工作切忌过于死板，避免单一形式的胎教内容。否则很可能导致胎宝宝的身心发育偏颇，为胎宝宝的未来生活带来不利影响。比如听音乐就从始至终只听音乐，而忽略了其他形式的胎教，这样也是很难培养出一个健康聪明的宝宝。

需要明白的是，每种胎教方法都对胎宝宝的发育有益，如同我们常见的食物一样。每种食物都可提供一些营养，但偏食则容易导致营养不良。所以，科学的胎教应该灵活实施，多样化进行。如果孕妈妈和准爸爸能将多种胎教方法相结合实施，便能促进胎宝宝的全面发育。

 ## 忌将抚摸胎教变成"乱摸胎教"

胎宝宝敏感而脆弱，经不得外力的挤压冲击。否则很容易引起宫缩，导致流产或早产。所以，实施抚摸胎教时，一定要注意时间、力度、方式，以免造成意外。

刚实施抚摸胎教时，手法一定要轻柔，不可胡乱抚摸；一些按压、拍打等动作宜在孕4月之后进行；到了孕6～7月，孕妈妈基本可以分辨胎宝宝的头背，还可以轻推胎宝宝在子宫中"散步"。但这种方式最好在医生指导下进行，以免导致腹痛、宫缩等。实施过程中，还可配合着轻快的乐曲。

到了孕中、晚期后，抚摸的时间可相应延长，但最好不要超过10分钟。

 孕产博士点点通

**抚摸胎教的禁忌**

有的孕妈妈在怀孕中、晚期经常有一阵阵腹壁变硬的感觉，可能是不规则的子宫收缩。此时不能够进行抚摸胎教，不然会导致流产或早产。

还要注意的是，孕妈妈如果有不良产史，如流产、早产、产前出血等，则不宜实施抚摸胎教。

# 医疗保健宜忌

## Yes 宜做第3次产检

进入孕中期之后，孕妈妈的身体又发生了很多变化，在孕15周左右，就应做第3次产检了。尽管检查的过程复杂，但为了保证母婴的健康安全，还是带着愉快的心情去做产检吧！主要包括以下项目。

◎例行检查。

◎宫高、腹围测量（此后每次产检都会检查这些项目，后称之为"基本检查"）。

◎实验室检查。包括血常规、Rh血型、尿常规检查及唐氏综合征筛查。

## Yes 宜练习孕期体操

由于胎宝宝的情况基本稳定，为增强孕妈妈体质，可适当练习孕期体操。

### ✅ 推手操

孕妈妈盘腿坐在床上，挺直腰背，双手交叉于胸前，左手抓右臂，右手抓左臂（图①）。两手同时向外推臂；然后挺胸，放松肩部。此运动也可改为在胸前合掌内推。练习此操可增进胸部的血液循环，强健胸部肌肉，防止乳房下垂。

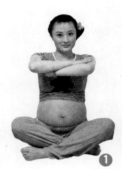

### ✅ 抬腰操

平躺在床上，双手自然放于腹部下方，屈膝，脚心向下，双膝并拢，如电梯般一层一层地上抬腰部。从"1楼"到"5楼"，分5层上抬，在"5楼"处保持2～3秒后，边呼气边分5层慢慢放下腰部，重复10次（图②）。练习此操可活动骨盆底肌肉群，同时可收缩阴道肌肉。

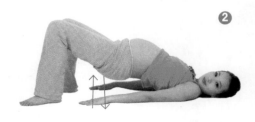

## 宜知什么情况下需做羊水穿刺

羊水穿刺检查是一项特殊检查，并非所有孕妈妈都需要做。其主要目的在于检测胎宝宝是否出现染色体病。

### ✓ 哪些人要做羊水穿刺检查

◎经唐氏综合征产前筛查之后，如果被定性为高危，那么就应该进行羊水穿刺检查。

◎夫妻双方或者一方是某种基因病患者。

◎孕妈妈曾生育过遗传病患儿。

◎经专业医生诊断怀疑胎宝宝为先天性代谢异常。

◎染色体病的高危人群，如孕妈妈年龄大于35岁，血清学筛查或超声筛查提示胎宝宝染色体疾病高危。

如果有的孕妈妈在上述人群之列，应提前做好接受检查的准备。

### ✓ 注意事项

◎选择具备羊水穿刺检查资格的专业医院。

◎做完唐氏筛查再做羊水穿刺检查者，要把以前化验单和其他相关化验单给医生。

◎检查前3天禁止性生活。

◎检查前1天宜洗澡。

◎检查前10分钟应排净尿液。

◎若检查前3～7天有感冒、发烧、皮肤感染等症，检查前要告诉医生。

◎若有过敏史及其他病史，要提前告诉医生。

◎检查时不可乱动、不可深呼吸。

◎检查后应静坐2小时才可回家。

◎检查后2天内不能洗澡，同时避免大量运动。

◎检查后3天内，若有腹痛、腹胀、阴道流水、出血及发热等症状要及时就医。

### Q&A 专家直"答"车

**Q** 做羊水穿刺检查听上去挺可怕的，会不会有什么危险

**A** 羊水穿刺检查存有一定的风险，可能导致流产、早产、母婴损伤、羊水渗漏、宫内感染等。但总体来说，还是比较安全的。导致损伤、感染的概率不超过0.5%，而总的风险概率也不超过5%。

**宜做好乳房健康护理**

进入孕中期之后，孕妈妈不仅肚子挺了起来，乳房也会增大很多，同时还可能生成乳汁——乳头上往往会分泌少量白色乳汁。为保证产后哺乳，预防乳房下垂等现象，孕妈妈要积极做好乳房护理工作。除了要挑选合适的文胸之外，还应注意以下几点。

### ✅ 经常清洗

最好每天洗澡，要是天冷，可以做局部的清洁，养成经常擦洗乳晕和乳头的良好习惯，以确保乳头清洁。首先应用温热的毛巾清洁乳房表面，再用热毛巾进行热敷。

此外，文胸、内衣也要勤洗勤换。

### ✅ 按摩以增强韧性

孕妈妈洗澡时要慢慢地按摩乳房，以促进血液循环。将五指分开，从根部握住乳房，向上轻推，再从左至右做一遍，反复数次，力度以舒适为宜。每日按摩，可保证乳腺管通畅。

此外，为保证按摩的安全进行，孕妈妈最好不要留长指甲，以防按摩时损伤乳房皮肤。每晚临睡前，孕妈妈也要用干燥柔软的干净毛巾轻擦乳头，这样也能增加乳房及乳头的韧性。

### ✅ 侧卧或仰卧以避免压迫

入睡时，孕妈妈可采取侧卧位或仰卧位，避免俯卧。俯卧容易使乳房受到挤压，造成血液循环不通畅，不能保证促使乳腺发育的激素运送，从而影响乳腺发育。此外，俯卧也会压迫胎宝宝，对其构成威胁。

### ✅ 出现异常要治疗

乳房增大是孕期的正常现象，但如果还有乳房变形、胀痛或异样疼痛等特征，则属于异常现象，需要及时就医诊治。平时也不可涂抹丰乳霜和减肥霜，以免影响乳腺健康。

## 忌长期服用活性钙

有些人将活性钙当做补钙佳品，甚至让孕妈妈用来补钙。事实上，活性钙在采集过程中，就造成了污染。而所谓的活性钙就是通过贝类经过高温低烧而提炼出来的钙的混合物。重金属含量超标，加之海洋污染等因素，如果孕妈妈大量服用活性钙，则可能导致一系列不利影响，如恶心、呕吐等症状。

因此，孕妈妈最好通过其他途径补钙，避免长期服用活性钙。

 ## 忌盲目处理智齿

处理智齿的方法一般是直接拔除，尽管孕中期拔牙的安全性相对于孕早期及孕晚期较高，但并不能排除其危险性，因此最好采取保守治疗。如果非拔不可，孕妈妈也要注意两点。

◎保证有足够的睡眠，避免精神紧张。

◎拔牙前1天和拔牙当天可肌肉注射黄体酮10毫克，拔牙麻醉剂中不可加入肾上腺素。麻醉要完全，防止因疼痛而反射性引起子宫收缩，导致流产。

 ## 忌盲目使用眼药水

孕中期，有的孕妈妈往往会出现眼睛干涩、发痒等症状，应及时向医生咨询治疗，切忌自行使用眼药水，以免眼药水中有些成分会对胎宝宝造成伤害。尤其注意氯霉素眼药水，会有严重抑制骨髓的作用，如果孕妈妈使用这样的眼药水，则可能导致新生儿产生严重的不良反应。

 ······ 孕产博士点点通 ······

### 患妊高征的孕妈妈需做眼部检查

如果孕妈妈患有妊娠期高血压综合征，则很容易引发眼部病变，如果血压持续升高，就可能危及母婴安全。因此，孕妈妈需要定期做眼部检查，以确定其动脉供血及心血管系统受损情况，从而决定是否继续妊娠。

# 好孕生活月月记（孕4月）

体重

腹围

宫高

血压

产前
检查

医生叮嘱

心情标签

# Part 6

# 孕5月：
## 不甘寂寞的
## 律动

随着胎宝宝的成长，孕妈妈会感受到一种特殊的旋律——胎动。此外，还有身体上的一些变化。面对这些生理表现，孕妈妈应科学看待，正确处理。

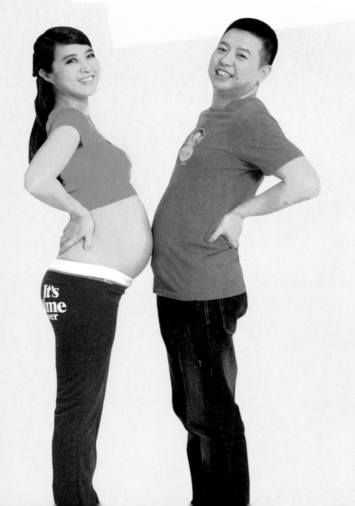

# 饮食营养宜忌

 **宜增加钙的摄入量**

胎宝宝在孕中期的成长速度加快，对营养的需求增加。尤其是进入孕5月之后，胎宝宝牙齿的钙化、骨骼的构建等，都需要大量的钙。因此，在营养方面，孕妈妈要特别注意钙的增加。

如何补钙？主要可通过钙剂和饮食两个方面，参见前文。此时该补多少钙才是孕妈妈值得关注的问题。

专家认为，备孕期与孕早期宜补钙800毫克，孕中期补钙1000毫克，孕晚期需要1500毫克，而在哺乳期则需1500毫克。孕妈妈可据此进行补钙。

如果将饮食作为补钙的主要途径，则需要计算食物中的含钙量。就牛奶而言，每100克牛奶中含钙量约120毫克，按照约为50%的吸收率计算，孕妈妈每天需要喝200克以上的牛奶。同时，为保证摄入足够的钙，还应适当食用一些含钙的食物，如豆制品、虾皮、海带、小鱼等。

孕妈妈也可以省去这些麻烦，在医生指导下服用适量钙剂。

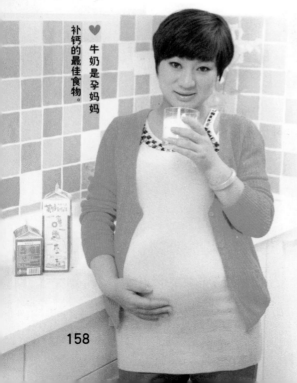

♥ 牛奶是孕妈妈补钙的最佳食物。

 **宜合理食用黄瓜**

黄瓜中含有丰富的营养，如维生素C、胡萝卜素、钾、钙、磷和铁等营养成分。孕妈妈适量食用黄瓜，可补充各种所需营养。

黄瓜是低糖食物，且含有丙氨酸、乙酸等成分，可抑制糖转化为脂肪。孕妈妈吃黄瓜，还可起到防止孕期内增重过多的作用。

此外，黄瓜中还含有较多的水溶性维生素和膳食纤维，能促进胃肠蠕动，加速体内粪便的排泄，并有降低胆固醇的作用。

然而黄瓜偏寒，孕妈妈不可一次吃得太多，以免引起腹泻等症。

 ## 宜吃瘦肉

瘦肉中含丰富的蛋白质、维生素，以及铁等矿物质。在孕中期，胎宝宝增长逐渐加快，如果蛋白质、铁等营养不足，则会影响胎宝宝的成长，同时也不利于孕妈妈的健康。孕妈妈吃一些瘦肉，则可增加这些营养物质的供应。尤其是瘦肉中的铁含量较高，且利于人体吸收，比红枣的补血作用更强。孕妈妈多吃一些瘦肉还可起到补铁、补血的作用，尤其是贫血症状较为严重的孕妈妈更应多吃瘦肉。

 ## 宜科学食用猪腰

猪腰即猪的肾脏，善补肾，而且富含多种维生素、锌、铁等微量元素。孕妈妈食用猪腰，可起到补虚强身、补铁补血的作用。但一定要控制食用量，过犹不及。

有研究表明，猪腰中含大量胆固醇，还含有重金属镉。过多摄入，对健康不利。所以，孕妈妈只可适当搭配猪腰食用，且每次以不超过50克为宜。

 孕产博士点点通

### "以形补形" 易伤精

民间盛传一种"以形补形"的说法，认为吃什么补什么。很多人尤其是男性，就将猪腰当成是补肾佳品。在此，需意识到猪腰含大量胆固醇及重金属镉。如果长期大量食用猪腰，则可能导致精子减少，乃至不育。可见，"以形补形"的说法并非切合实际，不可盲目遵从。

清洗猪腰时，可以看到白色纤维膜内有一个浅褐色腺体，那是肾上腺。猪的肾上腺富含皮质激素和髓质激素。如果孕妈妈误食了猪肾上腺，可能诱发水肿、高血压或糖尿病等疾病。同时可能出现恶心、呕吐、手足麻木、肌肉无力等中毒症状。因此，吃猪腰时，一定要将猪腰的肾上腺割除干净。

## Yes 宜吃萝卜

萝卜是一种根茎类蔬菜，从外观来分，有白萝卜、胡萝卜、青萝卜等种类，在营养上各具特色。孕妈妈吃各种萝卜，不仅有益于胎宝宝成长，同时可起到防病强身的作用。

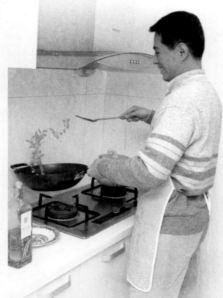

白萝卜中所含的钙、铁、磷、淀粉酶及叶酸、维生素A、维生素$B_1$、维生素$B_2$等，都是孕妈妈必需的营养成分。胡萝卜富含维生素A，它可防治夜盲症及胆结石。青萝卜含维生素C，它可分解皮肤中的黑色素，促进机体代谢，可以提高人体免疫力。

此外，萝卜中还含有一种叫淀粉酶的物质，可起到分解食物中淀粉和脂肪的作用。多吃萝卜，还可促进人体对淀粉、脂肪等物质的分解。

但吃萝卜时，切忌吃水果，以免两种食物相遇之后，会抑制甲状腺功能，对母婴健康不利。

 很多孕妈妈不喜欢吃胡萝卜，准爸爸可以多费些心思把其做得尽量可口些，在一定程度上可以增加孕妈妈的进食欲望。

## Yes 宜吃甘薯

甘薯是一种粗粮，也叫地瓜，无论南北方都有出产，含有 $\beta$ - 胡萝卜素、氨基酸、膳食纤维，以及钙、磷、铁等矿物质及多种维生素，是一种营养较为全面的食物。

研究表明，常吃甘薯，可起到补虚乏、益气力、健脾胃、强肾阴的作用，还可刺激消化液分泌及促进肠胃蠕动，起到润肠通便的作用。

甘薯中含有黏蛋白，可促进胆固醇的排泄。常吃甘薯，可预防脂肪在心血管沉淀，同时还能维护动脉血管的弹性，有益于心脏，并能预防心血管疾病的发生。

孕妈妈吃甘薯不仅达到了"粗细搭配"、均衡营养的需求，同时对预防心血管疾病也有非常重要的意义。

皮肤粗糙的孕妈妈更要吃甘薯，因为甘薯中含有类似雌性激素的物质，可使皮肤更加美白细嫩。

如果将甘薯与其他食物搭配食用，更能起到妙不可言的作用。比如将甘薯与米、面混合食用，可促使上皮细胞正常成熟，抑制上皮细胞异常分化，增强人体免疫力；将甘薯与鱼、肉、蛋类等酸性食物同吃，对维持人体酸碱平衡也有积极意义。

##  宜吃鳝鱼

鳝鱼也叫黄鳝、长鱼，是滋补佳品。孕妈妈吃鳝鱼，可滋补强身，提供胎宝宝发育所需的DHA、卵磷脂、维生素A、蛋白质、多种维生素及铁、钙、磷等多种营养成分。

♥ 鳝鱼。

鳝鱼还具有药用价值，如鳝鱼有祛风活络、养血益气的作用，可促进血液

♥ 孕产博士点点通 ♥

**鳝鱼要现杀现吃**

鳝鱼最好是吃新鲜的，死鳝鱼不能吃。因为鳝鱼死后，体内的组织胺会转变为有毒物质，吃了这样的鳝鱼，可能会导致食物中毒。

此外，鳝鱼死后，体内的细菌会大量繁殖，这也是构成不吃死鳝鱼的一个重要原因。

循环，维护血管健康；鳝鱼头可改善痢疾与消化不良；鳝鱼皮可以缓解女性乳房硬肿疼痛；鳝鱼血可祛风、活血、壮阳，经常食用，可改善面部神经麻痹所引起的口眼歪斜症状。

此外，鳝鱼中还含有一种特殊物质——鳝鱼素，吃鳝鱼可降低并调节血糖。

日本科学家研究表明，清炖鳝鱼是糖尿病患者食用鳝鱼的最佳烹饪方法。所以，孕妈妈吃鳝鱼不仅可补充营养，同时也能促进消化，预防妊娠糖尿病及妊娠高血压的发生，对维护母婴健康十分有益。

需要注意的是，有瘙痒性皮肤病、痼疾宿病的患者以及属虚热或热证初愈、痢疾、腹胀属实者不宜食用鳝鱼。

 **宜吃茭白**

茭白也叫茭笋，是我国特有的水生蔬菜，富含多种营养，如蛋白质、碳水化合物、膳食纤维、维生素B$_1$、维生素B$_2$、维生素C及钙、铁、磷、锌等营养成分。孕妈妈食用茭白，可获取丰富的营养。

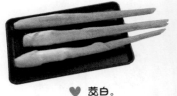

♥ 茭白。

茭白还具有清热解毒、活血、消食的作用。怀孕后至孕中期，孕妈妈常会因胃部积气而导致腹胀，进而影响食欲和心情。如果常吃一些茭白，可促进肠胃蠕动，改善此症。

芹菜也具有改善腹胀的作用，如果将茭白与芹菜搭配烹饪，炒一盘"茭白芹菜"，还可预防及改善妊娠高血压。若单用茭白煎水，则可改善水肿症状。

 **宜吃野菜**

野菜源于自然，无人饲养，是一种纯天然的食物。野菜更具有顽强、倔强的生命力，是孕妈妈的又一保健食物。

营养学家表明，我国可食用的野菜有近100种，且这些野菜普遍含有丰富的营养，如植物蛋白、维生素、膳食纤维及多种矿物质等，不仅味道别具一格，而且还有一些特殊的保健作用。比如，地米菜有补脑、明目的作用；小根蒜可健胃、祛痰；蕨菜可清热消毒、活血消肿、养心安神。

人们吃惯了米面、鱼肉禽蛋等，容易使体内呈酸性反应，而食用野菜，可维持体内的酸碱平衡。

如果孕妈妈吃惯了优质蔬果、鱼肉荤腥，不妨也让自己的饮食方式改变一下。尝尝大自然的野菜，不仅能调节胃口，增加营养素的来源，同时也有利于优化孕育环境。

## *No* 忌多吃油条

⊗

油条是我国的一种传统小吃，风味独特，传承已久。但在油条的制作过程中，需要加入明矾——一种含铝的物质，从而导致油条中的含铝量较高。

♥ 油条。

研究表明，如果人体内积存过量的铝，会对大脑产生极为不利的影响。如果孕妈妈经常吃油条，体内积存过多的铝则会通过胎盘侵入到胎宝宝的大脑，影响胎宝宝智力的发育，从而增加痴呆儿出现的概率。因此，孕妈妈应尽量少吃或不吃油条。

## *No* 忌多吃味精

⊗

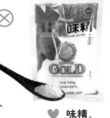

味精是烹饪中的主要调味品之一，其特点在于一个"鲜"字。如果一道菜中少了味精的参与，往往会鲜香不足、平淡味寡。

♥ 味精。

但在日常生活中，切勿为给菜色增香调味而多放味精。因为味精的主要成分为谷氨酸钠，氨酸钠可与血液中的锌结合，并随尿液排出。如果孕妈妈食入过量的味精，就容易造成体内锌含量的减少。

锌是胎宝宝发育必不可少的元素。因此，孕妈妈要避免多吃味精，以免消耗大量的锌而影响胎宝宝发育。

# 日常行为宜忌

 **宜拍个人写真做纪念**

曼妙的身材、光洁的皮肤一直是女性对美的追求。进入孕期之后，由于激素的变化，会导致身材走样、皮肤变差，爱美的天性与现实的冲突，难免会让一些孕妈妈倍感失落，内心又矛盾不已。

事实上，大可不必如此。将腹部的曲线当成是爱情的结晶，新生命的诞生毕竟是此生最大的收获。为记录这段回忆，有的孕妈妈不仅拍了生活照片，还优雅地走进了摄影棚，拍出了"孕味十足"的写真照片。

如果孕妈妈已经做好了拍摄的准备，那么还需要注意：拍摄前一定要休息好，最好选择就近的照相馆进行拍摄，避免路途遥远而产生疲劳；拍摄前，孕妈妈不必自己化浓妆，如果为了照相效果更佳，可以让照相馆专业的化妆师化淡妆即可；出于拍摄的良好效果，专业的照相馆通常都会为孕妈妈准备漂亮舒适的孕妈妈服装，但孕妈妈切记不可选择过于紧绷的衣服，以免对胎宝宝不利。

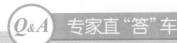 专家直"答"车

**Q** 老公也想陪我去拍孕期写真，我很开心，现在宝宝才5个月，什么时候拍最合适呢

**A** 孕早期的3个月内，胎宝宝不宜接受强光的刺激；孕8月之后，孕妈妈变得"大腹便便"，时常感到疲乏劳累，而孕5月孕妈妈的"曲线"逐渐明显，胎宝宝的状态比较稳定，孕妈妈的行动也比较灵活，因此孕5~7月是拍孕期写真的最佳时间。

## 宜丰富孕期生活

进入孕中期的稳定阶段之后，不适的反应相对较少。因此，孕妈妈不妨主动一些，充实一下自己的生活，不仅可愉悦身心，对胎宝宝的成长也非常有利。

### ✅ 完善自己的爱好

音乐、绘画、刺绣、烹饪等爱好，都可以用于丰富自己的生活。之前常做的一些运动，如瑜伽等，也不应停止或中断，毕竟这是孕妈妈锻炼的一个不错项目。

### ✅ 主动与人交流

孕妈妈怀孕后，可与同期怀孕的朋友们分享感受；也可向已经生过孩子的"前辈们"请教，获取经验；或参加一些专门为孕妈妈举办的活动；或去听专业老师讲授孕产育儿知识，如"妈妈教室"等。

### ✅ 拓展交流平台

孕妈妈可在一些专业的论坛发帖交流；或在网上挑选母婴用品，将自己的旧东西拿到网上去交换或变卖；还可以写博客，增添生活情趣。但需要注意的是，应控制每天的上网时间。

### ✅ 适当做点儿家务活

趁行动方便，孕妈妈还可以做一些家务，如出门买菜等。需要注意的是，要避开菜市人群拥挤的高峰期。只要掌握一些做家务的小窍门，可适度做家务。

 ## 宜掌握安全带的正确系法

孕妈妈乘车时，系上安全带是非常有必要的。这不仅能降低行程中的风险，在颠簸路段也可有效减震。然而，腹中的胎宝宝脆弱不可受压，系安全带成了不少孕妈妈的难题。为了母婴的健康，那么孕妈妈就要仔细注意以下细节了。

◎调节坐椅的倾斜度，使安全带始终贴在身体上。步骤看起来复杂，其实要点可以归纳为一句话：孕妈妈使用安全带时，不得横穿子宫隆起部位，尽量平贴在骨盆上。

◎在系安全带时，要避开腹部隆起处，上方肩带要斜穿过肩头锁骨、前胸、胸骨下方、侧肋骨；下方腹带要推至耻骨处，让其勒住髋骨大关节与耻骨连线位置。

◎如果孕妈妈自己开车，要调节好坐椅位置，让腹部和方向盘之间有一定空间。

## 宜合理看待毛发与指甲的改变

随着胎宝宝的成长，孕妈妈的世界发生了翻天覆地的变化。在孕期的各个阶段，孕妈妈往往都会发现自己的改变，比如头发更加浓密了，甚至在面部、腹部、乳头周围都意外长出了毛发；还有指甲变硬了，长得也更快了，尽管剪指甲没多久，可新的指甲又长出来了……对于这一系列变化，孕妈妈往往会疑惑，甚至恐惧。

事实上，这些改变一般都是正常的。主要是因为体内激素分泌的改变在"作祟"。研究表明，怀孕后的头发生长率会提高20%，同时雌激素也会刺激雄激素的分泌，促进毛发的生长。

当然，这些症状都不是永久性的。分娩之后，这些因激素分泌引起的变化会逐渐消退。一般在不超过6个月的时间就基本都能恢复正常。

因此，孕妈妈不必为毛发及指甲上的变化而太过忧心。

 ## 宜采取正确睡姿

睡姿是影响睡眠的重要因素。对孕妈妈而言，睡姿不仅影响睡眠质量，同时也影响胎宝宝的安全。随着孕期的递增，孕妈妈应掌握不同阶段的正确睡姿。

在孕早期，由于子宫增大不明显，对睡姿无特殊要求，但却禁止趴着睡，或抱着东西睡。

进入孕中期之后，胎宝宝快速增长导致腹部越来越大，此时就必须采取侧卧位，以避免胎宝宝受压。无论是左侧还是右侧都可以，但不宜仰卧。如果孕妈妈感觉腿部沉重，可用松软的枕头垫在双腿之间。

♥ 孕中期，孕妈妈宜采用侧卧位，并可在两腿之间垫上一个松软的枕头减轻压力。

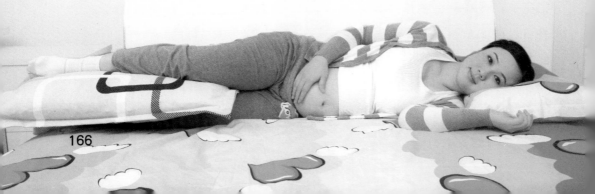

进入孕晚期之后，增大的子宫逐渐占据大部分的腹部及盆腔，且子宫一般呈轻度右旋状态，对睡姿又有了新的要求。为恢复子宫的旋转位置，减少对下腔静脉的压迫及减少对子宫血管的牵拉或扭曲，孕晚期的最佳睡姿是左侧位。采用这个睡姿同时还可以缓解子宫供血不足，对胎宝宝有利。

 ## 宜选择合适的床

床是保证睡眠的基础。在怀孕前，几乎可以躺着的地方都可以入睡，但怀孕后则不一样，尤其是进入孕5月之后，孕妈妈的腹部渐渐变大，对睡眠的要求逐渐提高，如果没有合适的床，孕妈妈往往很难会有优质的睡眠。

就目前而言，大多数家庭都是用席梦思床垫。尽管席梦思床垫有柔软、舒适等特点，但却不适合挺着大肚子的孕妈妈。因为在这个时候，孕妈妈的脊柱较正常腰部前曲更大，睡席梦思床垫容易使脊柱的位置失常，压迫神经，增加腰肌的负担。此外，席梦思床垫过软，孕妈妈睡觉时不容易翻身，这对血液循环不利，从而影响到胎宝宝的健康。

所以，孕妈妈应选择木板床，为避免床板过硬，还要铺上较厚的棉垫。这样做的目的是为了增加柔软度，以免床垫的缓冲力不足而使孕妈妈转侧过于频繁，影响睡眠质量。

此外，市场上也有专门为孕妈妈设计的卧具，孕妈妈可向医生咨询购买适合自己的卧具。

**Q&A 专家直"答"车**

**Q** 孕期要是只能采用左侧卧位入睡，长时间保持一个姿势不是很难受吗

**A** 专家提倡孕期宜左侧卧位，难免让人认为只能保持一个姿势长时间睡觉。事实并非如此，如果不能安心入睡，甚至在睡觉时连翻身都不敢，种种忧虑之下，也不会有好的睡眠质量。所以，孕妈妈应以"左侧卧为准则、灵活睡觉为原则"来正视这个问题。

## 忌增加腹压

子宫是胎宝宝的"家"，为了胎宝宝的安全，孕妈妈一定要尽量放松腹部，让胎宝宝在子宫中安宁的生活。避免任何行为引起腹压的增加，否则会对胎宝宝造成损伤。这就要求孕妈妈不可做挤压腹部、提携重物及往高处伸手取物的动作，同时还要避免长久站立、剧烈的运动和舞蹈等。

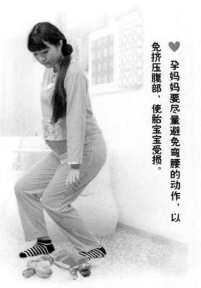

♥ 孕妈妈要尽量避免弯腰的动作，以免挤压腹部，使胎宝宝受损。

 ## 忌让孕妈妈清洁地毯

孕妈妈可做一些家务，但要注意适当。不适当的家务最好还是交给准爸爸。比如清洁地毯，对孕妈妈来说就是一项不适当的家务活动。

地毯容易藏污纳垢，对细小粉尘具有吸附作用，从室外带入的铅、镉等毒害物质都容易隐藏在地毯中；蔬菜、水果上残留的农药及家用防腐剂也容易吸附在地毯上。即使不常见的有毒物质，在地毯中仍能找到。此外，温暖的地毯环境还容易滋生螨虫。

研究表明，地毯中隐藏的细碎颗粒比地板要高100倍。如果孕妈妈经常清洁地毯，这些毒害物质就会通过母体侵害到胎宝宝，容易导致胎宝宝畸形及其他病症。

所以，孕妈妈做家务一定要有所选择，如清洁地毯等具有危险性的家务活则最好不要做。

 ## 忌走颠簸的路

尽管进入孕中期，但不少孕妈妈仍坚持上班或出门购物。为确保出行安全，孕妈妈不仅要穿合适的鞋，还要走平坦的路。路不平，则道难行。一方面容易使孕妈妈感到劳累，另一方面会由于颠簸而导致子宫震动，容易引起盆腔充血，从而增加流产或先兆流产的风险。为避免意外的发生，孕妈妈如果外出，则要尽量选择平整安全的路段。

 ## 住高楼者忌少运动

随着城市化的建设，住宅房屋逐渐现代化和高层化，很多孕妈妈都居住在高耸入云的楼层中。放眼望去，犹如空中花园。

然而，由于楼层过高的原因，给不少孕妈妈出行带来了不便，从而相对减少了外出活动的机会。

孕期内由于营养的大量补充，如果没有相应的运动量来相"中和"，对孕妈妈及胎宝宝的成长都是极为不利的，很容易导致孕妈妈发胖及胎宝宝的体重增加过多。

这样一来，便很容易导致孕妈妈体力减弱，给日后分娩造成困难，使得滞产、剖宫产等现象发生的概率增加。

因此，住高楼的孕妈妈，要注意保持一定的活动量。比如，早晚在家人的陪同下下楼散步，睡前亦可在家中走动，经常参加一些适当的活动，以减小异常分娩的发生率。

 ## 忌做原本不擅长或不熟悉的运动

孕妈妈保持适当的运动及活动是件一举两得的事，对母婴双方都有利，但无论孕妈妈做什么运动或活动，需要遵从安全、适度的原则。排除不安全的因素之外，适度的运动量非常重要。

如果过量运动，无论是多具保健作用的运动都会导致过劳，这便过犹不及，会危及胎宝宝的安全。

针对每个人形体、生理上的不同，孕妈妈在做运动的时候，还要避免尝试一些自己不擅长或不熟悉的运动。

尽管有些运动的确对母婴有益，但如果并不适合自己本身的情况，却要强行为之，也会增加运动的风险，容易导致过劳或受伤。因此，孕妈妈所做的任何一件事都不要忘记"安全第一"。

# 胎教启智宜忌

 ## 宜实施图画胎教

图画胎教也叫图像胎教，是通过视觉刺激使孕妈妈获得良好情绪，进而影响胎宝宝的一种胎教方式。

其实施方式多种多样，没有一定的模式。比如观赏优美的画册，到艺术馆观赏艺术图画作品，或是回味自己的婚纱照等。这些充满美感的图片或照片都会让孕妈妈会心一笑，获得良好情绪，从而达到促进和完善胎宝宝情绪发育的作用。

在实施图画胎教的同时，孕妈妈还可以通过语言将画中的内容传达给胎宝宝。声情并茂的语言，可增强图画胎教的作用，同时也构成语言胎教的一种方式。

 ## 宜用儿歌实施音乐胎教

前文我们介绍过孕妈妈自己哼唱的方式，介绍过胎教的曲目。但事实上，在我们的身边就有一种可用于胎教的音乐，那便是儿歌。

儿歌是一种针对性较强的音乐，可传达一种纯真、温馨的情感。可以给胎宝宝听儿歌，也可以让孕妈妈自己给胎宝宝唱儿歌，这样不仅有助于胎宝宝的成长，还可促进胎宝宝和母亲的情感交流。

在哼唱儿歌时，孕妈妈声音的自然振动和美妙的节奏都能带给胎宝宝和谐的感觉和情绪上的安宁，双重刺激之下，可促进胎宝宝的神经系统和感觉器官发育，同时还有助于胎宝宝记忆能力的发展。

所以，孕妈妈不妨多听、多唱一些喜欢的儿歌，比如自己小时候常听的儿歌等，这样也可激发对美好童年的回忆，对身心健康也是非常有益的。

# 宜结合触压、拍打实施抚摸胎教

进入孕5月之后，胎宝宝的成长又进入一个更高的阶段。细心的孕妈妈可能发现，身在腹中的小宝宝已经会做出反应，会不时地踢妈妈的肚子了。这就是胎动。

胎动是胎宝宝生命表现的特征之一。尽管胎动一早就有，但比较微弱，孕妈妈无法感知，直到孕5月才会有明显的感觉。

针对这一特征，抚摸胎教可适当加强，结合触压、拍打等手法来实施。具体做法，孕妈妈平卧，放松腹部，先用手在腹部从上至下、从左至右来回地抚摸。再用手指轻轻按下再抬起，然后轻轻地做一些触压和拍打的动作，增强对胎宝宝触觉的刺激。

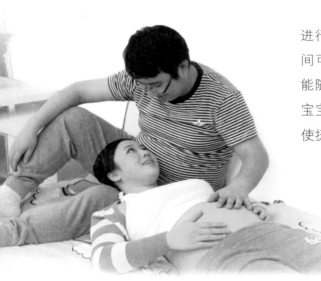

这种胎教方式最好能有规律地进行，并长期坚持。每次胎教的时间可逐渐增加到5～10分钟。最好能随时向医生反映抚摸胎宝宝时胎宝宝的各种反应，征求医生意见，使抚摸胎教得到更好的完善。

 进入孕5月之后，可结合轻柔的触压、拍打等动作实施抚摸胎教，以增强与胎宝宝之间的互动。

♥ 孕产博士点点通  ♥

**注意胎宝宝的激烈反应**

进行抚摸胎教时，如果胎宝宝出现用力蹬腿等激烈反应，则要停止。激烈反应是因为抚摸的手法使胎宝宝感到不适。过几天后，胎宝宝逐渐习惯孕妈妈的手法，再用手触压、抚摸，胎宝宝就会主动迎上去。

## 宜做好胎宝宝的性格老师

性格的形成受后天影响较大，家庭环境、父母性格的影响等都是重要因素。鲜为人知的是，影响胎宝宝性格的还有"先天因素"。

按照古人的说法，孕妈妈为人处世的方式会通过气血的运行为胎宝宝的性格形成播下种子。古书中记载的周文王、周成王之母"目不视恶色，耳不听淫声，口不出傲言"，"立而不跛，坐而不差，独处不倨，虽怒不骂"就是很好的例子。

现代科学也有相同的看法，认为孕妈妈的子宫是胎宝宝生长的第一个环境，这个小小的生命在这里可直接感受孕妈妈的各种情绪"行为"意识波动。有的孕妈妈因为性格上的不完善，担心胎宝宝出生后会形成胆小、懦弱等消极性格。

事实上，如果孕妈妈这么想，也会给胎宝宝的性格发展带来不利影响。如果孕妈妈乐观、慈爱，胎宝宝那颗小小的心也会被同化，逐渐形成热爱生活、活泼外向、果断自信等优良性格。

所以，在怀孕期间注重胎宝宝性格方面的培养，切忌将一些不健康的思想"遗传"给胎宝宝。比如，"人都是自私的"或者"不要相信任何人"等，这些都是构成胎宝宝消极性格的不良因素。

 ## 宜和胎宝宝玩记忆游戏

嬉戏玩耍是孩子的天性，也是他们探知世界的途径。孕期内，孕妈妈就不妨将游戏与胎教结合起来，帮助胎宝宝熟悉外面的世界，锻炼其认知与辨别的能力。比如下

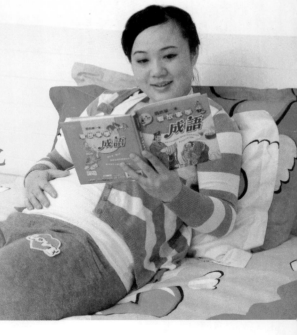

♥ 配有很多图片的儿童读物也是孕妈妈进行记忆游戏的好帮手哦。

面介绍的这个"记忆游戏",操作起来简单有趣。

孕妈妈先要找一本有图画的书,随机地翻阅,记住几张你自己喜欢的图画。合上书,然后再随机地翻阅,看看能不能再找到它们。

通过这个游戏的过程,能在一定程度上激发胎宝宝的求知欲,对胎宝宝的智力发育非常有利。

##  忌用单调生硬的语言进行胎教

长期的语言胎教可能让孕妈妈或准爸爸渐渐变得麻木,对于语言胎教的方式也喜怒无常,甚至简单几句,敷衍了事。

毫无情感的语言对胎宝宝而言,与噪声无异,不仅对成长发育毫无帮助,甚至还会导致相反的结果。

因此,孕妈妈及准爸爸应调整自己的心态,避免语言胎教时的生硬语调及毫无情感的对白。要将亲情付诸于语言,丰富语言内容作为语言胎教的准绳。

**Q&A 专家直"答"车**

**Q** 自别校园之后,就很少看书,也曾有文字打动我心,只是现在感觉好远了。现在有了宝宝,时间一下子多了起来,可否推荐一些适合胎教的文学作品

**A** 古今优秀的散文最适于孕妈妈阅读,这些作品境界较高、感情细腻,细心品读,都可引起共鸣。如朱自清的《荷塘月色》、杨朔的《荔枝蜜》、陶渊明的《桃花源记》、柳宗元的《永州八记》等。清新婉约的诗词也可,如白居易、王维、温庭筠等人的作品。需要注意的是,阅读一部长篇小说的时间较长,如果其中包含了各种感伤、坎坷或血腥暴力等情节,则容易让孕妈妈陷入情感纠结的漩涡,不能自拔,伤己伤胎。因此,孕妈妈切勿选择这一类作品阅读。

## 宜做第4次产检

本次产检一般在孕20周进行，此时胎宝宝的器官发育近乎完善。通过超声波，可看到胎宝宝在腹中的一切情况。因此，本次检查主要包括以下项目。

◎例行检查。

◎基本检查。

◎超声波检查：检测子宫内胎宝宝的发育情况；做大体上的畸形筛查。

 ## 宜知羊水失衡的解决方法

羊水是胎宝宝成长发育的特征之一，如果羊水失衡，无论是偏多还是偏少都是不正常的表现。

### 羊水偏多的起因及对策

从胎宝宝方面看，可能是胎宝宝发生了不良的反应和变化，如消化系统阻塞、胎宝宝肺部发育不全、无脑儿或脊柱裂等。从孕妈妈方面看，如果患妊娠期糖尿病则会通过能量输送导致胎宝宝的血糖升高，引起胎宝宝排尿增加，从而增加羊水量。

羊水过多的治疗方法因人而异，除了少数严重的患者需要治疗外，大部分羊水过多的孕妈妈只要观察追踪即可。必要时，医生会从孕妈妈腹部进行分段式抽取羊水，或在医生指导下使用药物治疗。

### 羊水偏少的起因及对策

如果羊水偏少，从胎宝宝的角度来看，可能是胎宝宝发生肾发育不全、输尿管或尿道狭窄、闭锁等原因。从孕妈妈的角度来看，则可能是罹患妊娠期高血压综合征、慢性肾炎等疾病的原因。

面对这些情况，除了针对母体疾病治疗外，孕妈妈还应尝试卧床休息、多喝水，从而达到增加羊水的目的。还可使用羊膜腔灌注法，直接增加羊水量。但经评估之后，若发现胎宝宝有感染的迹象，不再适合待在子宫内，则应停止妊娠。

**宜帮孕妈妈做面部按摩**

怀孕后，形体、皮肤的改变已经让不少孕妈妈纠结不已，然而一切还未停止，一些黄褐斑、皱纹等又相继爬上了孕妈妈的脸庞。适当的按摩可有效改善这些状况，准爸爸应抓住这一"时机"，好好表现吧。

### ✅ 拍脸按摩

准爸爸将双手四指并拢，左右交替在妻子脸上轻轻地拍击，共拍击约60次，然后用热毛巾敷一下即可。每隔3天做1次。

### ✅ 额部按摩

孕妈妈平躺在床上，头朝床沿，准爸爸站在孕妈妈头部的上方，将左右手的中指及无名指指腹放在妻子的额头上，分别自额心向左右两边做绕圈按摩。连续按摩6圈后，在左右两边的太阳穴上再轻轻地压一下。

### ✅ 眼周围按摩

准爸爸用双手的手指指腹从妻子两边的眼角处沿着下眼眶按摩6圈，然后绕过眼眶，回到眼角处再轻轻地按一下；再用指腹沿妻子的眼周围做绕圈按摩，注意按摩的力度要适中。

### ✅ 鼻部按摩

准爸爸用双手中指及无名指指腹从妻子的太阳穴处沿额头、鼻梁滑下，在两侧鼻翼处做绕圈按摩，共按摩8圈，反复按摩数次，力度适中。

### ✅ 嘴唇周围按摩

准爸爸用双手的中指及无名指指腹从妻子下巴处沿着嘴角，向上按摩至唇上，再从唇上按摩至下巴，力度适中。

### ✅ 脸颊部按摩

准爸爸用双手的中指及无名指分别沿妻子的脸颊四周做绕圈按摩，共按摩8圈；然后至太阳穴处再轻轻地压一下。

# 宜了解正常胎动与胎动异常

胎动是胎宝宝的生命特征之一，虽然胎动很早就有，但在很长一段时间内，孕妈妈都感觉不到。直到孕5月时，胎动才会比较明显。因此，正确认识胎动对监测胎宝宝的成长极具意义。

## ✓ 胎动的正常频率

胎动是胎宝宝在子宫腔里撞击到子宫壁的动作，一般频率为每小时3～5次，12小时内的明显胎动次数为30～40次。12小时内胎动的计算方法也很简单，只要记录每天早、中、晚各1小时的胎动次数，再将总数乘4即可。但由于胎宝宝个体差异大，有的胎宝宝12小时甚至可能动100次左右。孕妈妈需要明白的是，只要胎动有规律、有节奏、变化不大即为正常。

此外，胎动的频率并非恒定，孕妈妈的运动、各种姿势、情绪、声音、触摸腹部，以及光线等，都会引起胎动的变化。

## ✓ 非正常胎动的频率

如果胎动频率较低，比如12小时内少于20次，可视为异常。导致胎动异常的常见原因是胎宝宝缺氧，如12小时内胎动少于10次，胎动频繁，或无间歇地躁动等都是胎宝宝缺氧的表现。如果胎动明显减少甚至停止，则可能是胎宝宝重度窒息，应及时就医诊治。

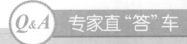

**Q** 我和邻居都怀有小宝宝，且孕周相近，她的胎动明显比我的胎动要多，是不是我的宝宝不够健康

**A** 每个人的身体素质不一样，胎宝宝所呈现的状态也不一样，只要胎动有规律即可。除非胎动过于激烈或明显减慢，甚至不动等，需要及时就医诊治，其他都属正常。孕妈妈之间也无须比较，否则只会给自己徒添烦恼，还会影响胎宝宝成长发育。

## 宜重视体重的变化

　　孕妈妈体重增加是正常现象，但若体重增长过快则不利。进入孕中期之后，胎宝宝飞速生长，需要大量的营养供应，孕妈妈更要关注自己体重的增长。

　　一般来说，一个月之内体重增长2千克以上应视作不正常。每一个星期体重增加0.5千克以上，应该在均匀摄取必需营养的同时，减少碳水化合物的摄取量。

　　为做好体重监测工作，孕妈妈应该给自己定下一个目标体重，每天测量体重，将其记录下来，并采取合理的饮食方式。必要时，可向营养师或医生求助。

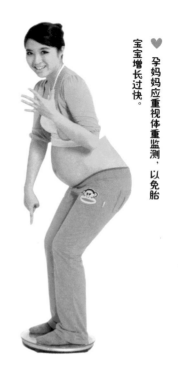

♥ 孕妈妈应重视体重监测，以免胎宝宝增长过快。

 ## 宜做健走训练

　　健走是一项适合孕妈妈的运动，不仅能促进血液循环，强身健体，同时还安全无风险。

　　专家认为，孕妈妈每天健走15分钟，可增强心肺功能，改善脚部水肿、抽筋等症状。在健走时，孕妈妈还需注意以下事项。

◎选择一些草地、专业跑道等地面比较柔软的地方健走，避免湿滑或凹凸不平的地面。

◎由于怀孕期间肚子变大，孕妈妈健走时容易出现驼背现象。这个姿势会加重肚子的压力，导致腰痛，应尽量避免。

◎保持眼睛向前看，只要不看到脚趾，就可以知道自己没有弯下腰。

◎手肘要保持90°角弯曲，挥动手臂时要紧贴身体，动作要自然，不要太夸张，也不要横向挥动手臂，否则会减弱锻炼效果。

◎应让脚跟先着地，然后是脚底到脚趾，脚趾点地后再踏第二步。

## 宜掌握缓解妊娠纹的方法

随着孕周的递增，妊娠纹往往会不期而至，孕妈妈要采取合理的措施应对。

### ✅ 向饮食讨要美丽

避免脂肪过度堆积也是减轻妊娠纹的有效方法，如果将整个孕期的体重增加控制在10～14千克，则可有效改善妊娠纹。孕妈妈多吃新鲜的水果和蔬菜，适当摄取脱脂牛奶，以增强皮肤新陈代谢的功能，对抗妊娠纹。

### ✅ 用按摩消除妊娠纹

正确的沐浴可促进血液循环，增强皮肤弹性。如果在沐浴后不失时机进行按摩，则是改善妊娠纹的有效手段。除了沐浴之后进行按摩外，孕妈妈也可利用上午的时间进行按摩。

 ## 宜做合适的健身操

胎宝宝的增大导致子宫压迫血管，往往会使孕妈妈出现头晕、下肢水肿等症状。为此，向孕妈妈推荐以下两种健身操。

### ✅ 半蹲练习

孕妈妈将两脚自然分开，膝盖对准脚尖方向，手臂自然下垂放在身体两侧，目视前方。吸气时屈膝半蹲，手臂向前平举，呼气时还原，反复练习10次即可。做此项运动主要是锻炼腰部的力量。在下蹲过程中臀部不要后翘，膝盖和脚掌不要内翻。

### ✅ 皮带操

此操可分为两个步骤，孕妈妈先将皮带放在瑜伽垫子上，然后盘腿坐在皮带上，双手握住皮带的两端，自然放于身体两侧。然后再呼气，手臂向身体两侧平举，至吸气时还原至初始位置，反复练习10次即可。练习此操，拉伸骨盆，增强腿部力量，有助于日后分娩。

## 宜练习静心呼吸法稳定情绪

孕妈妈所表现出的情志、意识会对胎宝宝造成双向影响，练习"静心呼吸法"，可帮助孕妈妈稳定情绪，增强意志力。

选择任意舒适的场所坐下，尽量使腰背舒展，全身放松，微闭双目，手放在身体两侧。做好这些准备后，开始慢慢吸气，且最好能将吸气的过程保持5秒。根据体质的不同，可增可减。

然后慢慢地将气呼出来，时间应是吸气时的2倍。反复呼吸1～3分钟，可感到心情平静、头脑清醒。

练习"静心呼吸法"之初，要把注意力集中在吸气和呼气的动作上，以免心存杂念，影响效果。

 ## 宜学会居家胎心自测法

所谓胎心监测，即是指通过听胎宝宝的心跳判断其健康与否。孕5月之后，胎宝宝的心跳逐渐明显，胎心监测便要提上日程。

由于体型的变化，听胎心只可由准爸爸来完成。孕妈妈躺在床上，准爸爸附耳在孕妈妈腹部即可听到胎心音，也可以自制一个听筒来听。每次听1分钟时间，每天听1～3次为宜。

胎心音正常频率为每分钟120～160次。胎动时，胎心音会有所加快；但当胎动结束时，胎心音又会马上恢复正常。

在没有胎动的情况下，若胎心音超过每分钟160次或少于每分钟120次，且不规律，则属于异常胎心音，应立即入院诊治。

 孕产博士点点通

**小心听到别处音**

准爸爸一定要注意区分胎心音和子宫动脉跳动音。如果准爸爸听到的"胎心音"频率与孕妈妈脉搏跳动频率一致，则说明是子宫动脉的跳动声，并非胎心音。

# 好孕生活月月记（孕5月）

体重

腹围

宫高

血压

产前
检查

医生叮嘱

❤ 心情标签

# 孕6月：
## 带"球"生活
## 的苦与乐

腹部的增长越来越明显，孕妈妈的压力也越来越大，肢体动作也会有诸多不便。孕妈妈应采取合理措施，并注意避免增加腹压。

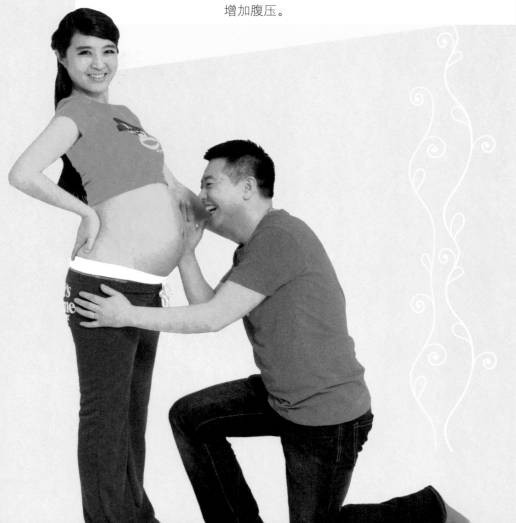

## 宜了解在外用餐的注意事项

　　若在外就餐，由于卫生、烹饪方式等问题，孕妈妈应有所注意，以免饮食上的失误影响母婴健康。主要包括以下问题。

◎避免在没有卫生保证的快餐店用餐。

◎避免吃西餐中的一些生食、冷食，如自制冰激凌等。

◎拒绝重口味食物，以免摄入过量的盐，导致血压上升或双脚浮肿。

◎有的菜需要经过滑油、熘等方式来烹饪，但餐厅所使用的油往往是用过若干次的回锅油，孕妈妈也要避免食用这一类食物。

◎为了弥补新鲜蔬菜的不足，孕妈妈最好在午饭前30分钟吃些水果，以便更好地补充维生素。

◎慎重选择饮料，一般来说矿泉水和纯果汁比较适合，而含咖啡因或酒精的饮料绝对不能碰。

◎孕妈妈可带些小零食，以备外出充饥，如袋装牛奶和全麦面包、消化饼干等含膳食纤维丰富的食物。

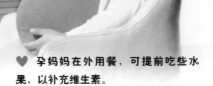

♥ 孕妈妈在外用餐，可提前吃些水果，以补充维生素。

 ## 宜补铜

　　铜是一种微量元素，也是一种维持人体生命活动不可缺少的营养成分。医学研究发现，孕期获得足够的铜元素对胎宝宝大脑发育十分重要，缺铜会降低大脑中数种酶的活性。因为铜既是这些酶当中的成分，又是这些酶的激活剂。

如果缺铜，则会对胎宝宝的大脑发育造成不利影响。

此外，神经管及小脑中酶的活性受铜的影响也非常之大，甚至超过对大脑的影响。小脑是控制运动能力的部位，酶活性的降低可能导致人的动作协调性低下。

所以，孕妈妈应注意铜的补充。在日常饮食中，孕妈妈要多吃一些富含铜的食物，如牡蛎等海产品和动物内脏。粗粮、坚果等也含有较高量的铜。

 **宜补充B族维生素**

胎宝宝的快速成长使孕妈妈的消耗增加，在补充营养的同时，应重点增加维生素的摄入。比如能量的消耗及蛋白质代谢需要B族维生素的支持，所以孕妈妈应注意B族维生素的补充。

此外，B族维生素在人体内无法存储，必须有充足的供给量才能满足身体的需要。这使得B族维生素的补充刻不容缓。

日常饮食中，瘦肉、谷物、动物肝脏、鱼、奶类、鸡蛋、绿叶蔬菜、新鲜水果都富含B族维生素，孕妈妈可适当多吃。

 **宜吃燕窝**

燕窝含有一种特殊的蛋白质成分，可促进组织细胞分裂再生。孕妈妈吃燕窝，可促进胎宝宝成长发育，还能美容养颜，使皮肤光洁，增强弹性。对于孕妈妈而言，吃燕窝可增强体质，加快体内毒素的排除，对慢性呼吸疾病、体内毒素较多等都有良好的改善作用。燕窝还有清热润肺、润肠通便的作用，可预防血压升高和便秘等症。产后吃燕窝，也可加速孕妈妈身体复原。

可见，孕妈妈吃燕窝不仅能滋养身体，更能安胎养胎。专家建议，孕妈妈每次吃3～5克，且每天食用1次为宜，早晚空腹食用均可。

## 宜喝石榴汁

　　孕育健康聪明的宝宝是每一位孕妈妈的希望，也是人生最大的成功。研究表明，

♥ 石榴。

孕期内多喝石榴汁有助于胎宝宝大脑发育，并能降低大脑发育受损的概率。

　　胎宝宝在成长发育期间及出生后不久的一段时间，如果供血供氧量不足，就容易造成大脑组织受损，导致脑部肌肉萎缩及大脑性麻痹等疾病。在足月的新生儿中其概率为2‰，而在早产儿中的发生率则更高。

　　新生儿脑萎缩很难治愈，且容易引发诸多并发症。就目前而言，预防是主要手段。

　　石榴汁中含有一种多酚化合物，可保护神经系统，并有抗衰老及稳定情绪的作用。孕妈妈多喝石榴汁，则可维护胎宝宝的脑部健康，并将各种脑部病变扼杀在摇篮中。

## 宜适当吃些零食

　　吃零食是孕妈妈调节营养的一种手段，但在孕中期不仅要补充营养，同时也要避免营养过甚。因此推荐孕妈妈吃以下零食。

### ✅ 无花果

　　无花果味甘，性凉，含有苹果酸、脂肪酶、蛋白酶等营养成分，能促进胃肠蠕动，助消化，增强食欲。

### ✅ 葡萄干

　　葡萄干含有丰富的铁和钙，可补气血、暖胃，改善贫

♥ 葡萄干。

血。葡萄干中含有的多种矿物质、氨基酸，对过度疲劳的孕妈妈有补益作用，是孕妈妈的食疗佳品。但糖尿病孕妈妈忌吃葡萄干。

### ✅ 西梅干

　　西梅含有丰富的铁、钾、维生素、膳食纤维，不含有脂肪和胆固醇，是通便的"良果"。因为这种梅子夏季才有，较为普遍的是它的干制品——西梅干。西梅干含糖相对较高，孕妈妈应选择低糖型西梅干来吃，且糖尿病孕妈妈忌吃。

## 宜吃红枣

　　红枣是女性的滋补佳品，不仅肉

质鲜甜，而且营养丰富，非一般食物能比。红枣含有大量的蛋白质、碳水化合物、矿物质及多种维生素等营养成分，其中尤以维生素C和碳水化合物最为丰富，被称之为"活维生素丸"。

柠檬是公认的富含芦丁的食物，但相对于红枣而言，则要逊色很多。

香蕉、苹果也是公认的健康水果，但与红枣相比起来，其维生素C含量则低了很多。

红枣不仅是一种营养丰富的食物，其药用价值很高，可养血安神，健体强身，和颜益寿。民间有"一日吃三枣，终身不显老"的说法。

此外，红枣对贫血、高血压、肝炎等病均有辅助食疗作用。因此，孕妈妈可适当多吃。

##  忌盲目补铁

补血是孕妈妈的一项长期课题，但往往存有这样一种偏见，认为补血就是要补铁。事实上，补血是多方面的，补铁只是补血的其中一个方面。如果盲目补铁，也会给身体造成伤害。比如过量的铁会在人体内沉淀，导致血黏度增高，容易引起一系列并发症，甚至中毒。

贫血的原因是多方面的，除了缺铁性贫血之外，还有营养不良性贫血、失血性贫血、再生障碍性贫血、溶血性贫血等症状，其引发的原因更是不尽相同。

因此，孕妈妈在补血之前，应入院检查血红蛋白是否正常，然后再采取相应的补血措施。

一般而言，在整个孕期内需要做3次贫血检查。第1次是在被诊断怀孕时；第2次在怀孕5～6个月；另外，在分娩前2周左右，再做最后1次检查。

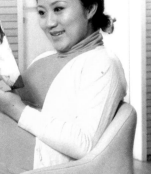

💜 孕妈妈可多看一些与孕产营养有关的书籍，以丰富知识，科学补充营养。

## 忌多吃菜少吃饭

"多吃菜，少吃饭"看上去是一种加强营养的饮食方法，但事实上却对健康不利。如果孕妈妈采用这样的做法，则会影响母婴健康。

主食是维持生命活动的基础，尽管营养不如其他菜品丰富，但大量摄入人体之后，却能"以多取胜"，为人体供能。主食的摄入还会让人产生饱腹感，在一定程度上还能起到节食的作用。如果"多吃菜、少吃饭"，则容易导致营养失衡，大脑供能不足，容易产生头晕、乏力等症状。而过多吃菜，脂肪、蛋白质等营养的摄入量必然上升，这也是导致肥胖的主要因素。

因此，孕妈妈应保证每日400~500克的主食摄入量。

 ## 忌多吃罐头食品

罐头食品根据原料的不同，可分为肉品、鱼品、乳品及蔬菜水果罐头。为延长保质期及调剂色味，罐头食品中往往添加了防腐剂和添加剂，如色素、香精等。尽管这些成分都在标准范围之内，对人体不会造成伤害，但却容易对胎宝宝的发育造成影响。与此同时，在加工制作的过程中，食物的营养成分也大量流失。因此，孕妈妈最好不要吃罐头食品。

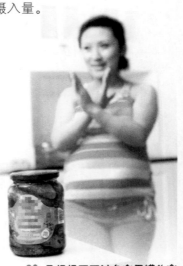

♥ 孕妈妈不可过多食用罐头食品，以免其中的防腐剂、添加剂等危害胎宝宝健康。

 ## 忌过量食用水果

水果是女性的天然保健品，进入孕期之后，更少不了水果的滋养。但有些水果也是含糖量较高的，如果过量食用，则容易引起血糖升高、肥胖等，增加罹患妊娠期糖尿病的风险。因此，孕妈妈应控制每日水果的食用量，并搭配蔬菜食用。每日食用蔬果总量应为500克左右，而水果的食用量应以250克为宜。过甜的水果，如哈密瓜等应控制摄入量。

**神奇的猕猴桃**

近年来，妊娠期糖尿病的发病率逐渐递增，尤以城市中的孕妈妈发病率较高。因此，合理控制饮食中的摄糖量非常必要。猕猴桃是一种低糖、高营养的水果，其维生素C、膳食纤维、钙、叶酸等营养的含量普遍较高，因而适合孕妈妈多吃，同时还有美白肌肤、预防及改善黄褐斑的作用。

 ## 忌只喝骨头汤补钙

孕期内，孕妈妈饮用骨头汤可起到一定的补钙作用。如果认为只喝骨头汤就足以补钙，其实往往会导致钙摄入量不足。

研究表明，骨头汤中的钙含量并不高，大多不能溶于汤中被人体吸收。如果要达到人体对钙需求的量，孕妈妈至少每天要喝300碗以上的骨头汤。此外，骨头汤中含有的脂肪量较高，过量饮用也会增加肠胃负担。

因此，孕妈妈只喝骨头汤还远远不够，还需要通过其他有效途径增加对钙的补充。

 ## 忌拿榴莲当补品

榴莲尽管气味难闻，但却是一种极具滋养效果的食物，被称为"水果之王"。民间更有"一个榴莲三只鸡"的说法。

既然榴莲如此滋补，可否用于给孕妈妈食用呢？专家建议，最好不要！榴莲的含糖量过高，非一般水果能比。如果孕妈妈用榴莲进补，则容易导致血糖升高，胎宝宝过重，增加巨大儿出现的风险。榴莲虽含有膳食纤维，但食用过多后，膳食纤维会在腹中吸水膨胀，阻塞肠道，容易导致便秘或痔疮。榴莲是温性食物，多吃还容易上火，会导致烦躁、咽痛等症状，如果不幸造成胎热，则会严重威胁到胎宝宝的健康。

因此，孕妈妈对榴莲只可浅尝辄止，切忌当作补品来吃。

# 日常行为宜忌

 **宜晒太阳**

阳光是一种天然的"滋养品"，不仅能照耀大地，带来光明，同时也会影响人体健康。比如女性在孕期内其健康状况与阳光之间就有一些密切的联系。孕妈妈适当晒晒太阳，对母婴健康都十分有益。

**✔ 促进钙吸收**

通过阳光的照射，人体内发生一系列反应，可生成维生素D。维生素D可促进人体对钙质的吸收。因此，孕妈妈经常晒太阳可降低缺钙的风险。

**✔ 增强免疫力**

阳光具有杀菌作用，很多病原微生物都会被阳光中的紫外线杀死。孕妈妈常晒太阳可预防各种感染，增强体质，提高自身免疫力。

**✔ 预防抑郁症**

生理、心理的双重影响往往会导致孕妈妈抑郁，经常晒晒太阳也可让孕妈妈心中充满阳光，一扫心中的阴霾。

尤其在冬季，晒太阳还能取暖，使孕妈妈内心滋生暖意，从而可预防抑郁症的发生。

因此，天气晴朗时，孕妈妈应到室外晒晒太阳，大风天气时可在室内有阳光的地方接受日光照射，每天至少晒太阳半小时。住"偏房"的孕妈妈平时与阳光接触较少，更需要到户外晒太阳。需要注意的是，最好不要隔着玻璃晒太阳，否则阳光中的紫外线会被隔离，从而降低保健作用。

**♥·· 孕产博士点点通 ··♥**

**晒太阳的最佳时段**

一日当中，光线最柔和的时间是上午9～10点和下午4～5点。这两段时间内最适合孕妈妈晒太阳。晌午时分，由于光线过于猛烈，此时晒太阳则有诸多不宜。

# 宜在洗澡时使用天然洗浴用品

孕妈妈洗澡时，合理选用洗浴用品十分重要。如果盲目使用洗浴用品，其中所含的化学成分会对腹中的胎宝宝造成危害。一般而言，孕妈妈所用的洗浴用品要中性、无刺激性、无浓烈香味、具有保湿作用。比如一些天然润肌的精油和护理产品等。

再者，正确的沐浴可以促进皮肤的血液循环，加快死皮代谢，还可增强皮肤的弹性。

但如果孕期内出现皮肤破损、发炎等情况，则最好用温度适宜的清水清洗，不用任何洗浴用品。而对于皮肤上的瘙痒症状，则不可抓挠，可以采取冰敷的方式予以缓解，并及时诊治。

 # 宜科学护理腿脚疲劳症状

随着孕周的递增，孕妈妈常会感到脚部疲劳，稍走几步或稍站片刻，就难以忍受。

这是因为激素分泌的改变及腹部重量的增加，使得孕妈妈的骨骼和韧带长时间出现"松弛化"，从而导致脚部出现"相对性结构变形"。变形的脚部结构降低了脚部负重的能力，这便使得孕妈妈特别容易感到腿脚疲劳。

遇到这种情况，孕妈妈可在鞋里垫上特殊形状的鞋垫，维持足弓的三维立体结构。这样一来，能在一定程度上减轻腿脚疲劳症状。

在日常生活中，孕妈妈还可将脚放在椅子上或做一做脚部按摩，这样也能缓解腿脚疲劳症状。

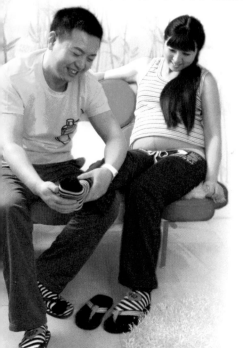

♥ 准爸爸给孕妈妈做一做脚部按摩，可缓解孕妈妈腿脚疲劳症状。

## 宜"轻歌曼舞"

到了孕中期，孕妈妈的腹部虽然大了起来，但身体柔韧性很强，可以自由、灵活、愉快地进行活动。如果爱好舞蹈，不妨在此时"轻歌曼舞"一下。"轻"是此阶段舞蹈的特点，不仅要求运动量适度，不可过劳，同时还要注意安全性，避免一些容易绊倒的动作及难度较大的动作。

适当的"轻歌曼舞"，不仅结合了运动与音乐，更别有一番魅力在其中。这不仅有利于孕妈妈身心健康，同时对胎宝宝的发育及智力发展也有好处。随着跳舞的节奏，孕妈妈的肌肉会得到放松，还有利于日后的分娩。

所以，孕中期喜爱跳舞的孕妈妈不妨向专业人士咨询一下，选择一些喜爱的舞蹈来丰富生活。

 ## 宜小心起身

猛烈的动作会增加孕妈妈的意外风险，一些细节方面的问题，孕妈妈也应予以重视。比如起立时，就要注意起身的姿势与力度。

正确的起立姿势是：先将上身向前移到椅子的前沿，然后双手撑在桌面上，并用腿部肌肉支撑、抬起身体，使背部始终保持挺直，以免身体向前倾斜，牵拉背部肌肉。站立时，要保持两脚的脚跟和脚掌都着地，使全身的重量均匀地分布在两只脚中间。这样可避免突然起立所造成的头晕、眼花等症状。

 ## 宜做瑜伽

瑜伽是一项柔和而又神奇的运动，通过瑜伽练习，可增强肌肉强度、人体耐力，身体的柔韧度，而且协调能力也会得到锻炼。因此，瑜伽被众多女性当做保健、塑形的健康运动。

不少孕妈妈在孕前也是瑜伽狂热分子，进入孕期后才将瑜伽丢在了一旁。事实上大可不必如此，瑜伽的妙处众多，孕妈妈适当练习瑜伽，对身心健康及胎宝宝的成长都极为有利。

除上述好处之外，孕妈妈练习瑜伽还能改善内分泌系统，预防骨骼耗损及肌肉疲劳等症。而针对一些体型过大的胎宝宝，也可通过瑜伽练习帮助日后顺产，同时还有助于产后体型的恢复。孕妈妈练习瑜伽时还能给胎宝宝带来温和适当的刺激，提高胎宝宝对外界的反应能力。练习瑜伽时的良好心境，也是胎宝宝健康发育的有利因素。

孕期内的瑜伽主要以冥想为主，再配合肢体的伸展，可向专业人士请教。从孕中期开始做比较合适，且最好每天定时、定点来做，每次以30分钟为宜。

黎明和黄昏是做瑜伽的最佳时机，孕妈妈可根据自己的时间安排自行选择。但无论什么时候做瑜伽，呼吸都是最重要的。缓慢而深沉的呼吸可帮助孕妈妈快速进入状态。如果出现不适反应，则要立刻停止。

#  忌盲目使用外用洗液

内分泌的旺盛、卫生工作不到位等，往往会导致孕妈妈感染妇科炎症。有些孕妈妈便如孕前一般，使用一些妇科外用洗液进行清洗护理。

有了胎宝宝之后，一切应以胎宝宝安全健康为首要考虑因素，如果孕妈妈盲目使用外用洗液，则存有使胎宝宝受损的风险。因此，合理选择和正确使用外用洗液是每个孕妈妈应该关注的问题。

在孕早期，胎宝宝情况极不稳定，如果使用外用洗液则容易对胎宝宝造成不利影响。孕中期后，胎宝宝器官发育逐渐完成，药物的致畸作用相对减弱，孕妈妈可适当使用外用洗液。

研究表明，以苦参、茵陈为主要成分的妇科外用洗液不在孕期禁用药物之列，孕妈妈可适当使用。

 孕产博士点点通

**进行外阴清洁时的注意事项**

为预防妇科病症的侵袭，做好外阴清洁十分重要。但不当的清洁方式可能会造成危害，故在进行外阴清洁时要特别注意以下几点。

◎如果分泌物正常，通常表现为乳白色，无异味、不刺激，则不要过度清洗，以免破坏健康的阴部环境，招致疾病感染。

◎注意便后的清洁，每次应用卫生纸由前向后揩拭，并最好用温水清洗。清洗的正确方法是：从前向后，先逐步清洗外阴，再清洗肛周部位。

## 忌以扎紧裤带减缓胎宝宝生长

有的孕妈妈认为胎宝宝成长过快与所穿衣服过于宽松有关。于是，她们除了选紧身的衣服穿之外，还将裤带扎得很紧，或者用自己做的布带把腹部紧紧扎起来。这种做法是极端错误的，不仅自己不舒服，也会影响胎宝宝的正常发育。比如，在孕晚期腹部束得过紧，就容易出现悬垂腹和胎位不正等现象。

因此，孕妈妈应及时纠正这一错误做法，并保证腹部放松。如果胎宝宝成长过快，则应从饮食上进行合理调节，再配以适当的运动。必要时，可向医生求助。

 ## 忌经常打麻将

麻将是我国特有的一种骨牌游戏，可作为消遣游戏，一般适合老年人打发时间，活动精神。年轻人最好少碰为宜，尤其是孕妈妈。

在玩麻将时，人们往往会处于一种大喜大悲、患得患失、惊恐担忧的不良心境之中，致使神经高度紧张，儿茶酚胺及皮质激素分泌增加。如果孕妈妈玩麻将，则容易引起血管收缩，导致胎盘供应胎宝宝的血液不足而影响胎宝宝的生长发育。

如果长时间玩麻将还会压迫下肢静脉，容易引发或加重下肢水肿症状，甚至出现小腿抽筋等症状。长时间无休止地玩麻将，也会导致睡眠和营养不足，对孕妈妈和胎宝宝都十分不利。

此外，一副麻将，大家你摸我抓，易传染疾病，对母婴健康构成威胁。如果麻将桌上有人抽烟，二手烟也会危害母婴健康。

所以，孕妈妈玩麻将有百害而无一利，应坚决戒除。

 ## 忌把自己当"女王"

怀孕中，孕妈妈一般都会集"万千宠爱于一身"。即使婆媳关系恶劣，婆婆也会及时收敛，表现出关爱有加的态度；不听话的老公会变得乖巧贴心，对

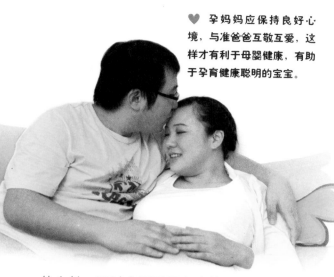

 孕妈妈应保持良好心境，与准爸爸互敬互爱，这样才有利于母婴健康，有助于孕育健康聪明的宝宝。

自己言听计从；全家人都将孕妈妈当成生活的中心，整天围着孕妈妈转。孕妈妈此时可谓是"要风得风，要雨得雨"。

家人的关爱当然可为母婴健康提供帮助，但孕妈妈却不可因此而把自己当"女王"，稍不如意就抱怨不已或怒发冲冠。在不良情绪的作用下，难免会影响胎宝宝的生长，同时也不利于家庭的和谐。相互尊重、相互理解才是有利于优孕的最佳方案。

## 忌使用珍珠粉

身上的黑斑是很多孕妈妈的困扰，为祛斑美容，孕妈妈想尽了办法，一些坊间流传的方法孕妈妈也会壮胆一试，比如使用珍珠粉等。

事实上，类似这样的方法都是错误的。孕妈妈要明白，脸上的黑斑是皮肤中黑色素沉淀所致，这是孕期内的正常生理反应，光靠珍珠粉美白是无法起到改善作用的。民间有一种说法，认为孕妈妈吃珍珠粉可让胎宝宝皮肤嫩白，这也是毫无科学根据的，孕妈妈切不要盲目遵从。而且市售珍珠粉的品质良莠不齐，如果误吃劣质珍珠粉，还会危害母婴健康。

 孕产博士点点通

**如何辨别珍珠粉的优劣**

辨别珍珠粉的优劣可从气味、质地两个方面来区分。一般而言，优质的珍珠粉质细气微、味淡；劣质的珍珠粉腥杂之味较重，凡气味不好者皆为劣质产品。

## 忌盲目使用芳香剂

芳香剂是美化居室环境的常用物品之一，尤其在厨房、卫生间等地方易生杂味，更常用到芳香剂。

芳香剂的主要成分包括香料和有机溶剂，主角香料分为天然萃取、半合成和化学合成三种，有机溶剂则扮演帮助香料挥发到空气中不可或缺的配角。使用不当对孕妈妈及胎宝宝更加有害，容易导致头痛，甚至患上产后抑郁症等，所生的宝宝更会容易发生腹泻等现象。

因此，孕妈妈最好采用开窗通风的方法净化空气，避免使用芳香剂。

 ## 忌做扭转动作

进入孕中期之后，孕妈妈腹部逐渐增大，要尽量避免做扭转的动作。尤其喜欢跳舞和做操的孕妈妈更要注意，以免伤害腹中的胎宝宝。因为腹部的增大，扭转身体的时候会挤压到子宫，容易导致血液受阻，引发子宫收缩、宫内缺氧等现象，危害胎宝宝健康。

因此，无论是舞蹈、体操及其他运动，孕妈妈都要尽量避免容易使腹部受挤压的动作。日常生活中，孕妈妈也不要快速转身，这样还会增加被绊倒受伤的风险。

 ## 忌过于追求完美

完美主义者要求甚高，对身边一切近乎苛刻。所谓"物极必反"，如果总抱有这样的心态，则难免受挫。

尽管孕育一个完美的胎宝宝是每个孕妈妈的心愿，但孕妈妈的要求却不能过于苛刻。如果抱有追求完美的心态，不仅不利于胎宝宝的成长，相反还会影响母婴健康。比如孕妈妈看到一些有关完美宝宝的书籍，便要求自己的胎宝宝与其相符，把自己的情况和书中以及医生描述的标准做对比。比如胎宝宝的体重、胎宝宝的胎动次数、自己的早孕反应等。如果其中一项不符合"标准"，孕妈妈就会失望、忧心忡忡，担心自己的胎宝宝会不会比别人的胎宝宝笨，担心自己的胎宝宝会不会将来不够优秀等。如果是这样，即使胎宝宝原本健康、优秀，也会受到影响，甚至朝相反的方向发展。

每个孕妈妈和胎宝宝的具体情况都是不同的，只要没有大的异常，在一些指标上出现一些差异是正常的。孕妈妈不必大惊小怪，更不要因此而情绪低落。

# 忌忽略防晒

激素的变化导致黑色素在孕妈妈皮肤上沉淀，如果经常暴晒，还会加速黑色素沉淀，使黑斑扩散、增多，甚至引起黑色素瘤。因此，孕妈妈要做好孕期防晒措施。

## ❌ 避免在烈日下暴晒

烈日时段，孕妈妈要尽量避免出行，如海滩散步、夏季出行等。尤其是晌午十分，阳光最为炙烈，孕妈妈应避免出行。

## ❌ 购买功能单一的防晒品

有的防晒品还具有其他护肤功能，其防晒效果不明显，孕妈妈应选择专用的防晒产品。

## ❌ 根据环境使用防晒品

户外活动比较多的孕妈妈要选择SPF20的防晒产品；如果常去游泳或在海滩上散步，要选用SPF30的防晒品；如果不常参加室外活动，选用SPF10的防晒产品即可。

## ❌ 首要考虑安全因素

防晒产品的种类很多，如防晒霜、防晒露、防晒粉底、防晒粉条、防晒唇膏等。孕妈妈在选购防晒产品时，要把安全性摆在首要位置。如果防晒产品中所含的化学成分对胎宝宝不利，即排除于选择之外。

💗 孕妈妈晒太阳时，切勿忘记防晒工作，否则会加速黑色素沉淀，导致黑斑形成。

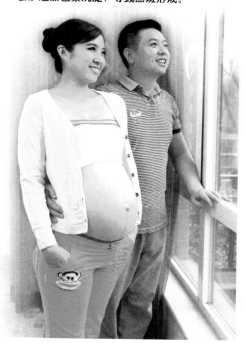

# 胎教启智宜忌

 ## 宜和胎宝宝玩互动游戏

　　孕6月的胎宝宝生命力更加旺盛，胎动更加明显。孕妈妈可与胎宝宝玩互动游戏，让胎宝宝能清晰地感知到妈妈对他的关注，同时也可促进胎宝宝的运动积极性和动作灵敏性。

　　具体操作很简单，当胎宝宝每次踢孕妈妈肚皮时，孕妈妈可以迅速地轻轻拍打一下被踢的部位，然后静静地等待胎宝宝的第二脚。一般在1~2分钟后，胎宝宝会再踢一下，这时候就再轻拍一下。

　　这种游戏每天可进行2次，在晚上胎宝宝活跃时进行效果最好，每次5分钟左右。如果准爸爸和孕妈妈一起做互动游戏效果会更好，既可以增进夫妻感情，又能增进父子间的联系。

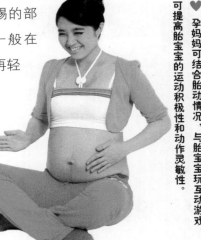

孕妈妈可结合胎动情况，与胎宝宝玩互动游戏，可提高胎宝宝的运动积极性和动作灵敏性。

## 宜培养胎宝宝辨别语言的能力

　　进入孕中期之后，孕妈妈和准爸爸要注意培养胎宝宝"听"的能力，让胎宝宝对语言产生感觉。例如，在胎动时描述胎宝宝的形象和动作，比如："这是宝宝的小头吗？昨天往左边伸，今天向右边伸。"等。

　　由于胎动一般在晚上较多，孕妈妈或准爸爸还可以描述夜晚的一些特征，比如："宝宝，你看，满天的星斗多美啊！"用丰富、生动的语言，承载着浓浓的爱意，唤起胎宝宝对外界的好奇，一定能对胎宝宝的智力发展起到积极的促进作用。

在入睡之前，孕妈妈和准爸爸也可以和胎宝宝谈话："哦，宝宝，爸爸来看你了，你的眼睛一定长得像妈妈，好漂亮啊！"

类似这样的语言交流要反复强调，针对星星、夜晚及胎宝宝的头、脚等关键词在每次对话的时候要多说几遍，并以相同的语言结束交流。这样循环往复、不断强化，可增强胎宝宝对语言的感知能力。

 ## 宜教胎宝宝学习第二语言

胎宝宝在孕妈妈腹中，处于一种"先天环境"。在这段时间内，"环境"中的任何因素都会对胎宝宝造成影响，这也正是胎教的意义。如果在孕期内对胎宝宝实施第二语言的启蒙教育，则会对胎宝宝日后语言方面的发展产生积极意义。

研究表明，在孕期接受了英语启蒙教育的孩子，学习英语会相对容易，而且发音也较好，在英语方面会表现出更高的天赋。

为了宝宝日后的全面发展，孕妈妈和准爸爸应将胎宝宝学习第二语言事宜提上日程。孕中期是胎教最重要的阶段，孕妈妈和准爸爸切不可错过胎宝宝"学习"的最佳时机。

具体操作很容易，孕妈妈要先准备白纸和彩色笔。先在白色的纸上，利用各种色彩来描绘字母，加强视觉效果。教英文字母时，除反复念之外，还要用手描绘字形。

形象化的解说是教育的主要方式。以"A"为例，可以轻声地对胎宝宝说："A好像是一顶高尖的帽子。"然后选出一个以"A"为首的单词教给胎宝宝，如Apron（围裙）。并跟胎宝宝说："这是妈妈在厨房烹饪时要穿的，今天这件围裙的图案很大。以后妈妈会穿着它做饭给你吃，宝宝你说好不好呀！"

这样的教育当然要在胎宝宝醒着时进行，所以孕妈妈在孕中期应学会观察胎宝宝的活动规律，以确定胎宝宝是否醒着。

## 宜实施"音乐联想胎教"

积极的想象与美妙的音乐都会对母婴产生积极影响，孕妈妈不妨将二者相结合，在欣赏音乐时畅想，在畅想时感受音乐。融入自己的情感，诗情画意，浮想联翩。在脑海里形成各种生动感人的具体形象，例如碧空万里的蓝天、悠悠飘浮的白云、彤红美丽的晚霞、连绵起伏的青山翠竹、清澈见底的小河流水，还有那夜色中宁静的月光。

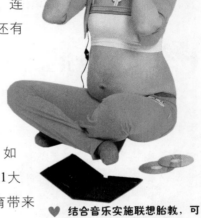

借助音乐与想象的力量有意识地对胎宝宝进行塑造，如孕妈妈想象月光下、摇篮边年轻的母亲和摇篮内健美、聪明、逗人喜爱的小宝宝等，这便是胎教中的"音乐形象"。如此一来，在双重胎教的作用之下，会产生1加1大于2的效果，为母婴健康及胎宝宝的大脑发育带来积极影响。

♥ 结合音乐实施联想胎教，可起到1加1大于2的胎教效果。

 ## 宜和胎宝宝一起玩节拍游戏

孕中期是胎教的重要时期，因为此时胎宝宝的成长速度较快，各方面的能力也在逐渐完善，所以胎教工作应有所加强。在其他胎教工作不间断实施的基础上，今天我们还为孕妈妈推荐一款有利于胎宝宝身心发育的新游戏——节拍游戏。

玩这个游戏时，孕妈妈首先要选择有声音的玩具。比如摇铃，或用筷子敲击碗、木头等都可以，也可以轻轻地用手掌拍击。在进行拍打的时候，要注意用上不同的节奏。这样有助于让胎宝宝慢慢感受四拍、三拍、二拍的不同节奏，从而增强胎宝宝对不同节奏的感知能力。

需要提醒的是，孕妈妈不必太过死板，毕竟这不是表演，不妨灵活一点。可利用家里的多种器具，组成一个自由随意的打击乐团队，也可以让家里的毛绒玩具与可爱娃娃加入。只要孕妈妈能充分发挥自己的想象力，多想出几个游戏和胎宝宝一起玩玩。那么，开心愉悦的同时，便也轻松完成了胎教工作。

 ## 忌实施胎教时操之过急

由于对胎教的误解，有的人往往认为在实施胎教的过程中，胎宝宝应作出相应的回应，否则就会与他们心目中的"天才宝宝"相违背。在此提醒孕妈妈和准爸爸，应端正胎教态度，凡事不可操之过急。

进行胎教，旨在以合理的方式与丰富适宜的环境，对胎宝宝大脑的正常生长发育给予维护和引导。就像胎宝宝的成长不是一天能够完成的一样，对胎宝宝的胎教也是一个循序渐进的过程，需要耐心和细心。

很多孕妈妈和准爸爸在对胎宝宝进行胎教的过程当中，显得心浮气躁，尤其是在孕中、晚期的时候，将胎教的意义扭曲。他们更在意自己对胎宝宝的看法，而忽略了胎宝宝的实际情况。如果所实施的胎教与想象中不相符，他们就会认为是自己的胎教没有产生效果，进而对胎教表示怀疑，或者更加频繁地实施胎教。这种做法是错误的、极端的，很容易打乱胎宝宝的生物钟，对胎宝宝的身心健康也会造成不利影响。

因此，孕妈妈和准爸爸应纠正偏激心态，按胎宝宝的月龄及成长发育水平进行相应的胎教，不可进行过度的人为干预。

### Q&A 专家直"答"车

**Q** 腹中的宝宝是三代单传，家里人都特别重视，各种胎教齐上阵，交错搭配，犹如满汉全席，是否合理

**A** 胎教对胎宝宝的成长发育具有促进作用，但一定要适度，不可劳累身心。各种胎教应合理安排，最好能形成一定的规律，长期坚持。久而久之，才能与胎宝宝建立联系，让胎宝宝感受其中的含义。

# 医疗保健宜忌

 **宜进行第5次产检**

进入孕24周之后，孕妈妈就要着手第5次产检了，具体检查内容如下。

◎**例行检查。**

◎**基本检测。**

◎**实验室检查：** 一般在24～28周之间进行孕期糖尿病筛查。

 **宜重视腰背酸痛症状的护理**

孕中期之后，随着孕期的递增，腹部的隆起、体重的增加以及体内激素分泌等因素的影响，孕妈妈会出现腰酸背痛、下肢水肿等症状。因此推荐以下运动，帮助孕妈妈改善腰背酸痛等症状。

◎首先站直，两脚脚尖朝前，两脚分开与肩同宽，两手放在两侧腰部做深吸气。

◎然后呼气，两手支撑腰背部，身体向后倾，使腰背部成拱形，反复10次。

◎最后仰卧在地板上，两手放在身体两侧，两腿弯曲，两脚底着地，收缩腹部和臀部肌肉，将骨盆向上抬起，然后将腰背部轻压地板，再放松，反复10次即可。

在日常生活中，孕妈妈要避免做爆发性动作。

 **宜提防妊娠期高血压综合征的侵袭**

妊娠期高血压综合征简称为妊高征，是威胁母婴安全的"隐形杀手"。重症者会出现脑出血、急性肾衰、心衰、全身性出血等危险症状。即使不会危及生命，也容易导致视物模糊、慢性高血压，甚至终生高血压等。对胎宝宝而言，则容易导致胎宝宝发育过小、易窒息、死胎等症。如果孕妈妈患有重症妊高征，则应提前终止妊娠。

妊高征常发于孕20周之后，随着医学的发展，目前对妊高征已经有了预测的方法。对有患妊高征的孕妈妈，可使用药物治疗。孕妈妈如果出现以下症状，则可能在孕晚期出现妊高征。

◎有妊高征病史者。

◎孕中期平均动脉压大于90毫米汞柱。

◎左侧卧位时，舒张压之差大于200毫米汞柱。

如果孕妈妈在孕晚期常出现脚踝及小腿下半部轻度水肿，且水肿明显，休息后不可消退等症状，则可能患有妊高征或肾脏病及其他并发症，应及时就医诊治。

 ## 忌盲目使用黄连安胎

很多孕妈妈误认为多吃黄连可以防止宝宝生黄疸，还可以安胎。事实上，宝宝生黄疸的原因有很多，仅仅依靠黄连是无法有效预防的。同时，黄连只对已经上火的孕妈妈有正面效果，对于肠胃功能差、体质虚弱的孕妈妈并不适合。如果长期服用，则容易伤及脾胃，更不可能有安胎作用。

 ## 忌频繁做B超

一般而言，孕妈妈在孕期内做4次B超检查即可。第1次是孕12周之前，出现流产或先兆流产征兆应做B超检查；第2次是孕20～24周做B超检查，以及早发现胎宝宝发育异常及畸形；第3次是孕28周之后做B超检查，以进一步了解胎宝宝的发育情况，观察胎宝宝有无畸形。最后一次是临产前所做的B超检查。

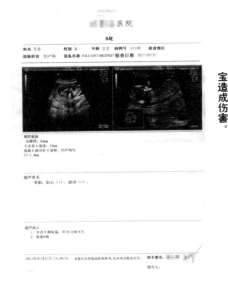

♥ B超检查宜适度，过于频繁也会对胎宝宝造成伤害。

# 好孕生活月月记（孕6月）

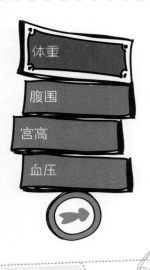

体重

腹围

宫高

血压

产前
检查

医生叮嘱

心情标签

202

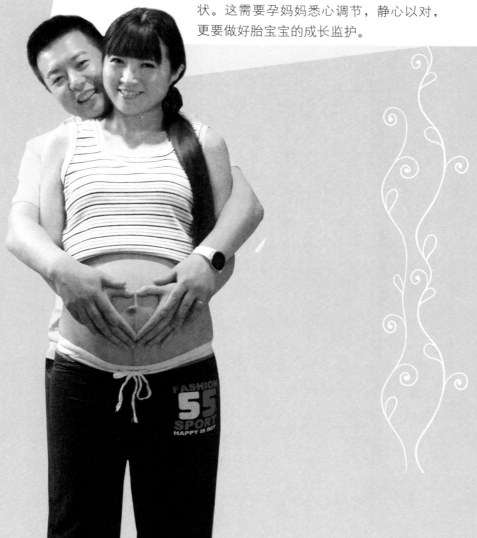

# Part 8

# 孕7月：
## 身"笨笨"却要心"巧巧"

孕妈妈在此时显得大腹便便，除了行动上的不便，身体上也会出现一些不适症状。这需要孕妈妈悉心调节，静心以对，更要做好胎宝宝的成长监护。

# 饮食营养宜忌

 ## 宜补充卵磷脂

卵磷脂是人体所需的"高级营养"，在人体组织中占有重要位置。比如大脑细胞的构成需要卵磷脂的供应，神经组织的构架也需要卵磷脂的支撑。

在人体中，卵磷脂是含量最高的磷脂类物质。为配合胎宝宝的快速生长，孕妈妈应该增加卵磷脂的摄入量。

富含卵磷脂的食物有大豆、蛋黄、核桃、坚果、肉类及动物肝脏等，孕妈妈可适当食用。

 ## 宜继续补充脂肪

处于孕早期的孕妈妈为了促进胎宝宝的大脑发育而需要补充脂肪，进入孕7月之后，胎宝宝的生长速度加快，针对如此飞快的增长速度，孕妈妈要适当增加相关脂肪的摄入量，以满足胎宝宝体格及大脑发育的需要。

 ## 忌吃甘蔗

甘蔗是一种含糖量较高的食物，为避免血糖升高，孕妈妈最好少吃为宜。尤其进入孕中期之后，如果孕妈妈大量食用甘蔗，则容易增加罹患妊娠期糖尿病的风险。同时，体内糖分过多会对代谢造成影响，导致孕妈妈血液呈酸性。酸性环境不利于胎宝宝成长，甚至还会导致胎宝宝畸形。

吃甘蔗容易加速孕妈妈皮肤上的葡萄球菌生长繁殖，引发皮肤起小疖子或疖肿。这种病毒一旦进入皮肤，则会引起菌血症，威胁到母婴的健康。

 ## 忌放松警惕吃寒凉食物

尽管孕7月时的胎宝宝比较稳定，但胎宝宝仍然需要一个相对稳定的子宫环境，不能受过强的刺激。因此，之前一些禁忌行为，孕妈妈仍要避免。日常饮食也同样少吃寒凉类的食物。

　　孕妈妈如果吃了寒凉食物，则容易影响消化功能，甚至引起子宫收缩，尽管没有了流产的危险，但却增加了早产的概率。因此，即使是在孕晚期，孕妈妈也要遵守饮食上的禁忌。

　　在日常饮食中，寒凉性的食物有芦荟、苦瓜、莲藕、螃蟹、鸭肉等。孕妈妈要尽量少吃或不吃这些食物。

# No 忌减肥不吃早餐

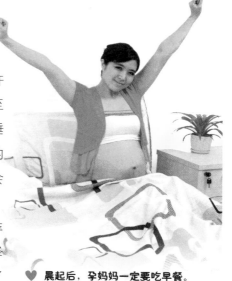

　　肥胖是威胁母婴健康的重要因素。许多孕妈妈为了减肥，往往就控制早餐甚至不吃早餐。有的孕妈妈过于"懒惰"，睡眠的时间较多，误了早餐的时间；也有的孕妈妈仍坚持上班，为了赶时间，常常会忽略吃早餐。

　　所谓"一日之计在于晨"，早餐是非常重要的。经过一夜的睡眠，激素分泌降低，大脑细胞缺乏能量供应。如果忽略了

❤ **晨起后，孕妈妈一定要吃早餐。**

吃早餐，整个上午都会没有精神，思路不够清楚，反应也会变慢。胃部的空腹蠕动会伤及胃黏膜，再次进食也会增加食物的吸收率，容易造成脂肪在体内堆积，反而不利于减肥。

　　因此，孕妈妈应规律饮食，保证每日定时吃早餐。

 ❤ ⋯⋯ 孕产博士点点通 ⋯⋯ ❤

**孕妈妈吃早餐的禁忌** ⋯⋯⋯⋯⋯⋯⋯⋯⋯⋯⋯⋯⋯⋯⋯⋯⋯⋯⋯⋯⋯

◎不可饮用冰凉的水及饮料，以免温差过大，导致孕妈妈胃部突发性挛缩。

◎不可空腹吃香蕉。香蕉中含有大量的镁，如果孕妈妈空腹吃香蕉会导致血液中镁含量骤增，从而影响心脏功能。

◎不可空腹吃菠萝，以免菠萝所含的酶伤及肠胃。

## 忌多吃水果影响正常进餐

水果是很多孕妈妈的最爱，甚至一天吃不了多少主食，而以水果代替。

诚然，吃水果对健康有益，能补充多种维生素、矿物质及水分。但如果过多食用水果，甚至用水果代替蔬菜或正餐就是错误的做法。

就水果与蔬菜而言，两者都含有丰富的维生素、矿物质，但水果中的膳食纤维较少，如果用水果代替蔬菜，势必会导致体内膳食纤维不足、血糖升高，对母婴健康不利。

水果吃多了就不想吃正餐的做法更是错得离谱，这不仅会导致营养失衡，更是导致妊娠期糖尿病的重要因素。

因此，孕妈妈水果、蔬菜都要吃，正餐更要好好吃，缺一不可。

## 忌口渴才喝水

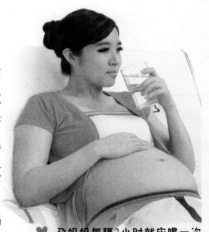

口渴不是缺水的信号，而是缺水的结果。如果等到口渴时才喝水，说明已经错过了喝水的最佳时机。此时体内的水分已经严重失衡，细胞脱水到了一定程度。在"不得已"的情况下，大脑发出了"口渴"的求救信号。

因此，切不可等到口渴时才喝水。孕妈妈更要每隔2小时左右喝1次水，这样才有利于体内代谢物质从尿液中排出。

孕妈妈每隔2小时就应喝一次水，不可等到口渴时才喝，以免造成体内水分失衡。

 孕产博士点点通

**水肿也不宜限制饮水量**

如果孕妈妈表现出轻度水肿，也不可过于节制饮水，否则将不利于维持肾脏功能，还容易引发便秘。最好多喝白开水，这样可帮助排出体内废物，防止水分在体内潴留。

## 忌摄入过多的动物肝脏

动物肝脏是一种极具滋补效用的食物，富含铁等矿物质及多种维生素，是补虚强身、补铁补血的佳品。但孕妈妈一定要控制食入量，如果长期大量食用动物肝脏，也会对身体造成不利影响。

研究表明，动物肝脏中的维生素A含量普遍较高，食入过多的动物肝脏则会导致孕妈妈体内维生素A含量过高，会危及母婴健康。

此外，动物的肝脏也是排毒器官，且含有大量的重金属镉，食入过多的动物肝脏还容易导致重金属镉在体内积存，引起食物中毒，同样对母婴健康不利。

因此，孕妈妈应控制好动物肝脏的摄入量。一般而言，以每周100克为宜。

再者，在吃动物肝脏时，最好避免吃其他含饱和脂肪酸的食物，如肥肉、奶油、全脂牛奶等。

研究表明，动物肝脏中含大量的胆固醇，饱和脂肪酸会促进人体对胆固醇的吸收，对心血管系统有不利影响。因此，可多吃一些大豆及豆制品，因为大豆及豆制品含有的豆固醇与胆固醇结构相似，可减少人体对胆固醇的吸收。

## 忌吃腐烂、发芽的土豆

土豆是一种营养丰富的食物，含有大量的淀粉、维生素$B_1$等。经常吃土豆，可维护心血管健康。但腐烂、发芽的土豆却不能吃。

腐烂、发芽的土豆会产生一种叫龙葵素的毒素。龙葵素进入血液后有溶血作用，还可麻痹运动、呼吸中枢，刺激胃黏膜，最终可因呼吸中枢麻痹而死亡。

因此，孕妈妈要避免吃腐烂、发芽的土豆，以免危害母婴健康。

## 忌常吃火锅

在寒冷冬季，围炉吃一顿火锅是最舒心不过的事了。但孕妈妈却要少吃为妙。

火锅中的牛、羊肉大多存有弓形虫卵，如果稍烫即吃，弓形虫卵可能没有被杀死就被吃入体内，容易导致弓形虫感染。

用筷子夹取生食也容易将生食上的细菌带进体内，从而导致腹泻或其他疾病。此外，吃火锅还容易增加肠胃负担。

因此，孕妈妈要尽量少吃或不吃火锅，以免增加感染病菌的风险。

# 日常行为宜忌

 ### 宜多接触大自然

宅在家里是很多孕妈妈的休养方式，然而宅得久了，难免会使情绪受到压抑，影响母婴健康。因此，孕妈妈不妨时常到大自然中走一走。空旷美丽的大自然是生命的原动力，时常在大自然中走动，可陶冶孕妈妈的情操，唤起内心的审美反应和愉悦感，使精神世界得以升华。如此一来，相应的信息可以传递给胎宝宝，使胎宝宝受到美的熏陶。所以，孕妈妈不必整天闷在家里，应适当到郊外或公园走动走动，呼吸新鲜空气。

 ### 宜预防出行中暑

炎热夏季，孕妈妈出行时一定要做好防暑工作，以免中暑，导致"暑毒"攻胎，引起胎宝宝的不良反应。

首要因素就是要在出行时戴遮阳帽或打遮阳伞，最好避免涂防晒霜。防晒霜可堵塞毛孔，阻碍皮肤呼吸，增加中暑的危险。其次要避免中午时段出门，这个时段太阳直射强烈，孕妈妈皮肤敏感，此时出行，更容易被晒伤。最后，出行要穿吸汗透湿的纯棉布料或真丝衣服，以便身体散热。

 ### 宜慎重选用餐具

餐具是日常生活中的必需品之一，一日三餐，另加夜宵，都要用到餐具。如果餐具存有卫生问题，则容易引起各种疾病。孕妈妈自身免疫力相对较低，为确保母婴安全，更要注意餐具的卫生问题，并重视餐具的选择。

#### ✔ 少用一次性餐具

一次性餐具往往含一些有害物质。遇到高温的食物之后，这些有害物质会溶于食物之中。长期使用一次性餐具容易引起肠胃、肝、胆等器官的病变。因此，孕妈妈切不可图一时方便而常用一次性餐具。

208

### ✔ 慎选、慎用不锈钢餐具

一般情况下，正规的不锈钢餐具上都会标出铬含量和镍含量（－前为铬含量，－后为镍含量）。如果其含量显示值为"13－0"、"18－0"、"18－8"等，即为符合国家规定的产品，否则即为假冒伪劣产品。孕妈妈选购时要格外小心。此外，不锈钢餐具不宜取食强酸和强碱性食物及煎药，否则容易引起中毒。

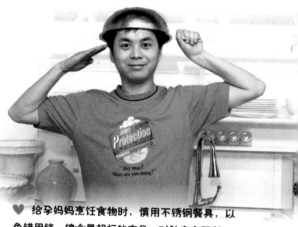

♥ 给孕妈妈烹饪食物时，慎用不锈钢餐具，以免错用铬、镍含量超标的产品，对胎宝宝不利。

### ✔ 彩色餐具易致毒

彩色餐具多喷颜料或涂漆，而这些颜料和油漆往往都含有大量的铅和铬，容易被食物吸收，引起中毒。因此，孕妈妈不可被鲜艳的色彩所迷惑，最好不用彩色餐具。

##  宜用舒适的枕头

无论枕头的质量有多好，一个枕头的最长使用期限不要超过3年。因为枕头使用时间过长，易滋生细菌。所以，为确保母婴健康，孕妈妈要及时更换枕头。选择一个舒适的枕头，可让自己睡得更安稳。此外，孕妈妈更应选择易清洗、可烘干、弹性好的枕头。

### Q&A 专家直"答"车

**Q** 用陶瓷餐具应该是安全的吧

**A** 陶瓷可以分为釉上彩、釉中彩、釉下彩、色釉瓷、白瓷等。釉上彩陶瓷所用颜料含铅、镉过多，孕妈妈最好不要使用釉上彩陶瓷餐具。

## 宜适时调整睡眠姿势

到孕7月时，孕妈妈的肚子已经比较大了，此时应采取左侧卧位睡姿。如果单纯采取左侧卧位睡姿仍然不能让孕妈妈感到舒适，那么不妨尝试以下办法。

### ✔ 巧用垫子助睡眠

孕妈妈采用左侧卧睡姿时，可以在腹部旁边加一个软垫，来托住沉甸甸的腹部，这样会让自己舒服一点。也可以在背后同时加个垫子，托住背部，以帮助自己保持侧睡的姿势。

### ✔ 调整姿势更踏实

取左侧卧位时，将上面的腿向前弯曲并与床接触，使腹部贴于床面，这样在睡觉时会让孕妈妈感觉更加踏实。

 ## 宜游泳

游泳是一项健康的运动，孕妈妈游泳可避免患心血管疾病，同时还能改善情绪、调整胎位、缓解静脉曲张等症。只要征得医生的同意，即使是在孕7月，掌握了科学的方法，孕妈妈仍可将游泳进行到底。

### ✔ 选择合适的场地

孕妈妈一定要选择正规的泳池游泳，场内有专职人员看护。同时，最好有家人或朋友陪伴，以防出现意外。

### ✔ 确保适宜的水温

孕妈妈游泳要求水温不可过低，如果低于30℃，就不适合孕妈妈。

### ✔ 采用正确的姿势

游泳时，孕妈妈不可做剧烈动

 专家直"答"车

**Q** 是不是所有孕妈妈都可以进行游泳

**A** 不一定。怀孕未满4个月或有过流产、早产、死胎史及阴道出血和腹部疼痛的孕妈妈，及患有心脏病、妊娠期高血压综合征、癫痫及耳鼻喉方面疾病的孕妈妈都应禁止游泳。

作，也不应采用蛙泳。因为蛙泳易使髋部松动，容易造成意外。如果孕妈妈不会游泳，最好不要在孕期学游泳，以防发生溺水，危及母婴安全。

 **把控游泳的时间**

孕妈妈游泳宜在孕5~8月之间，最好在上午进行，且时间控制在1小时之内。避免在阳光强烈的时段游泳，这样可有效避免宫缩的发生。至于游泳频率应该听从医生的建议，一般情况下，每周以2次为宜。

##  宜上爬楼梯，下乘电梯

爬楼梯看上去好像是一件累人的事情，但孕妈妈只要合理对待，也能从中获益。比如，适当的爬楼梯可增强心肺功能，而且还可以活动骨盆。当然，所谓"适当"，除了要注意安全之外，还要避免过劳，否则会增加孕妈妈脊椎的压力，造成腰酸及膝盖受伤。

下楼的时候，孕妈妈要多加小心，以免重心不稳，从而造成摔伤等危险。此外，根据人体力学的研究，每下一级台阶，就会给膝关节造成一次冲击，还会增加脊椎负担。

所以，专家建议，孕妈妈爬楼梯最好不超过4层的楼梯，下楼最好能乘坐电梯。

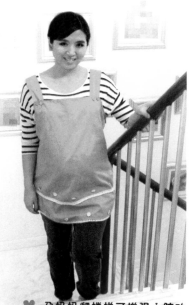

♥ 孕妈妈爬楼梯可增强心肺功能，但最好不要连续爬搂超过4层，以免过劳。

##  忌洗脸过勤

洗脸是一项日常卫生护理工作，孕妈妈因皮肤的变化，洗脸更是一项生理保健工作。但孕妈妈切不可洗脸过于频繁，因为洗脸次数过多会把皮肤上的油脂洗掉，使皮肤变得更差。

此外，在洗护用品上，孕妈妈最好不要用碱性大的洁面用品，以免对皮肤造成伤害。

## 忌接触花粉

花粉香味弥漫，却"暗藏杀机"，孕妈妈最好敬而远之。女性怀孕后，免疫力会相对降低，容易发生过敏，而花粉正是一种致敏物质。如果孕妈妈接触花粉，则很容易引起过敏反应。这样一来，就会导致胎宝宝缺氧，同时还增加了用药的风险，对胎宝宝的成长不利。

除此之外，花粉还能直接对胎宝宝产生影响。调查发现，接触花粉的孕妈妈与没有接触过花粉的孕妈妈相比，她们所生出的孩子患哮喘病的概率要高很多。因此，孕妈妈要尽量减少与花粉接触的机会。

 ## 忌到公共浴室洗澡

公共浴室人流密集，环境密闭，空气质量相对较差，容易发生交叉感染，如呼吸道疾病等。某些不符合卫生标准的公共浴室，更是各种疾病的传播场所，如性病、生殖道感染性疾病等。怀孕期间，孕妈妈宫颈短而松，如果不慎感染上病毒或是细菌，则很容易引起胎宝宝宫内感染，增加围产儿发病率和死亡率。一些疾病还会引起胎宝宝畸形。因此，孕妈妈最好不要到公共浴室洗澡。

 ## 忌一次性购物过多

购物往往是很多孕妈妈日常消遣的一种方式，同时也可以作为一项运动来锻炼身体。但在外出购物时，孕妈妈要注意自己能够承受的重量，不可一次购买太多东西，提得太重，容易导致过劳或因重心不稳而摔伤。

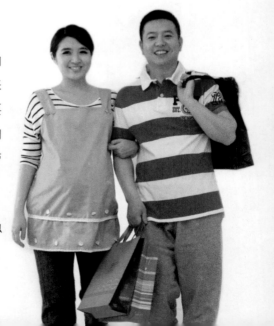

♥ 外出购物时，过多的物品应让准爸爸提着，以免孕妈妈过劳，影响母婴健康。

如果恰逢商场的促销或新产品面市，孕妈妈也要控制"躁动的心"，不可忘乎所以，在不知不觉中买了太多的东西。

每次购物之前，孕妈妈最好制订一个详细的计划，买完所需用品之后，就应尽快回家，避免过久逗留。回家后，还应及时洗脸、洗手，更换外衣。

##  忌站着烹饪过久

贤妻良母的重要表现之一即是烹饪。尽管身处孕期，不少贤惠的孕妈妈仍喜欢自己下厨。如果是这样的话，孕妈妈可要注意了，千万不要过分专注于烹饪而忘了时间，以免长时间的站立和操作导致劳累。

此外，厨房环境污染严重，其中的粉尘及有毒有害物质较多。研究表明，厨房中的空气污染严重，甚至比公路环境更甚。

因此，孕妈妈切不可长时间烹饪。为避免油烟的侵害，孕妈妈不宜用过热的油炒菜。孕妈妈最好将这些工作暂时"移交"到其他家庭成员手中。

##  忌久坐沙发

很多女性都偏爱柔软的沙发，或追求舒适的感觉，或感受体贴的温馨。看书、看电视及闲来无聊时，总喜欢窝在沙发上。但怀孕以后，就要改变这样的习惯。尤其是到了孕中期，孕妈妈肚子越来越大，长时间窝在沙发上对母婴健康不利。

久坐沙发会导致孕妈妈腹部压力增加，这不仅容易使胎宝宝受伤，同时还容易导致直肠下端黏膜及肛门周围皮肤的静脉血管扩张、血液淤积、弯曲隆起，形成静脉团，引发痔疮。

因此，如果孕妈妈一直有久卧沙发的习惯，应尽快改正过来。如果不幸已经患有痔疮，孕妈妈也应学会自我调节的方法。

在日常生活中，孕妈妈要保证正确的坐姿及合理的饮食，每天早晚各进行一次提肛运动，每次30下。这样有助于肛门周围组织的血液循环，能预防及改善痔疮。保持肛门周围的清洁也很重要，最好每晚清洗。此外，还要养成良好的排便习惯。

# 胎教启智宜忌

## *Yes* 宜给胎宝宝讲故事

故事的世界总牵动着孩子的心。在你很小的时候，是否也曾拉着妈妈的手，让她给你讲故事。曾有多少个夜晚，又是妈妈的故事伴你入眠。如今，你已贵为人母，尽管腹中的小家伙还不会向你哀求，但作为一个贴心的妈妈，不妨在每晚临睡前给胎宝宝讲一讲你童年爱听的故事。

孕妈妈给胎宝宝讲故事，不仅能丰富孕期生活，唤醒童年的美好记忆，同时也能丰富语言胎教的内容，对胎宝宝的智力发育也有促进作用。

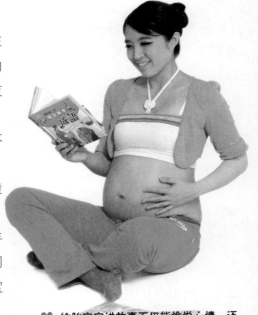

❤ 给胎宝宝讲故事不仅能愉悦心情，还能促进胎宝宝智力发育。

为了能达到更好的胎教作用，孕妈妈在讲故事时，要选一个舒服的姿势，然后集中精力、声情并茂地把故事讲给宝宝听。并注意吐字清楚、声音和缓，以极大的兴趣描述故事中的内容。

故事的题材要健康向上，篇幅上应短小精悍，如《白雪公主》、《灰姑娘》及成语故事等。

## *Yes* 宜用乳名与胎宝宝对话

这么长时间以来，孕妈妈经常和腹中的胎宝宝说话，还和他一起玩游戏。但每次开始的时候，孕妈妈是不是有点不知所措？因为孕妈妈不知道怎么称呼他。或许孕妈妈一直叫他宝宝，但总少了一份亲切感与专属感。如果是这样，此时不妨给他取一个合适的乳名。

每个人都有自己的名字，这是一种身份的符号。给胎宝宝取个名字，用于交流、胎教。久而久之，他会感到亲切，产生安全感。等到出生之后，对新鲜的环境就不会陌生。

将生活中的每个愉快的生活情节讲给胎宝宝听，通过和胎宝宝对话、共同感受，使母子、父子间的纽带更牢固，并为宝宝的智力发育及性格发展奠定了基础。

 ## 宜结合颤腹、捋腹进行抚摸胎教

随着胎宝宝的成长，胎动逐渐频繁，抚摸胎教的手法也可相应改变。之前总是小心翼翼地抚摸，或是触碰、按压。但在这个时候，孕妈妈如果还用这样"老套"的手法，胎宝宝可能就不高兴了。

"陈词滥调"的手法过于单调，往往无法满足胎宝宝互动的需要。所以，在这个时候，尽管孕妈妈还要继续做颤腹运动，但是在颤腹之后，最好不要拍腹。为了增强对胎宝宝的刺激，孕妈妈在抚摸的时候可以采用捋腹这个动作。

捋腹的操作方法也很简单，在孕妈妈进行颤腹运动之后，再用双手不规则地捋肚子。但在捋腹的时候，需注意力度要适中，可每天做1次，每次以不超过10分钟为宜。

 ## 宜教胎宝宝认识图形

孕7月时，胎宝宝的记忆功能已经比较完善，此时可适当地给胎宝宝一些良性的刺激。这样可锻炼其大脑的记忆功能，促进其智力发育。教胎宝宝认识图形就是一个不错的方法。

在施教过程中，最好以卡片上描绘的图形为基础，将其视觉化后再传递给胎宝宝。这样可以把学习内容与生活紧密地联系在一起，有利于胎宝宝记忆，并对胎宝宝出生后的学习也有帮助。

比如在识别正方形时，如果孕妈妈说："正方形是由四条直线组成的。"

这样硬邦邦的说法根本无法引起胎宝宝的兴趣。正确的方法是要找出身边真正是正方形的实物来讲解。比如说："和卡片上的图形一样的东西哪里有呀？"先提出问题，然后和胎宝宝一起寻找答案："有了，我们家的坐垫和桌子都是正方形的。"这时就可以把这些东西一个个拿在手里，一边讲"这是正方形"，一边向胎宝宝描述自己手里的东西。通过语言将图形与实物结合，可引起胎宝宝的兴趣，从而强化胎教作用。

此外，孕妈妈还可将图形学习与胎宝宝的身体形状相结合，比如描绘出胎宝宝的脸时，可一边画图一边说："现在我们画的是小宝宝的脸蛋，像苹果一样红、一样圆呢！"这样一来，也容易使胎宝宝产生好感，从而有利于胎教的实施。

 ## 宜结合音乐为胎宝宝朗诵诗歌

优美的意境不仅能为孕妈妈提升气质，同时也能美化内心环境，对胎宝宝的成长发育有益。为此，孕妈妈不妨结合音乐为胎宝宝朗诵一首诗歌，用优美的文字将彼此带入臻境的殿堂。

《再别康桥》是一首优美的抒情诗，宛如一曲优雅动听的音乐。全诗以"轻轻的"、"走"、"来"、"招手"、"作别云彩"等起笔，接着用虚实相间的手法，描绘了一幅幅流动的画面，构建了一处处美妙的意境，细致入微地将诗人对康桥的爱恋，对往昔生活的憧憬，对眼前无可奈何的离愁，表现得真挚、浓郁、隽永。孕妈妈不妨将此诗用于胎教，相信一定可以收到良好的胎教效果。

在配合音乐朗诵这首诗歌时，孕妈妈要注意情感的投入。只有真挚地抒发情感，才能带来美的享受，从而强化胎教效果。

 ## 宜科学实施"光照胎教"

所谓"光照胎教"，即是通过光线的刺激，训练胎宝宝的视觉能力。适当的"光照胎教"可为胎宝宝的视力发育奠定基础。但实施"光照胎教"的方法一定要科学，如果盲目使用强光刺激，则会危及胎宝宝的健康。

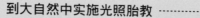

孕产博士点点通

**到大自然中实施光照胎教**

　　柔和的自然光线是实施"光照胎教"的最佳条件。孕妈妈可选择温度适宜的天气，带着胎宝宝一起到公园等有树荫处走一走。透过树荫，斑驳的光线一明一暗，轻柔拂面，即可对胎宝宝带来良性刺激。

　　为了方便，用手电筒实施"光照胎教"是一种有效方式。但有的孕妈妈使用的方法不当，往往将手电筒直接贴在孕妈妈的腹部照射，这样形成的刺激太过强烈，不适合胎宝宝。即使是比较微弱的手电筒光，近距离的照射也会吓到胎宝宝。所以，正确的做法是：将手电筒灯光调到最小，距离孕妈妈肚皮2～5厘米处照射，一明一暗，每次5分钟，而且尽量在固定时间照射，比如睡觉前或者起床后。

　　需要注意的是，"光照胎教"不宜过早，进入孕7月开始实施比较合理。

## 忌胎教时三心二意

　　情绪对母婴健康是至关重要的，在实施胎教时，孕妈妈一定要保持良好的情绪，并集中注意力。如果心不在焉、三心二意，则会影响胎教效果。如果孕妈妈胎教前不能集中精神，不妨采用以下方法。

◎首先要采取舒适的姿势，坐躺自便；腰背要舒展，全身放松，微闭双目。

◎再用4～6秒的时间缓慢地吸气，让自己有一种将气体储存在腹中的感觉。

◎用比吸气时多一倍的时间，即8～12秒呼气，直到能无意识地深呼吸为止。

　　不仅在胎教前，而且要在每天早上起床时、中午休息前、晚上临睡时，各进行1次这样的呼吸。这样，怀孕期间孕妈妈动辄焦躁的精神状态即可以得到改善。

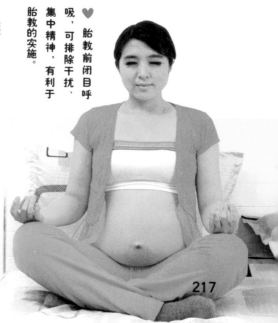

胎教前闭目呼吸，可排除干扰、集中精神，有利于胎教的实施。

217

# 医疗保健宜忌

 **宜进行第6次产检**

进入孕28周，孕妈妈即要做第6次产检了。在这段时间内，由于孕妈妈的状况一般比较稳定，所以本次产检的项目也并不复杂，主要有以下项目。

◎**例行检查**。

◎**基本测量**。

◎**观察**：孕妈妈是否有水肿现象及水肿的严重程度。

 **宜预防早产**

早产是指妊娠在28周至第37周之间终止的现象。如果孕妈妈在孕7月之后出现如阴道出血等早产迹象，应立即入院，采取安胎措施。在日常生活中，孕妈妈也应注意预防早产，具体应做到以下几点。

◎保持平和心境，避免不良精神刺激。

◎腹部疼痛时，应当卧床休息。若持续不缓解，应就医。

◎不要吃过咸的食物，以免引发妊娠期高血压。

◎考虑到胎宝宝和孕妈妈的健康，应均衡摄取营养丰富的食物。

◎不要从事压迫腹部的劳动，不要提重物。

◎注意卫生，防止阴道感染。

◎避免过劳、剧烈运动，注意休息，切忌长途旅行。

◎患有心脏病、糖尿病、高血压等并发症的孕妈妈应积极配合治疗。若出现异常，应及时诊治。

 **宜掌握缓解耻骨疼痛的方法**

随着孕周的递增，孕妈妈的耻骨联合部位会逐渐分开，韧带也会松弛，产生疼痛感。可采取适当的按摩予以缓解，比如以下3种按摩方式。

◎孕妈妈双手在耻骨联合部位附近以按压、打圈的方式按摩。

◎孕妈妈平卧在床上，可先弯曲左腿至适合自己的位置，不用强行抬高腿部。然后再用左手，以按压的方式按摩耻骨联合部位。回到起始的位置，再换另一侧做同样的动作。

◎孕妈妈躺在床上，一只手托起头部，另一只手按摩骨盆侧边凹下去的部位，再换另一侧做同样的动作。

　　这3种按摩可分别进行，也可视为一整套按摩方式。孕妈妈每天可整套重复做2次，每次5分钟左右。

　　此外，孕妈妈平时还要注意坐立行走的姿势，并注意补钙。

##  宜掌握缓解静脉曲张的常用方法

　　静脉曲张虽不是大问题，但随着孕期的递增，静脉曲张会严重影响孕妈妈的生活，比如导致下肢水肿等症状。因此，在日常生活中，孕妈妈应掌握一些改善静脉曲张的方法，如：

◎不可长时间站立，最长不可超过半小时。坐着的时候，两腿避免交叠，以免阻碍血液回流。

◎每隔4～6小时就要适当休息，并可将下肢抬高45°。睡觉时，也应在腿下垫个枕头。

　　除此之外，做"蹬车运动"也可改善静脉曲张。具体方法很简单：仰卧在床上，抬高下肢，使两腿交替屈伸，像骑自行车一样的动作。子宫增大后，不便仰卧时，可以侧卧，活动一侧下肢。然后翻身，改为另一侧侧卧，活动另一侧下肢。这样可以降低下肢静脉的压力，有利于下肢静脉血的回流，使静脉瓣膜得到适当的休息。

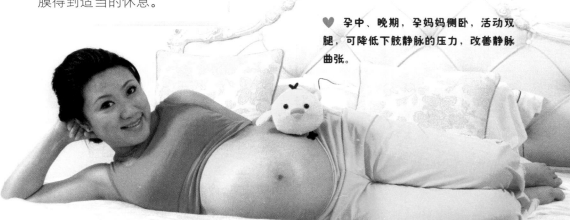

♥ 孕中、晚期，孕妈妈侧卧，活动双腿，可降低下肢静脉的压力，改善静脉曲张。

## 宜掌握改善面部浮肿的方法

随着胎宝宝的成长，孕妈妈的血液循环功能会受到影响，容易导致面部浮肿等症。这是一种正常的孕期生理现象，孕妈妈不必过于担心。如果圆嘟嘟的脸庞让你感到不适，不妨通过以下两种按摩方法予以改善。

### ✔ 眼部消肿操

用大拇指的指根部轻轻按住同侧的太阳穴，以感到局部酸痛为宜，持续5秒钟之后，再以适当的力度按揉。这样可有效消除双眸浮肿。

### ✔ 脸部消肿操

◎双手紧握成拳，轻轻放置在太阳穴处，然后从太阳穴一直敲打到脸颊，可反复来回敲打数次，注意敲打时力度适当。经常练习这套按摩操可以美化脸部线条，让脸部线条更纤细、完美。

◎用食指、无名指、中指的指尖，轻轻按摩整个脸部，并重点按摩嘴角到太阳穴的各个部位。力度以自我感觉舒服为宜。此按摩操能够有效改善浮肿的面部，舒缓肌肤。

此外，孕妈妈还要避免吃过咸的食物，也要避免临睡前大量喝水。

 ## 宜做一些心理耐力的训练

在孕期的不同阶段，孕妈妈的心理特征也在不断变化。孕早期是焦虑不安，孕中期是恬静平淡，孕晚期是复杂惶恐。

经过孕7月之后，即进入孕晚期。孕妈妈情绪的变化主要还是来自对分娩的恐惧及对胎宝宝的担忧。

事实上，这一阶段的孕妈妈和胎宝宝状态都比较平稳，孕妈妈无须过多担心、庸人自扰。不妨多学习一些相关知识，以加强对孕育、分娩的了解，消除内心的疑虑。

如果心理承受能力较差，还可多做一些心理耐力训练。主要通过注意力转移或者心理控制法去训练。比如遇到为难和痛苦的事情，就暂时放下这件事，去想象那些美好的事情。经过逐步地训练，心理耐力会逐步增强。

此外，孕妈妈应给予自己一些积极的心理暗示。比如，告诉自己胎宝宝一定很健康、很聪明；自己的盆骨较宽，日后分娩一定很顺利；一切都是常理，每个健康的孕妈妈都会有这样的历程等。

##  宜掌握缓解孕期腹胀的方法

腹胀是孕期常见的现象之一，有生理性原因也有病理性原因，大多都与子宫收缩有关。

一般而言，生理性腹胀都会自然缓解。但针对个人情况的不同，也应事先确认生理性腹胀的特征，并采取以下方式予以缓解。

◎孕妈妈应该卧床静养，以放松身体。

◎吃一些可抑制子宫肌肉收缩的药物，也可以起到治疗腹胀的效果。但这种方法一定要在医生的指导下使用。

◎每天饭后30分钟到1小时内进行20分钟的户外散步。

◎孕妈妈常因情绪焦虑而引发腹胀，所以应学会自我调节压力，可选择户外运动、听音乐、调整呼吸等方式。

◎按摩也是一种放松身心的好方法，对缓解腹胀效果明显。当孕妈妈的腹胀难以忍受时，可以先温热手掌，再放在右上腹部，以顺时针方向按摩10～20圈，每天按摩2～3次为佳。按摩时，力度不宜过大，并稍微避开子宫的位置，也不要在用餐后立即按摩。

除此之外，出现的其他任何腹胀症状都可能是病理性腹胀，孕妈妈应及时就医诊治。

一般而言，如果腹胀时间过长，休息1小时以上仍不见恢复，则应引起重视。

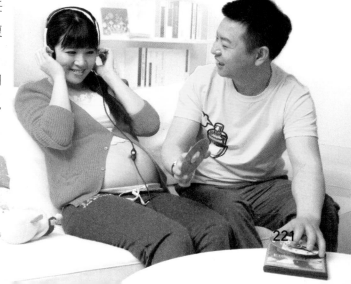

♥ 孕妈妈可通过音乐缓解精神上的压力，避免焦虑引发腹胀等不适感。

221

## 忌忽视耳鸣症状

耳鸣是孕期内的一种常见症状，可分为生理性耳鸣和病理性耳鸣两种。生理性耳鸣是由于孕妈妈激素分泌的改变，体内黄体酮含量增加，引起黏膜肿胀所致。在分娩后3～6个月，生理性耳鸣就会自动消失。病理性耳鸣的病因很多，如贫血、甲亢、各种感染引发的发热等。

无论是哪种原因引起的耳鸣，都会对孕妈妈的生活造成不良影响。因此，孕妈妈一旦出现耳鸣症状，则应及时就医诊治。如果需用药物治疗，应最好选择中药。

 ## 忌用5种外用药

怀孕后，不但不能擅自吃药，同时也不能擅自敷外用药，否则药物中的化学成分会透过皮肤、渗入血液危及胎宝宝的健康。因此，无论是内服外敷，孕妈妈用药一定要在医生指导下进行。研究表明，以下5种外用药，孕妈妈应禁用。

◎杀癣净。此药常用于治疗体癣、手足癣等皮肤病，但对胎宝宝有毒害作用，还可渗入乳汁。

◎百多邦软膏。此药为一种外用软膏，常用于治疗皮肤感染，但所含成分容易对胎宝宝造成不良反应。

◎达克宁霜。此药物容易对皮肤造成局部刺激。

◎糖皮质激素。此类药物可治疗药疹、湿疹、荨麻疹、接触性皮炎等疾病，但容易造成胎宝宝肾上腺皮质功能减退。

◎阿昔洛韦软膏。此药可抑制病毒的繁殖，但同时也会抑制人体细胞组织生长，对胎宝宝不利。

## 忌自我防护心理过重

　　孕妈妈在这一阶段往往表现出动作迟缓、与世无争的姿态，身边发生了什么事情，人们每天在做什么、说什么，她好像都不放在心上，好像一切都与自己无关一样。

　　心理学家认为，此种状态的孕妈妈正处于一种本能的自我防护心理机制，它们可能对周围的事物都不太关心，而是常常将主要精力集中于周围可能存在的潜在危险上。虽然这是孕妈妈保护自己的一种方法，但是这种防护心理也不宜过重，否则会影响与他人和周围环境的交流，形成不健康心理。

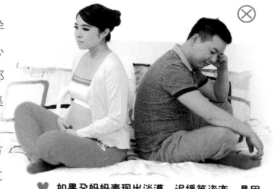
♥ 如果孕妈妈表现出淡漠、迟缓等姿态，是因为自我防护心理过重，准爸爸及其他家人应适当开导，切不可放任不管。

　　家人一旦发现孕妈妈有自我防护过重的迹象，应及时予以正确的开解与引导。必要时，可向心理医生咨询求助。

 ## 忌过分关注"生男生女"

　　自古以来，生育后代就是一件大事。封建保守思想认为，"不孝有三，无后为大"。为"延续香火、传宗接代"，所生后代的性别一直是人们关注的焦点。尽管如今的时代进步了，人们思想观念开放了很多，可是很多孕妈妈还是不能释怀"生儿生女"的问题，往往因此而惴惴不安。

　　这种心理可能来自于周围人的影响，比如丈夫、婆婆等人比较倾向于喜欢男孩，给孕妈妈增加了心理上的压力。另外，这种压力也来自于孕妈妈自己，有的孕妈妈想通过孩子提高自己在丈夫和公婆心目中的地位，就对生男生女非常在意。但是孕妈妈应该明确，生男生女并不是人为因素可以控制的，过多的期望和担忧只会让自己心理负担过重，给自己带来负面影响，对母婴健康也是非常不利的。

# 好孕生活月月记（孕7月）

体重

腹围

宫高

血压

产前
检查

医生叮嘱

♥ 心情标签

# 孕8月：
# 虽然累，但规律生活不可废

反应迟钝、容易劳累，是本月孕妈妈的特征。除了要注意休息，也要保证科学的生活规律，以免不良的生活习惯影响健康，甚至牵连到胎宝宝。

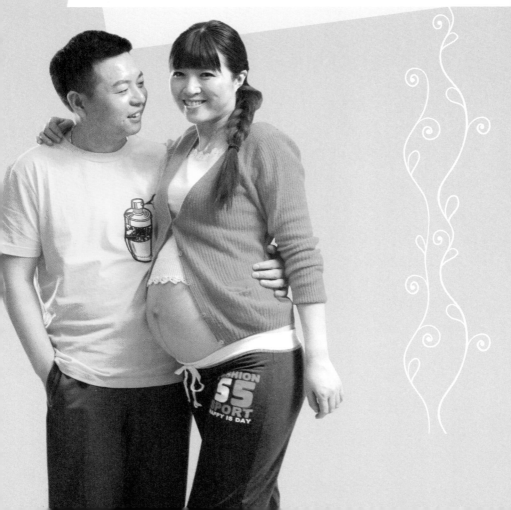

# 饮食营养宜忌

 **宜增加蛋白质的摄入量**

进入孕8月，即进入孕晚期。从现在开始直至分娩前，孕妈妈要适当增加蛋白质的摄入。因为在这段时间内，孕妈妈要储备营养为分娩的消耗做准备，而胎宝宝除了生长发育之外，也会在体内储备大量营养，以备出生后独立生存。

一般而言，孕晚期每天的蛋白质摄入量应增加到20克。孕妈妈可参考此标准，适当多吃一些富含蛋白质的食物。

 **宜在孕晚期使用维生素制剂**

进入孕晚期之后，即开始分娩倒计时。为了胎宝宝的健康及顺利分娩，维生素的补充必不可少。然而，由于这个阶段母体对维生素的需求量较大，光靠食物供应，往往无法满足母婴对维生素的需要。因此，孕妈妈应向医生或营养师咨询，使用维生素制剂来进行额外的补充。

 **宜适量吃海带**

海带是一种营养丰富的海产食品，含有大量的碘、钙、磷、硒等多种人体必需的营养成分，其钙、磷含量更是出众，比其他一般蔬菜都高。孕妈妈适当吃海带可有效补充钙、磷、碘等营养元素，但不可过量食用。

♥ **海带。**

专家建议，孕妈妈每日吃海带不宜超过20克。如果孕妈妈吃了过多的海带，则会导致体内含碘量过高。过量的碘通过胎盘进入胎宝宝身体之后，会引起胎宝宝甲状腺发育障碍。胎宝宝出生后就可能出现甲状腺功能减低症。

因此，孕晚期的孕妈妈可每周吃1次海带，以平衡碘等营养元素的摄入。

## 宜吃鹌鹑蛋

鹌鹑蛋性平、味甘，富含优质蛋白质、卵磷脂、多种维生素及铁等营养成分，有补气养血、静心安神、补脑健脑的作用。此外，鹌鹑蛋所含的蛋白质与人体的氨基酸组成模式十分相似，容易被人体吸收；卵磷脂含量比鸡蛋要高出$5 \sim 6$倍。可见，鹌鹑蛋极具营养，孕妈妈食之，可提供母婴所需营养，有益于胎宝宝健康发育。

 ## 宜吃红小豆

红小豆含有铁等矿物质，对人体有很好的滋养作用。中医认为，红小豆药用价值较高，可清热解毒、健脾益胃、利尿消肿，自古以来就为人们所关注。此外，红小豆富含铁，能使人气色红润，常被当做补铁补血的食物。常吃红小豆还可促进血液循环、强化体力、增强抵抗力，对血糖也有调节作用，可预防血糖升高。孕晚期常吃红小豆，可为孕妈妈的健康保驾护航。

 ## 宜吃金针菇

金针菇营养丰富，含大量的蛋白质、铁、钙、维生素、胡萝卜素等营养物质，是一种清补作用较强的食物。常吃金针菇，可降低血管中的胆固醇含量，有助于维护心血管健康，可预防及改善高血压及妊娠高血压综合征的发生。

此外，金针菇所含的蛋白质大部分为健脑益智作用的赖氨酸。孕妈妈适量食用，可维护身体健康，对胎宝宝的大脑发育有利。

 孕产博士点点通

### 如何选购、烹饪金针菇

选购金针菇时，首先要从颜色上来辨别。优质的金针菇一般呈乳白色或污白色、黄色或黄褐色，菇顶边缘的颜色相对较深，菇柄的颜色上浅下深。其次是闻气味，优质的金针菇有淡淡的清香，有异味或特别鲜亮的金针菇则可能是经过处理的，最好不要选购。

金针菇的烹饪方式较多，可炒、可煮，但无论采用何种烹饪方式，都一定要将金针菇煮熟，否则容易引起食物中毒。

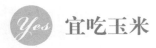 **宜吃玉米**

玉米营养丰富、全身是宝，用玉米须煎水饮用，可利尿降压、清热止泻，并能预防妊娠高血压综合征、肝胆炎症以及消化不良等疾病。玉米胚芽及花粉含天然的维生素E，有增强体力、耐力及改善皮肤粗糙的作用，还能降低血液中胆固醇的含量，可预防动脉粥样硬化及冠心病。

不同种类的玉米也有不同的营养作用。黄玉米富含镁，可增强血管弹性，加强肠壁蠕动，促使人体内废物的排泄；所含的多种氨基酸能够加速大脑细胞新陈代谢，有利于排除脑组织中的氨。红玉米富含维生素$B_2$，可预防及改善口角炎、舌炎、口腔溃疡及维生素$B_2$缺乏症。

玉米营养如此之丰富，所以非常适合孕妈妈食用。进入孕晚期之后，孕妈妈可适当多吃，以补充身体对营养的需求。

 **宜吃5种鱼**

鱼肉富含大量优质蛋白，同时还能维护心血管健康，促进神经系统发育。孕妈妈多吃鱼肉对身体有益。针对孕晚期的特点，孕妈妈常吃以下5种鱼，可对身体起到很好的补益作用，有助于安胎养胎、日后分娩。

◎**鲫鱼**。鲫鱼有益气健脾、利水消肿、清热解毒、通络下乳等作用，常吃鲫鱼，可改善孕晚期水肿，促进血液循环，对分娩后泌乳有益。

◎**鲤鱼**。鲤鱼有健脾开胃、利尿消肿、止咳平喘、安胎通乳、清热解毒等作用，最适合于孕晚期进补。

◎**墨鱼**。墨鱼有滋肝肾、清胃热、养血、明目、通经、安胎、利产、止血、催乳等作用，是孕晚期的保健佳品。

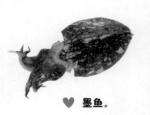

♥ 墨鱼。

◎**草鱼**。草鱼有暖胃和中、平肝祛风等作用，是孕晚期温中补虚的佳品。

◎**带鱼**。带鱼有暖胃、补虚、润肤、补五脏等作用，孕晚期多吃，可增强体质、防病强身、预防早产。

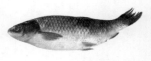

♥ 草鱼。

**鱼肉是否多多益善**

　　有些孕妈妈以为鱼肉富含优质蛋白，就大量吃鱼，甚至不吃禽肉、水果。这种做法当然是错误的，不仅容易导致营养失衡，同时也会增加肝、肾脏的负担。此外，即使是淡水鱼往往也难免遭受汞污染，过多吃鱼容易导致汞在体内积蓄，对母婴健康不利。因此，一定要注意饮食结构的合理搭配，平均每月吃鱼量以2～7千克为宜。

 **宜吃海参和山药**

　　孕晚期，不少孕妈妈会出现脾气虚，进而导致食欲不振、水肿等症状。孕妈妈可适当吃一些海参、山药等食物，予以改善。

　　海参营养丰富，具有补气、养血、滋阴的作用，对脾胃失调所引起的症状有较好的改善作用。山药中含有丰富的黏蛋白、淀粉酶、氨基酸等物质，具有滋补作用。因此，孕晚期时，孕妈妈不妨吃一些海参、山药。

 **忌多吃易导致胀气的食物**

　　进入孕晚期之后，不少孕妈妈都会有胀气的感觉。针对这种症状，中、西医都有各自的看法。

　　中医认为，饮食习惯是导致胀气的"罪魁祸首"。如果孕妈妈大量进补，造成消化不良，则容易出现胀气的感觉。而吃产气的食物，则是导致胀气的另一因素。西医提出了不同的看法。他们认为，胀气是因为孕妈妈体内激素的改变，导致肠道蠕动减缓所致，而胎宝宝的逐渐增大压迫直肠更会加重胀气症状。

　　尽管中西医在诊断上有所区别，但所采用的改善方法却达成了共识。那便是饮食调节为主，再配辅以运动，要求养成良好的排便习惯。如果症状严重，可咨询医生用药。

　　饮食调节的主要内容有两点：一是少吃多餐，避免一次性进食过多；二是尽量少吃会产气的食物，如豆类、茄子、油炸食物、糯米、泡面等。

## 忌吃隔夜的饭菜

隔夜的饭菜营养流失较多，而且容易变质。即使将饭菜放入冰箱，在细菌的作用下，食物中的硝酸盐会变成亚硝酸盐。亚硝酸盐是一种毒害物质，容易导致食物中毒，同时也可致癌。如果孕妈妈常吃隔夜的饭菜，则容易引起肠胃疾病，甚至影响到胎宝宝的安危。

 ## 忌盲目食用杏仁

杏仁是一种坚果，含有丰富的卵磷脂及多种矿物质，具有较好的补益作用。

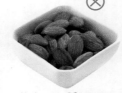

❤ 杏仁。

杏仁一般可分为两类，一类是甜杏仁，一类是苦杏仁。甜杏仁一般供于食用，苦杏仁一般供于药用。常见的美国大杏仁和我国新疆栽培的大杏仁都是甜杏仁，孕妈妈可适当食用。野生的杏仁无论是真正的杏仁还是扁桃仁，大多为苦杏仁，孕妈妈最好不要吃。

苦杏仁含有一种叫氢氰酸的物质，含有剧毒，会抑制人体内的呼吸酶。如果孕妈妈误食了苦杏仁，则容易造成胎宝宝窒息，甚至死亡。

此外，杏仁是大热食品，即使是甜杏仁孕妈妈也不可过多食用，以免危及胎宝宝安全。专家建议，孕妈妈每天食用杏仁量以不超过25克为宜。

 ## 忌多吃葡萄

葡萄富含水分及多种维生素、矿物质，具有补血安神、消除疲劳、利尿、增进食欲的作用。适量食用葡萄，还可预防及改善贫血症状。但如果过量食用葡萄则容易产生内热，从而导致腹泻等诸多不适之症。

❤ 葡萄。

此外，葡萄的含糖量较高，过多食用也是构成血糖升高的因素。

因此，孕妈妈可吃葡萄，但一定要控制食用量，否则容易对胎宝宝造成危害。但如果孕妈妈血糖较高，甚至患有妊娠期糖尿病，则不宜吃葡萄。

## 忌多吃月饼

♥ 月饼。

月饼不仅是一种美食，更是吉祥、团圆的象征。每逢中秋佳节，皓月当空，阖家团聚在一起，赏月、吃月饼都必不可少。但孕妈妈可以吃月饼吗？

众所周知，月饼大多为重油、重糖之品，通过煎炸、烘烤制作而成，过多食用则很容易产生热气或引起消化不良。

孕妈妈消化功能相对薄弱，因此应少吃月饼。即使偶尔吃月饼，也应搭配些清淡的水果同吃。患有妊娠期糖尿病的孕妈妈要忌吃月饼。

## 忌盲目食用扁豆

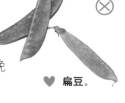

♥ 扁豆。

扁豆的营养十分丰富，不仅含有丰富的维生素和多种氨基酸，经常食用扁豆还能健脾胃、增进食欲，对孕晚期的孕妈妈十分有利。

然而，扁豆中含有一种凝血作用的物质。食用之前一定要充分加热，以将其破坏。如果吃了未熟透的扁豆，则容易导致食物中毒。

因此，炒扁豆时，火候要够，时间要长；凉拌扁豆应先将放入开水中氽烫至透。如果采用炖食的方法则最安全。

此外，孕妈妈还要避免在大锅炒菜的食堂吃扁豆，也不要吃电锅炒制的扁豆，以免扁豆受热不均，未能熟透。

 孕产博士点点通

#### "扁豆中毒症"的表现

吃了未熟透生扁豆而导致的食物中毒症状有：恶心、呕吐、腹痛、腹泻、头晕、头痛等。有的人还会出现胸闷、心慌、出冷汗、手脚发冷、四肢麻木、畏寒等症状，但体温正常。其中毒的潜伏期一般可超过3个小时。如果吃扁豆后的半天至1天内出现以上症状，则应考虑是食物中毒，应及时治疗。

# 日常行为宜忌

##  宜减轻活动量

进入孕晚期之后，孕妈妈可保持适当的活动，一来作为消遣，二来可锻炼肌肉，为日后顺利分娩做准备。但孕妈妈此时的活动量不宜过大，因为这段时间内随着胎宝宝的成长，导致体重的增加、内分泌的影响，孕妈妈会常常感到劳累。因此，保证充分的休息对孕妈妈至关重要，可适当减少之前常做的一些运动。

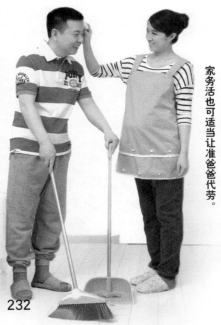

♥ 进入孕晚期之后，孕妈妈应减轻活动量，家务活也可适当让准爸爸代劳。

## 宜了解有关分娩的相关技巧

分娩的痛苦常常让人谈之色变，其实只要掌握用力的技巧，分娩的痛苦便会减轻不少。下面就来学学这些技巧。

### ✓ 正确张腿

孕妈妈分娩时的正确姿势应该是双腿尽量打开，而双膝尽量朝外曲张，以便腹部用力，使产道打开得宽一点。

### ✓ 拉扶手以借力

当孕妈妈腹部用力时，其胳膊肘会自然地弯曲，而双腿就会用力地向前做蹬踏动作。此时，孕妈妈特别想要抓住一些东西，以便更好地用力。因此，孕妈妈最好紧紧地抓住分娩台上的扶手，尽量往自己的身边拉。

### ✓ 紧贴分娩台

正确的分娩姿势应该是后背和腰

部紧紧地贴在分娩台上，而不是与分娩台分离，高高地翘起。一旦出现这种不正确的姿势，就要立即纠正。

 **找准发力点**

孕妈妈若想让全部的力量都集中到子宫和产道等利于宝宝生产的部位，就必须将所有的力气用于肛门方向，将所有的力量尽量推向肛门位置，同时避免手脚过分地用力。

 # 宜停止性生活

进入孕8月以后，孕妈妈的肚子膨胀较大，腰痛、身体懒得动弹、性欲减退是这个阶段的主要特征。此时胎宝宝生长迅速，子宫增大很明显，对任何外来刺激都非常敏感。夫妻间应尽可能停止性生活，以免发生意外。若一定要进行性生活，必须节制，并注意体位。还要控制性生活的频率及时间，动作不宜过大。可采用从背后抱住孕妈妈的后侧位。这样不会压迫腹部，也可使孕妈妈的运动量减少。进入孕32周之后，夫妻间则要严禁性生活，以免导致早产。

# 宜事先选购婴儿床

经过孕晚期的3个月之后，胎宝宝即将出世。所以应事先购买婴儿床，以备后用。在购买婴儿床时，主要在于重安全性，其次兼顾实用性。可以先摇动或移动床具，检查所有的螺丝是否都拧紧了。准爸爸也可以用手或身体的力量亲自测试一下床的承受力。注意婴儿床的边边角角，避免购买棱角或棱线形的床具，否则这些边角会刮伤小宝宝。

婴儿床通常有护栏设计，一般对其高度和间距都会有一定要求，如高度至少要达到65厘米（包括床垫和床品的高度），护栏的间距不得超过6厘米。

此外，对于有雕花和色漆的婴儿床，孕妈妈和准爸爸就要留意雕花是否粗糙，以防磨坏小宝宝娇嫩的皮肤。还要检查色漆有无异味、是否含铅、是否会掉漆等，以免有损小宝宝的健康。

## 宜事先为宝宝购买衣物

在胎宝宝出生之前，应事先购买3个月大的宝宝所穿的衣物。一般包括内衣、连衣裤、上衣、袜子、毛线鞋等。每一种买上3～5件即可，不要买得太多。毕竟小宝宝长得快，买得太多也浪费，以后穿不上。在购买宝宝衣物时，应注意以下3点。

### ✅ 衣物的材质

◎为宝宝所购买的所有衣物应该为天然材质。

◎给宝宝挑选纯棉衣物，以免伤害宝宝娇嫩的皮肤。

◎严格区分羊毛和丙烯酸化纤织物，要给宝宝购买纯羊毛的衣服，以免伤害宝宝的皮肤。

### ✅ 衣物的样式

◎孕妈妈若想给宝宝购买一件式的连身衣物，最好挑选从领口到胯部有一排粘连扣设计的衣服。就尺寸而言，其大小最好比刚好合身的尺码要大一号。

◎孕妈妈给宝宝购买婴儿帽时，最好不要选择带有流苏或拖着一条长带子的设计。

### ✅ 衣物的大小

◎宝宝刚出生，一般只能穿婴儿服装中的最小号。但如果宝宝比较大，则可以考虑给宝宝买大一号的衣物，以免宝宝穿不上。

◎如果孕妈妈想给宝宝买长袖衬衫，衬衫的领子和袖口应该与宝宝贴合。

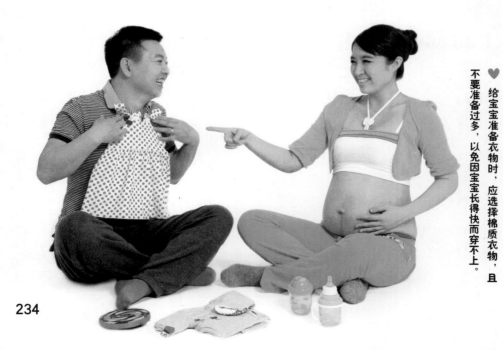

❤ 给宝宝准备衣物时，应选择棉质衣物，且不要准备过多，以免因宝宝长得快而穿不上。

## 宜采取正确的站姿和走姿

随着孕周的增加、胎宝宝的成长，孕妈妈行走越来越不方便，站着也很容易累。这主要是因为腹部逐渐向前突出，引起身体重心前移及骨盆韧带出现生理性松弛所致。因此，在日常生活中，孕妈妈走路时，要保持身体挺直、平衡并抬头，避免弯腰或用脚尖走路。站立时，应分开两腿，尽量让两腿平行，使身体的重心落在两脚之间。如果站立时间较长，还可分开两脚，一前一后站立，隔一段时间再变换两脚的位置，从而减轻疲劳。

 ## 宜美化卧室环境

为促进睡眠、迎接胎宝宝的到来，可适当妆点一下卧室环境。比如将卧室的窗帘和床上用品等换成自己喜欢的颜色，并尽量以暖色调为主，如粉色、橘红色等。卧具也要尽量以棉、麻材质为主，并且保暖效果好。需要注意的是，无论如何妆点，安全始终要放在第一位。

 ## 忌饭后运动

适当的运动对母婴健康有利，但运动也要注意时机，千万不可在埋头大吃之后立即运动。饭后的各个消化器官正处于活动旺盛时期，大量的血液都集中在这些器官中。如果此时立即运动，则会导致这些器官的供血量减少，加之运动引起的胃部摇晃，极容易造成消化不良、恶心、呕吐等症状。

因此，孕妈妈应在饭后休息一段时间再运动。一般而言，如果运动强度稍大，至少要休息1个小时。即使是轻运动，也应在饭后半小时进行。

### ♥ 孕产博士点点通 ♥

**孕妈妈不可空腹运动**

孕妈妈空腹运动，容易导致血糖过低，引起头晕、休克，发生危险。在每次运动之前，孕妈妈应谨慎饮食，不可吃得过饱，也不能空着肚子。如果感到饥饿，可适当吃一些零食再运动。

##  宜利用十字绣实施胎教

十字绣是一种简单的手部运动，同时也是一种有效的美工运动。孕妈妈绣十字绣对母婴双方都大有好处。

首先，可保持手指灵活，促进胎宝宝大脑发育。因为手指在活动的时候，会对脑部产生一定的刺激作用。而孕妈妈动手绣十字绣，就能把这种良性的刺激通过心电波、激素等传递给胎宝宝，促进胎宝宝智力的发育。

其次，可调节情绪，集中注意力。像十字绣这样的手工活动，技法简单、费用低廉，不会给孕妈妈带来任何压力。而且孕妈妈在绣十字绣的时候，心情也可得到平静，注意力也容易集中。

第三，可提升对色彩的认识。一幅十字绣作品，往往要用到许多不同颜色的线。在绣的过程中，孕妈妈搭配不同色彩的线，审美能力会有一定的提升。而胎宝宝能够直接感受到孕妈妈对颜色的认识，审美能力也会得到发展。

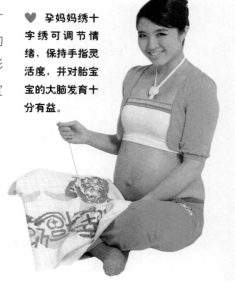

♥ 孕妈妈绣十字绣可调节情绪，保持手指灵活度，并对胎宝宝的大脑发育十分有益。

绣十字绣不仅有益身心健康，同时也可用于家居装饰，可谓一举两得。为了避免过劳，孕妈妈也要控制绣十字绣的时间，建议每次不超过1小时。

##  宜和胎宝宝玩"推一推"游戏

到了孕晚期，胎宝宝已经相当"成熟"了。意识和反应都比较灵敏，能较好地感知外界的事物。和胎宝宝玩"推一推"游戏不仅可以加强亲子交流，还可以让胎宝宝的身体各方面都得到锻炼。

孕妈妈和准爸爸可以从不同方位轻轻推动胎宝宝，但动作一定要轻柔，感觉一下胎宝宝的反应，形成一种互动的效果。一般而言，只要反复几次之后，胎宝宝就会有所响应。

"推一推"游戏进行的时间不宜过长，以免打扰胎宝宝的正常休息或使胎宝宝产生厌倦。

 # 宜实施"美育胎教"

美容、着装吸引着每位爱美女性的眼球，进入孕期之后，为了胎宝宝的安全健康才不得已放下，很多孕妈妈纠结不已。但事实上，即使挺着大肚子，也可以打扮得很漂亮。这不仅是一种积极的心态，更是一种良好的胎教方式。

孕妈妈听到美妙的音乐可对胎宝宝形成良性刺激，看到美丽的自然风景也对胎宝宝的成长有益。从某种程度上来说，这都是一种"美育胎教"，是孕妈妈对美的感受传递给了胎宝宝，而形成的一种良性刺激。孕妈妈注重妆容的修饰，获得美感，便也是一种"美育胎教"。无论是对胎宝宝还是对自己，都是非常有利的。

因此，在日常生活中，孕妈妈要穿着款式得体、颜色明快的孕妇装，保持头发的整齐与洁净，脸上也可画上恰到好处的淡妆。这样一来，孕妈妈便能显得精神焕发，从内心获得美的感受。

 孕产博士点点通

**关注内在气质的修炼**

美或不美，与孕妈妈的内在气质联系甚大。这就要求孕妈妈有大方得体的举止、文雅的言辞，还有不可缺少的内心修炼。在日常生活中，孕妈妈要学会自省，时常反思自己的情绪、言行，再加以不断地学习与改进。只有这样，内在的气质才能更上一层楼。

## 宜用莫扎特音乐实施音乐胎教

莫扎特的音乐别树一帜，是音乐史上的奇葩。心理学家认为，听莫扎特的音乐，可以增进脑力或记忆力。

有专家曾做过实验，结果证明，聆听10分钟莫扎特奏鸣曲就有增长智力的效果。尽管有人对这一结果举出了反例，认为所谓的莫扎特效应并无事实基础，但人们对此仍然保持高度兴趣。因此，孕妈妈不妨带着胎宝宝一起感受一下莫扎特音乐的神奇魔力。

 ## 宜教胎宝宝学习汉语拼音

语言胎教的意义一方面是为胎宝宝的语言发展奠定基础。因此，孕妈妈不妨带着胎宝宝一起来认识一下汉语拼音，另一方面可训练胎宝宝的语言能力，另一方面也丰富了语言胎教的内容。

学习汉语拼音，要从最简单的"α"、"o"、"e"开始学起。先准备字卡，对照着字卡，一个字母，反复念几遍，边念边写。每念一遍，就用手指写画出该字母。比如在教"α"时，对照写有"α"的字卡，一边要正确地反复发好这个音，一边用手指写它的笔画。同时，要将"α"的视觉形状和发音深深地印在脑海里。这样一来，孕妈妈发"α"的这一个信息，就会以最佳状态传递给胎宝宝，从而有利于胎宝宝的大脑接受此信息，去理解并记住它。

除此之外，还可以进一步将拼音字母组合起来，比如"α"和"o"，组成拼音"αo"，然后反复念诵，大脑中浮现出"αo"的视觉形状。此时，还可以告诉胎宝宝，"好孩子"的"好"，"淘气"的"淘"，都有"αo"的音等。通过这种逐步强化深入的学习方式，可为胎宝宝以后的学习能力奠定坚实的基础。

 ## 宜和胎宝宝玩折青蛙

现在我们为孕妈妈介绍一款折青蛙的游戏，希望孕妈妈能在游戏中得到快乐，也希望胎宝宝长大后能成为一个心灵手巧的人。具体做法如下。

1.选一张正方形纸，沿中间对折（图①）。

2.压折其中一个角（图②）。

3.再压折另外一个角（图③）。

4.两个角全部压折以后，将面对你的这一面的两个角向上折，作为青蛙的两条前腿（图④）。

5.再将青蛙翻过来，使其两个前腿着地，将对着你的这一面的两个角沿着虚线向内折，作为青蛙的两个后腿（图⑤、图⑥）。

6.为青蛙画上眼睛。这个好玩的小青蛙就大功告成了（图⑦）。

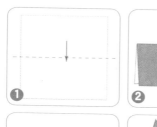
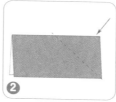
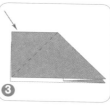
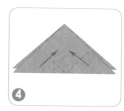
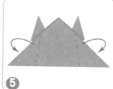
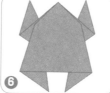
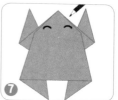

 **忌将不良习惯"遗传"给胎宝宝**

宝宝的容貌、智力、血型等受父母双方的影响。但鲜为人知的是，宝宝的某些生活习惯的形成也是"遗传"所致。

瑞典有一位叫舒蒂尔曼的医生。他曾做过这样一项实验，通过观察孕妈妈的睡眠习惯来研究新生儿的睡眠规律。通过长时间的跟踪调查显示：新生儿的睡眠形态受孕妈妈的睡眠习惯影响，并表现出相同的规律。如果孕妈妈在孕期内入睡的时间较早，新生儿也会表现出相同的习惯而早睡。如果孕妈妈习惯晚睡，则新生儿入睡的时间也比较晚。由此，专家们做出了大胆的想象与推测，认为孕妈妈在孕期的各种习惯会"遗传"给胎宝宝，使胎宝宝在某些方面与孕妈妈有着共同的节拍。因此，如果孕妈妈在孕期内有生活不规律及其他不良习惯则应尽快改过来，这样也有益于身心健康。

## 宜进行第7~8次产检

进入孕8月之后，孕妈妈要每两2进行1次产检。第7次产检在孕30周进行；第8次产检在孕32周进行。

### ✅ 第7次产检

◎例行检查。

◎基本测量。

◎超声波检查：了解胎盘情况、脐带有无缠绕、羊水量、胎心音等。

### ✅ 第8次产检

◎例行检查。

◎基本测量。

◎观察项目：是否贫血、胎宝宝大小与孕周是否相符，做胎心监护。

 ## 高龄孕妈妈宜知配合产检的重要性

超过35岁之后，女性的各种功能会有所下降，阻碍健康孕育的各种因素会随之增加。因而高龄孕妈妈遭受病毒感染，发生染色体变异，生出畸形儿的概率会大大增加。因此，为确保母婴健康，除例行的产检之外，高龄孕妈妈还应进行更多的"额外产检"。

一般而言，需要增加相应的B超检查次数；在孕24~28周要进行葡萄糖耐量测试，以确定是否患有糖尿病；从孕8月就要每周检查1次，若发现胎心音减弱、胎动减缓、胎位不正等，应该及时采取措施。

此外，孕晚期针对高龄孕妈妈骨骼、韧带、肌肉的弹性下降等特征，需要专业的医生帮高龄孕妈妈做产道和骨盆检查，看能否自然分娩。

 ## 宜知如何辨认胎盘成熟度

除了孕妈妈会影响胎宝宝的健康，胎宝宝的健康状况也影响着孕妈妈的安全。在必要情况下，孕妈妈需要终止妊娠，进行引产。做好胎宝宝成熟度的认证或检查，是引产的前提。

胎宝宝成熟度的鉴定一般可以通过测量子宫底的高度和腹围的大小计算得出，但是最好是通过B超详细检查胎盘的成熟度。胎盘的成熟度一般可以分为3个等级：Ⅰ级、Ⅱ级和Ⅲ级。

Ⅰ级是指胎盘成熟的早期阶段，Ⅱ级是指胎盘已经接近成熟，而Ⅲ级则指胎盘已经成熟。一般而言，随着孕周的递增，胎盘功能会逐渐下降。到接近足月时，胎盘成熟度大多为Ⅱ级或Ⅲ级。

如果在孕22周左右，胎盘成熟度就达到了Ⅱ级；或孕35周左右，胎盘成熟度达到了Ⅲ级，则说明胎盘功能退化不正常，胎宝宝会有生命危险，需及时采取应对措施。

如果不可继续妊娠，且孕期不满36周，就应进行胎盘成熟度的检查，以确认是否可以进行引产。

 ## 宜知什么是胎盘前置

进入孕28周后，胎盘附于子宫下段，有的甚至到达胎盘下缘或覆盖宫颈内口，位置低于胎宝宝先露部，叫胎盘前置。

胎盘前置是导致分娩大出血的常见原因。进行B超诊断时，必须注意孕周数。如果在孕中期发现胎盘前置的状况，进入孕晚期之后，应复查B超。

进入孕晚期之后，孕妈妈若出现没有预兆的大出血，或经常在夜晚因阴道出血而醒来，无疼痛、反复发作，量多时甚至会导致休克等现象，则可能是胎盘前置。孕妈妈应及时就医诊治，如果处理不当，会危及母婴安全。

## 宜预防胰腺炎

进入孕晚期之后，孕妈妈血中孕激素水平升高，胆固醇分泌增多，子宫压迫胆道系统，容易导致胆汁排泄不畅，形成胆结石。这样一来，结石会引起胰液排出不畅，导致胰腺炎。如果孕妈妈营养过剩，不但会使体重增加过快，增加出现巨大儿的风险，同时也容易诱发胰腺炎。尤其是高脂肪食物的过量摄入，更会增加孕妈妈罹患急性胰腺炎的风险。

急性胰腺炎会引起持续性宫缩，最终导致子宫胎盘血液循环障碍，可威胁到胎宝宝的生命安全。因此，孕妈妈在孕晚期一定要合理饮食，不吃不洁食物，避免暴饮暴食，并控制高脂肪食物的摄入量。

 ## 宜科学应对孕晚期尿失禁

有的孕妈妈会随着孕周的递增而出现尿频加重的现象。进入孕晚期之后，往往一声咳嗽、一个喷嚏或大笑一声，都会引起尿意，甚至出现尿失禁现象。

这是一种正常现象，孕妈妈无须过多忧虑。日常生活中，孕妈妈千万不可憋尿，也不要减少正常的饮水量。可做骨盆收缩运动，以强化骨盆肌肉张力。经常收缩会阴的肌肉，每次10下，连续10～12次，一天4次。日常饮食中，要多吃水果和高纤维食物，以减少尿失禁的发生。如果存有其他并发症状，孕妈妈就要及时就医。

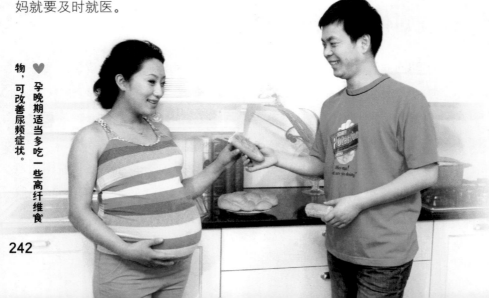

♥ 孕晚期适当多吃一些高纤维食物，可改善尿频症状。

## 宜纠正胎位不正

胎位是指胎宝宝在子宫中的位置。胎位的正常与否影响着分娩是否能够顺利进行。一般而言，正常的胎位是指胎宝宝头部朝下、背朝前，胸向后、两手交叉于胸前、两腿盘曲、头俯曲、枕部最低的状态位置。这种胎位有利于分娩，胎宝宝的头部将先伸入骨盆，可顺利生产。

因此，除正常胎位之外，其余胎位皆属于胎位不正，是导致难产的重要因素。有的胎宝宝尽管是头部朝下，但头部却变为仰伸或枕骨在后，这也是不正常的胎位。

在孕30周之后，孕妈妈应积极配合检查，一旦发现胎位不正，就要在医生的指导下矫正。

除此之外，孕妈妈也可以通过一些小动作调整胎位。具体方法为：侧卧时可同时向侧卧方向轻轻抚摸腹壁，每天做2次，每次10～15分钟。这种方法可将处于横位和枕后位的胎宝宝调回正常胎位。

如果此法不通，则需由医生采取倒转术。若至临产前还不能转为正常胎位，就难以自然分娩，要提前住院，由医生选择恰当的分娩方式。

 ## 宜使用腹带

进入孕晚期之后，孕妈妈的腹部高高隆起，行动相对迟缓，为增强身体的灵活性与舒适感，可使用腹带为身体减轻负担。腹带主要有以下几个作用。

◎束以腹带、支托下垂的腹部，会使孕妈妈感到轻松、灵便。

◎胎位不正已经纠正后，使用腹带可防止胎宝宝转动。

◎支撑腹部、安定胎宝宝，同时还有预防腹部受凉的好处。

孕妈妈使用腹带不是为了美观，束系的松紧要适度。太松时起不到支托的作用，太紧又会妨碍呼吸与消化。晚上睡觉时，应解开腹带。

对于腹部没有明显下垂的孕妈妈也可不用腹带，但最好还是使用。对于腹带的选择，一般以弹性较好、可调整性强为标准。便于穿戴与较好的透气性也是选择腹带的重要因素。

# 宜妥善处理皮肤瘙痒

孕妈妈由于新陈代谢、激素分泌的改变，常会引起皮肤上的变化，出现瘙痒症状。这样的症状一般都是正常的生理现象，孕妈妈无须过于忧虑，平时在饮食、起居方式上稍加注意即可。

## ✅ 饮食调节法

饮食上宜多吃一些富含维生素C的食物及富含钙的食物，如新鲜蔬菜、水果、豆类、豆制品、乳制品等。避免吃辛辣刺激的食物。瘙痒发作期间，鱼、虾等易引起过敏的食物不要吃。

## ✅ 清洁保养法

做好卫生工作，保持皮肤干爽清洁。宜穿宽松的棉质衣服，不透气的衣服不要穿。领子、袖口、裤脚处不可裹紧。避免出汗，有汗要立即擦干。最好也不要吹风扇、空调等。

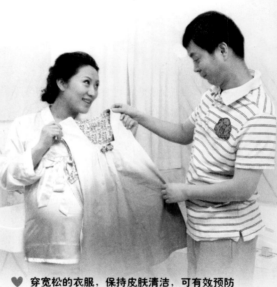

## ✅ 静心安神法

过度疲劳、紧张、忧虑、情绪波动等因素导致自主神经功能紊乱，也会引发皮肤瘙痒。因此，保持良好的情绪及睡眠也是必不可少的。

 穿宽松的衣服，保持皮肤清洁，可有效预防及改善皮肤瘙痒症状。

 孕产博士点点通

**孕妈妈不可盲目止痒**

皮肤瘙痒发作时，孕妈妈不要用指甲用力抓挠，以免刮伤皮肤，造成皮肤感染。皮肤一旦感染，最好不要用水冲洗，以免引发炎症。即使没有发炎，也要避免使用容易使皮肤干燥的清洁用品，如消毒药水、肥皂等。

## 忌忽视胎盘早剥

在正常分娩中，胎宝宝娩出后，胎盘才会从子宫剥离并娩出。如果正常位置的胎盘在孕晚期或分娩中于胎宝宝娩出前就从子宫部分剥离或全部剥离，则称之为胎盘早剥。

胎盘早剥是一种严重的并发症，发病时间较快、危害大。重症者，可导致死胎、凝血功能障碍等，严重威胁母婴安全。

胎盘早剥多发于患有血管病变的孕妈妈，比如妊高征、慢性肾脏疾病等，如果患有这些疾病，则应提防胎盘早剥的发生。

在日常生活中，孕妈妈应注意安全，以免摔倒、撞击或挤压，从而增加胎盘早剥的风险。

按时产检是一种预防胎盘早剥的有效手段，可及时发现异常，尽早处理。

一般而言，确诊为胎盘早剥之后，应结束妊娠，这样才可确保母婴安全。而孕晚期的阴道流血、流羊水、突发性腹痛及胎心异常等症状都可能是胎盘早剥的前兆。凡在孕晚期出现这些症状，都应及时入院就诊，将各种危险的可能性降到最低。

 ## 忌频繁产检

产检是一种确保母婴健康的有效手段，但不少孕妈妈过度担心胎宝宝的安危，将产检当成一种随时监控胎宝宝的方式。在1个月之内，往往会进行多次产检，如若不然，则忐忑不安。

过度的担忧就会影响胎宝宝的健康成长。如果总有"宝宝不够健康"的想法，生出的宝宝又怎能健康呢？再者，频繁的产检也会扰乱胎宝宝的生活，尤其是超声波等检查，更是影响胎宝宝健康的重要因素。

因此，孕妈妈要合理对待产检，要明白适当的产检足以确保母婴健康。

一般而言，产检在孕7月之前要每月做1次；而进入孕8月之后要每2～3个星期查1次；临近预产期时每周查1次。尤其在孕晚期，孕妈妈只要按医嘱进行必要检查即可，无须过多担忧。

# 好孕生活月月记（孕8月）

体重

腹围

宫高

血压

产前
检查

医生叮嘱

♥ 心情标签

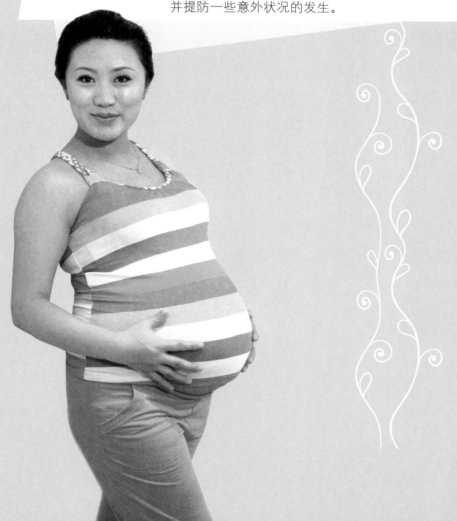

# Part 10

# 孕9月：
## 备俱万事候
## "东风"

为确保安全、顺利分娩，孕妈妈在本月要做好入院准备，并适时休产假。营养的补充不可放松，尽量少出行、忌忧心，并提防一些意外状况的发生。

# 饮食营养宜忌

 **宜掌握时机为胎宝宝储存营养**

胎宝宝体内的营养储备主要在孕晚期的最后2个月进行，孕妈妈一定要把握营养摄取的时机。宜适当注意钙、铁、维生素等营养成分的补充。就补钙而言，主要在孕36周之前进行补充，孕36周之后则最好不要服用钙剂。

 **宜喝酸奶**

酸奶是一种营养丰富的食品，不仅富含钙、蛋白质，同时还含有对人体有益的乳酸菌。酸奶中的乳糖经发酵，已分解成易被小肠吸收的半乳糖与葡萄糖，因此可避免某些人喝牛奶后出现的腹胀、腹痛、稀便等乳糖不耐受症状。由于乳酸能产生一些抗菌作用，因而酸奶对伤寒等病菌，以及肠道中的有害生物的生长繁殖都有一定的抑制作用，并且可在人体肠道里合成人体必需的多种维生素。

需要注意的是，酸奶中的添加剂应引起孕妈妈的重视，有的添加剂中含糖量较高等，以免添加剂中的成分对母婴造成伤害。

 专家直"答"车

**Q** 我听说吃香蕉有好处，但一天吃多少合适

**A** 孕妈妈1天吃1根香蕉比较合适，多则不宜，否则容易引起肠胃不适。

## 宜服用酵母片

对于孕期的食欲不振现象，孕妈妈可吃1~2片酵母片进行改善。酵母片中含丰富的B族维生素、烟酸、叶酸等营养物质，不仅有利于孕妈妈的身心健康，而且有利于胎宝宝的生长发育。尤其是有的孕妈妈吃一点东西胃就难受，甚至有胃灼热等不适症状，此时就不妨服用酵母片。

 ## 宜吃有助稳定情绪的食物

情绪在孕期内一直是影响母婴健康的重要因素。进入孕9月之后，即将迎来熟悉而又陌生的小宝宝，孕妈妈心里自然百感交集。既有与宝宝见面的惊喜期待，也会夹杂着对分娩的恐惧不安。因此，越到关键时刻，孕妈妈越要保持镇定。

饮食上，孕妈妈可多摄取有助于稳定情绪、克服恐惧的食物，如以下食物。

◎**深海鱼**。深海鱼中含有一种脂肪酸，与抗抑郁药物的作用类似，可舒缓紧张情绪，明显改善焦虑、沮丧、失眠等症，如鲑鱼等。

◎**富含维生素C及B族维生素的食物**。维生素C是"快乐因子"——多巴胺的主要成分，有静心安神、增强抗压能力的作用。富含维生素C的食物有新鲜蔬果、动物肝脏等。B族维生素可维护神经系统健康，减轻情绪波动。鸡蛋、牛奶、芝麻、南瓜子、谷类等都富含B族维生素。

◎**富含镁、钾元素的食物**。镁具有放松神经的作用，而钾具有调节血压、稳定情绪的作用。富含镁的食物有豌豆、红小豆、菠菜、空心菜等。富含钾的食物有香蕉、西红柿、酪梨、瘦肉及坚果类。尤其是香蕉，更被心理学家们看作是"快乐的水果"。

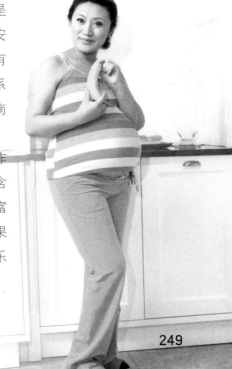

♥ 孕妈妈每天吃1根香蕉有助于稳定情绪，对母婴健康有利。

## 宜吃富含胶原蛋白的食物

胶原蛋白是一种基本蛋白，含有多种人体必需的氨基酸，具有良好的亲和性和保水性，对皮肤有滋养保护作用，可增强皮肤弹性、细化毛孔。

孕晚期，由于孕妈妈自身皮肤的自我调节能力相对下降，胶原纤维和弹力纤维活力较低，导致皮肤的"能量"不足，无法对抗激素分泌改变对皮肤造成的损伤。此时若摄取额外的胶原蛋白，则对维护皮肤健康非常有益。

因此，孕妈妈不妨多吃一些富含胶原蛋白的食物，如猪蹄等，具有维持皮肤年轻态，预防衰老的作用。

 ## 宜量少多餐

进入孕晚期之后，为确保顺利分娩，体重的控制是日常生活的一项重要内容。由于胎宝宝的增大挤压胃部等因素，孕妈妈此时更应重新采取少吃多餐的方式。原则上，还应注意饮食的多样化，以确保各种营养的供应。此外，还要避免一次性大量喝水，以免填充胃部空间，影响正常进餐。

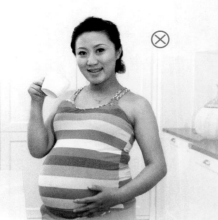

♥ 孕晚期，孕妈妈不可以一次性喝水过多，以免影响正常进食。

 ## 忌晚餐过于丰盛

晚餐在人们的生活中担负着承接的重要作用，既要补充一下午精力、体力的耗费，又要供应长时间睡眠的能量消耗。孕妈妈一人吃、两人用，更要重视晚餐营养的补充。既然补充营养是进餐的主要目的，那么晚餐是不是越丰盛越好呢？

休息及睡眠时，人体能量消耗较少，一般只要提供较少的热量和营养物质，满足身体维持基础代谢即可，孕妈妈也不例外。

因此，晚餐没必要过于丰盛。如果晚餐吃得过饱，营养过多，还会增加肠胃负担。特别是饭后不久就睡觉，人体在睡眠时肠胃的活动会减弱，更不利于食物的消化。

恰到好处的晚餐应以稀软清淡为主，同时还不能吃得过多、过饱，这样才有利于消化，有利于睡眠，也有益于胎宝宝正常发育。

 ## 忌用铝锅烹饪食物

铝进入人体之后，只有少量排出体外，大部分都会在人体内积存。如果摄入过量的铝，积存在人体内的铝则会超过人体负荷，容易造成大脑损伤，还可能导致贫血、骨质疏松等症。如果孕妈妈摄入过量的铝，还会影响胎宝宝的大脑发育及体格成长，造成诸多不利。

铝壶、铝锅等铝制品或铝合金制品，都是铝元素进入人体的来源。尤其是炒菜时再加醋，还会加速铝的溶解；铅制品及彩色搪瓷制品也不宜用于烹饪食物，否则也会使铝元素溶解到食物中。

因此，孕妈妈在日常生活中最好不要使用铝锅等餐具烹饪食物。

 ## 忌吃田鸡

鲜活的野味往往被人们视作美食佳品，乡野间常见的田鸡便常被人们私自捕食，端上餐桌。但无论如何，孕妈妈切不可吃田鸡，以免增加母体和胎宝宝感染寄生虫的机会。

如果孕妈妈被寄生虫感染，寄生虫会在其体内释放毒素，使得身体组织发生炎性改变，甚至溶解、坏死，形成脓肿或肉芽肿。寄生虫的幼虫可以穿过胎盘危害胎宝宝，在孕早期可引起死胎、流产；孕中、晚期可使胎宝宝发生畸形。

此外，野生田鸡肉中还可能存有大量化学杀虫剂。如果孕妈妈常吃野生田鸡肉，则容易导致体内蓄积的杀虫剂含量越来越多，从而引起胎宝宝甲状腺素分泌减少，导致胎宝宝的大脑和神经系统的发育受到阻碍。

这样一来，胎宝宝出生后不仅会身材矮小，而且存在某种程度上的运动及智力发育障碍。

**宜提前做好分娩计划**

进入孕9月之后，孕妈妈应提前做好分娩计划，以迎接分娩的来临。主要包括以下几点。

### ✅ 入院准备

即将迎来分娩，入院分娩等相关手续费用应提前准备，以满足各项资金支出。并根据资金、环境、硬件设施等多方面的因素选择待产的医院，且以产检医院为最佳选择。

### ✅ 分娩环境安排

◎是否可以在分娩室放一些能让自己感到亲切的物品（亲人的照片或亲人的衣物等）。

◎是否可以在分娩室里录音、拍照或摄像。

### ✅ 应对分娩的各项准备

◎麻醉镇痛药物及其注射时间是否可以自己选择。

◎是否同意分娩过程中使用外阴侧切手术。

◎是否愿意服用药物以加速胎盘脱落。

◎是否接受男产科医生为自己接生。

### ✅ 分娩后的安排

◎希望谁是第一个抱宝宝的人（丈夫或婆婆等）。

◎是否可以选择分娩时穿着的衣服。

◎当宝宝顺利分娩出来后，你是否想要抚摸宝宝。

# 宜提前做好入院准备

确定待产医院之后，孕妈妈及家人应做好入院的相关准备，以便顺利入院，协助各项流程的妥善进行，确保顺利分娩及分娩后的安排。主要包括以下几点。

## ✅ 基本准备

◎熟悉从家到医院的交通路线，估算从家到医院的时间，尤其要确认交通高峰期、夜间等特殊时段的最佳路线和花费的时间等。

◎了解分娩医院的住院流程，包括入院费用、相关手续及押金费用等。

◎备齐所有入院所需的重要物品，包括身份证、就诊卡、围产手册、现金等。

◎做好急诊的准备，熟悉医院的布局，明确急诊挂号的程序。

## ✅ 备好待产包

待产包里面装的东西都是孕妈妈临产时的必需品，不仅要有孕妈妈的日用品，还要有即将出生的宝宝的日常用品。

◎**孕妈妈的日用品**：内衣2套，拖鞋1双（冬天最好是棉拖鞋），袜子2双；哺乳衣2件，哺乳文胸2件，防溢乳垫1盒，吸奶器1个；洗脸和洗脚的毛巾各1条，洗脸和洗脚的塑料盆各1个，梳子、镜子、牙具、护肤霜等；小记事本、笔、MP3，用以放松心情；喝水杯1个，餐具1套，红糖1包；夜用卫生巾4包，日用卫生巾2包，一次性内裤1包，卫生纸2卷，餐巾纸、湿纸巾各1包。

◎**宝宝的常用品**：内衣2～4套，包单2～4条，帽子1顶，抱被1条，小被子1条；婴儿浴盆1个，浴巾1条，婴儿专用洗发露、沐浴露各1瓶，婴儿润肤露1瓶，婴儿护臀膏1支；婴儿专用纸尿裤1包，婴儿柔湿巾1包，婴儿口手巾1包；新妈妈未必能很快下奶，最好也准备好奶瓶和奶粉。

 # 宜合理安排孕晚期运动

孕晚期保持适当的运动是非常有必要的，但孕妈妈要特别注意运动的时间和运动量。一般每周坚持3～5次运动，每次时间不超过20分钟即可。如果明显感到劳累，应及时休息，切不可强行运动，且最好有家人随身看护。

## 宜考虑休产假的相关事宜

怀孕至今，一直在工作的孕妈妈应休产假了，孕妈妈应做好周密而全面的产假计划，以确保工作生育两不误。

### ✅ 确定产假的时间

孕妈妈应提前确定请产假的时间，以配合工作上的调度与交接，让领导及时找到工作接手人或代理人，以免耽误工作，影响到公司的整体进度。

### ✅ 明确工作交接

工作的交接是请产假的重要内容，首先要找到工作的接手人或代理人，然后与其充分沟通，让对方了解工作流程和环节，让其适应工作环境和工作性质。此外，最好能写一个工作交接单，以免交接出现遗漏情况。

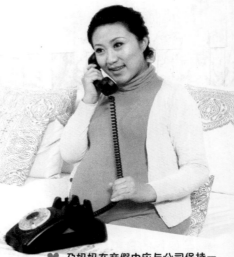

♥ 孕妈妈在产假中应与公司保持一定的联系，以便工作接手人咨询相关事宜。

 ## 宜知晓如何辨别真假阵痛

阵痛是分娩的前兆，就像胎宝宝急于来到世界的呼唤。大多数的阵痛都是分阶段性的，主要包括阵痛信号、假性阵痛和真性阵痛，孕妈妈一定要严格加以区分。

### ✅ 阵痛信号

阵痛信号的出现，预示着身体已准备进入阵痛阶段。主要有以下特点。
◎骨盆因为胎宝宝头部的下降出现明显的下坠感。
◎阴道分泌物增加，并伴有褐色黏液。
◎子宫收缩的次数与强度持续不断增加。

### ✅ 假性阵痛

假性阵痛是指子宫开始收缩，甚至出现类似阵痛的症状，但此时离分娩阵痛还有一段时间。主要特征是：

◎子宫收缩一直保持同一个强度，并没有出现增强的迹象。

◎子宫收缩的间隔时间毫无规律。

◎当孕妈妈活动身体或变换姿势时，子宫的收缩会慢慢减弱，甚至终止。

◎腹部疼痛胜于腰部疼痛。

### ✅ 真性阵痛

当真正意义的阵痛出现之后，预示着分娩即将开始。主要有以下特征。

◎随着时间的逐渐推移，阵痛现象越来越强烈。

◎阵痛的间隔时间缩短，出现一定的规律性。

◎羊水开始流出，已完全浸湿内裤。

##  宜掌握缓解假性阵痛的方法

假性阵痛即是让孕妈妈"白痛了一回"。对此，孕妈妈可不要勉强承受，应采取一些相应的有效措施与之"对抗"，可用的方法有：

### ✅ 按摩缓"酸"法

假性阵痛引起的腰背酸痛是孕妈妈最难以忍受的，针对特别疼痛或酸痛的地方，可进行按压式按摩。若不方便，可让准爸爸代劳。

### ✅ "坐视不理"法

采取舒适的坐姿，可舒缓阵痛，并保证正前方有借力的地方可抓握。最好可以多走路、爬楼梯以催加产程，以免加重疼痛感。

## 宜警惕静电的危害

静电放电现象寻常可见，比如脱衣服时发出"啪"的一声，若在黑暗中还会出现火花；干燥时节，待人接物，也容易被电得猛然甩开手。

静电放电看似微不足道，但却能发出3.5万伏的高压，只因电流量较小，才不足以造成致命的伤害。但静电的存在，却难免影响心电传导，容易导致燥热、不安、头痛、心律不齐等症，对健康不利。因此，孕妈妈最好远离静电，以免对母婴健康造成危害。

在日常生活中，孕妈妈平时可以多穿布鞋，少穿橡胶鞋、球鞋等；少接触带电的物品，这样可以使身上的静电能随时通过接触地面而流走，同时还要避免长时间待在高楼大厦及电脑聚集的地方；应穿棉布、丝绸、羊毛等天然纤维的衣服，少穿合成纤维的衣服，尤其是在冬季，最好使内外衣布料一致，避免摩擦起静电。

 ## 宜多做产前呼吸练习

临近分娩，孕妈妈多练习一些呼吸技巧可助顺利分娩，缓解产前阵痛及分娩疼痛。如以下介绍的产前呼吸法。

这种产前呼吸法主要包括三个阶段：第一个阶段是大口呼吸。在最短的时间内供应最大的氧气量。孕妈妈可以5秒钟为标准，先大口吸气，然后在心中默数数字，让自己有储存气息的感觉，然后将气体慢慢呼出。呼气时间是吸气时间的2倍，这样反复做4～5次。

第二阶段是屏气呼吸，这主要是用在分娩过程中。其内容是先深吸一口气，然后尽量不要吐出。这种呼吸有利于在分娩中促使胎宝宝的娩出。

第三阶段是哈气呼吸，主要用于胎宝宝头部出来后，孕妈妈宜采取的呼吸方式。哈气呼吸就是短频快地呼吸，即"哈"、"哈"地吐气。动作要快，要保持呼吸均匀通畅。

如果孕妈妈经常练习以上呼吸法，进而熟练之后，在分娩时即可收到良好的效果。

## 宜积极预防打鼾

打鼾就是打呼噜，对于任何人而言，打鼾都会造成一定程度的危害。因为闭气的原因，很容易造成器官受损，尤其是心脑器官。同时也容易导致一些病症的发生，如神经疲惫、头晕失眠，甚至诱发脑卒中及偏瘫等。

如果孕妈妈有打鼾的现象，还会影响到胎宝宝的健康。专家认为，打鼾的孕妈妈患先兆子痫的概率较高。如果打鼾现象较为严重，还会导致血压升高，增加低氧血症发生的可能性。这些疾病或有可能会连累到胎宝宝，影响其正常发育。

在日常生活中，打鼾较为严重的孕妈妈还应注意胎宝宝的心律是否正常。为胎宝宝的健康安全考虑，有打鼾现象的孕妈妈最好向医生咨询治疗。

 ## 忌孕晚期乘坐飞机

进入孕晚期之后，孕妈妈最好不要乘坐飞机。在飞机起降过程中的气压差、失重与超重等因素容易加重心脏、肝脏等器官的负担，使孕妈妈产生不适感。这样的影响在孕早期及孕晚期尤为明显，容易造成流产或早产等危险。因此，在孕7月之后，孕妈妈最好不要乘坐飞机。

此外，孕早期的3个月内，胎宝宝的情况尚不稳定，也不建议乘坐飞机。孕妈妈可在孕中期偶尔乘坐飞机，但应有家人随从看护。孕妈妈在飞机上，每隔一段时间应起身站立片刻或做伸展运动。

 专家直"答"车

**Q** 有早产史的孕妈妈可以乘坐飞机吗

**A** 有早产史的孕妈妈最好不要坐飞机。此外，有自然流产史、严重贫血症的孕妈妈也不能坐飞机。如果出现先兆流产、宫外孕、胎盘异常或患有高血压、心脏病等内科疾病的孕妈妈都不可坐飞机。

##  宜教胎宝宝认识数字

孕妈妈教胎宝宝认识数字，可以间接地奠定胎宝宝的数学基础，对胎宝宝的大脑发育有益。在实施"教学"的过程中，孕妈妈可以制作漂亮的卡片，上面写上数字，也可以买儿童识数卡片。有了这些图形做基础，就可以将其视觉化后传递给胎宝宝。孕妈妈可以找个舒适的地方坐下，面带微笑，心中想象胎宝宝认真学习的样子，用手抚摸胎宝宝，用清晰的声音从"1"念到"8"，最好数词和量词一起念，如"1个草莓"。还可以用形象的比喻来告诉胎宝宝，比如"1像一个手指头"；"2像小鸭水上漂"等。通过形象的描绘，将各种与数字有关的形象传输给胎宝宝。

将学习内容与生活紧密地联系在一起，用周围的东西进行实物"教学"，是一种有效的胎教方式。

##  宜和胎宝宝做启智游戏

胎教不应是一个枯燥的过程，而应充满了欢声笑语。如果孕妈妈觉得平时的胎教方式不够灵活，此时不妨拉着准爸爸和胎宝宝玩几个启智游戏。在欢快之余，也对胎宝宝的成长有益。

### ✅ 摸宝物

把家里使用过的卫生纸盒留下，将洞口稍微剪大，在里面放进一些玩具、糖果等，就能玩神奇宝盒的游戏了。请孕妈妈往纸盒内摸一摸，在拿出"宝物"之前说出名称，或者给自己一个指令，然后按指令拿出东西来。由于孕妈妈使用触觉来进行判断，能间接开发胎宝宝右脑的潜能。

捡豆豆

孕妈妈可准备一些豆子或米粒，运用手指将一粒米拿起，从A点移动到B点，重复这一步骤，直到所有的米都被移动。手指的应用是刺激脑部发育良好的方法。孕妈妈也可以一次拿2～5颗，或是把算数的观念加入到这个游戏中。

无论是什么样的游戏，胎宝宝可能不会很完美的配合。孕妈妈不可急躁，更不能玩得太"入戏"而影响胎宝宝休息。

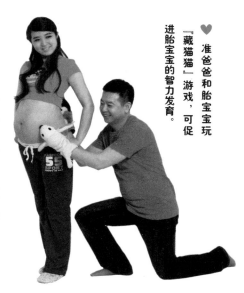

准爸爸和胎宝宝玩"藏猫猫"游戏，可促进胎宝宝的智力发育。

藏猫猫

准爸爸轻轻拍打胎宝宝，对胎宝宝说："爸爸要藏起来了，小宝宝找找看。"然后把脸贴在另一边的腹壁上，让胎宝宝"找"。如果胎宝宝没有找到，要耐心地轻抚他，鼓励他继续找。

## 宜和胎宝宝一起玩扑克牌游戏

扑克牌可当做日常消遣的游戏来玩，也可以当做一种胎教的手段。比如扑克牌接龙就是一个很有趣的胎教游戏。

孕妈妈首先拿出一副牌，然后再带着胎宝宝找出其中同花色的牌，这是第一步。第二步，将同花色的扑克牌从小到大排列，并一边排一边告诉胎宝宝手中的牌是什么，而且要和上一张牌的大小作比较。第三步，排完之后，在脑子里回忆一下扑克牌的顺序，再将扑克牌打乱，重新排列一次。

这个游戏对加深胎宝宝对数字递增和递减规律的感知，可谓是一个好办法。另外，也可以把扑克牌当成数字卡片，对胎宝宝进行认识数字的教育。也可用扑克牌来进行简单加减法，为提高胎宝宝对计算的兴趣及促进胎宝宝计算能力的发展打下了基础。

孕妈妈教胎宝宝玩扑克牌时，可以请准爸爸一起参加这个游戏，这样可以活跃气氛，加强胎教效果。

# 宜学简笔画

简笔画简单易学、内容丰富，是孕期内一项较好的胎教题材。孕妈妈可通过学简笔画来陶冶情操。在那简单的线条中，展现出颇有技巧性的绘画手法，让孕妈妈体会到绘画的美妙，从而对胎宝宝起到良性的影响，有助于拓展其审美潜能。下面是一只手套的简笔画画法。

1.先画三条平行线，注意三条线之间的距离略有不同，第一条与第二条线之间的距离略大；第二条与第三条线之间的距离略小（图①）。

2.用弧线将三条平行线之间的缺口封上（图②）。

3.画出手套的整体轮廓（图③）。

4.注意在大拇指的位置要留出一定的空间（图④）。

5.可利用自己喜欢的彩色铅笔，给手套画上美丽的图案。图案的选择可根据孕妈妈的爱好而定（图⑤）。

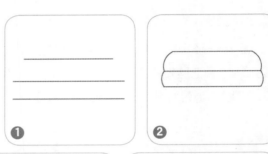

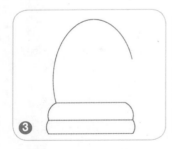 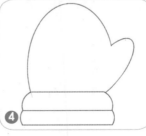 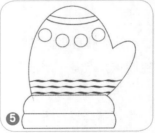

 # 宜带胎宝宝一起玩数独游戏

"数独"并非新事物，已经存在有数百年的历史。18世纪，瑞士数学家莱昂哈德·欧勒发明了"拉丁方块"，其实就是数独，但那时并没有引起人们的兴趣。直到20世纪70年代，美国杂志以"数字拼图"的名称将"拉丁方块"重新推出，才引起人们的目光。"数独"的名称源自日本，意为"独个的数字"或"只出现一次的数字"。

游戏规则

在9×9的格子中，用几组1到9的阿拉伯数字填满整个格子，要求符合。

1.每一行都用到1~9，位置不限。

2.每一列都用到1~9，位置不限。

3.每3×3的格子都用到1~9，位置不限。

数独展示

| 8 |   |   |   | 6 |   |   |   | 2 |
|---|---|---|---|---|---|---|---|---|
|   | 4 | 9 | 7 |   |   |   | 1 |   |
|   |   | 3 | 8 |   | 4 | 6 | 9 |   |
|   |   | 1 |   | 9 |   | 5 | 7 |   |
| 5 |   |   | 2 |   | 6 |   |   | 3 |
|   | 3 | 6 |   | 1 |   | 4 |   |   |
|   | 1 | 2 | 3 |   | 5 | 7 |   |   |
|   | 7 |   |   |   | 9 | 2 | 5 |   |
| 4 |   |   |   | 2 |   |   |   | 8 |

答案：

| 8 | 3 | 6 | 7 | 2 | 1 | 5 | 9 | 4 |
|---|---|---|---|---|---|---|---|---|
| 1 | 3 | 7 | 8 | 9 | 4 | 2 | 5 | 3 |
| 9 | 4 | 5 | 8 | 3 | 1 | 7 | 5 | 1 |
| 9 | 2 | 4 | 5 | 1 | 8 | 6 | 3 | 7 |
| 3 | 8 | 1 | 6 | 7 | 2 | 4 | 9 | 5 |
| 6 | 5 | 3 | 9 | 4 | 1 | 8 | 2 | 5 |
| 7 | 9 | 2 | 5 | 8 | 6 | 9 | 3 | 1 |
| 5 | 1 | 8 | 2 | 3 | 7 | 9 | 4 | 6 |
| 2 | 4 | 3 | 1 | 6 | 9 | 7 | 5 | 8 |

# No 忌胎教内容过于深奥

在胎教内容的选择或实施胎教的过程中，很多孕妈妈往往陷入了一种误区，认为越是精妙、深奥、复杂的知识对胎宝宝大脑开发越是有效。通过这些知识的传导，可培养一个"天才"。事实上，胎教的意义并不在于此，这样的认识是偏激的、错误的。再者，任何一个人的智力开发都是一个循序渐进的过程，且受情商、遗传等多方面因素的影响。如果认为依靠胎教即可培养天才宝宝，无疑是天方夜谭。

因此，孕妈妈和准爸爸应用正确的心态看待胎教，切不可盲目地将大量深奥、复杂的知识付诸胎教。否则，不仅不能起到胎教作用，反而容易对胎宝宝造成干扰。与此同时，这样的胎教劳心费力，容易影响孕妈妈的身心健康。从这一点来看，就是不可行的。

## 宜做第9～10次产检

进入孕9月之后，孕妈妈即要开始做第9次产检和第10次产检了。第9次产检宜在孕34周进行，而第10次产检应在孕36周进行。

### ✔ 第9次产检

◎**例行产检。**

◎**基本测量。**

◎**观察项目：**是否贫血、胎宝宝大小与孕周是否相符，做胎心监护。

### ✔ 第10次产检

◎**例行产检。**

◎**基本测量。**

◎**观察项目：**水肿。

◎**重复做肝肾功能、空腹血糖及优生5项检查。**

 ## 宜警惕产前"早破水"

所谓"产前早破水"，即是指在临产前胎膜破裂、羊水流出的症状，在临床上称作"胎膜早破"，多发于孕晚期。

胎膜早破时，孕妈妈可突然感到液体从阴道内流出，时多时少，或连续不断，这是羊水。羊水一般为灰色或无色，且有甜味。尽管没有疼痛感，孕妈妈应予以足够的重视。因为胎膜早破容易感染细菌导致胎宝宝缺氧，引起菌血症、败血症，还会增加产后出血、感染和羊水栓塞的概率。

因此，如果孕妈妈发生胎膜早破的现象就要及时入院就医。如果入院路程较远，还应在孕妈妈臀下垫上一个枕头，防止脐带脱垂。

导致胎膜早破的原因较多，一般多为外伤、生殖器官感染、胎膜发育不良及性生活所致。此外，早晚较大的温差也是造成胎膜早破的原因。因此，在孕晚期，孕妈妈要减少不必要的外出，可在室内活动，并注意起居安全。

♥ 临近分娩时，孕妈妈尽量在室内运动，减少外出次数，以免出现意外，导致胎膜早破。

## Yes 宜做放松运动

面对即将来临的分娩，孕妈妈难免会有些紧张。如果你正在为这个问题苦恼，不妨整顿心绪，付诸行动，从放松运动中得到健康。

放松运动是一套对孕妈妈有益的运动，最适合在孕晚期练习，孕妈妈不妨每天抽出20分钟的时间来锻炼。这不仅对母婴健康有利，同时也有助于日后分娩。具体方法如下。

1.戴上耳机，调暗灯光，坐在舒适的椅子上或侧卧于床。

2.用一段时间平静下来，脑子中什么都不想。

3.伸展脚趾，感到牵拉力，然后慢慢放松，再摇动数下。

4.用力绷紧两膝和大腿肌，保持几秒钟，然后放松，让大腿向两侧摆动。

5.绷紧腹肌，给胎宝宝一个大的紧缩力，然后尽量放松，使胎宝宝的活动空间加大。

6.握拳，保持一段时间，然后松开手指。

7.尽量向上提肩，保持一段时间后再放下，反复进行，使双肩得到放松和舒适。

8.深呼吸，体会身体的感觉，让胎宝宝在越来越拥挤的空间里得到更多的氧气。

## 宜练习深呼吸体操

练习深呼吸体操，可增强孕妈妈的心肺功能，为日后分娩助力。具体操作很简单。

1.侧卧在床上，两膝轻松自然弯曲，身体下方的手臂曲肘，将手掌放在头部旁边，上方的手轻轻放在下腹部。

2.用鼻子深吸气，使下腹部鼓起，至不能再吸气时再慢慢用嘴呼气，使下腹部恢复原状。在练习深呼吸体操时，"呼吸"二字是关键，当孕妈妈感觉再也吸不进气的时候，就要把气呼出来，以免用力过猛，造成意外伤害。

 ## 宜做骨盆测量

骨盆是胎宝宝通过产道的一道"关卡"，胎宝宝及骨盆的大小，决定着是否可以顺利分娩。如果骨盆过小，则会导致难产，需要采取剖宫产。当然，如果骨盆正常，胎宝宝过大，也会造成分娩困难。因此，应在临产前推算胎宝宝的大小及测量骨盆，以确定分娩方式。

一般而言，盆骨的测量应做两次。第一次在孕28~34周进行，第二次在孕37~38周进行。孕妈妈切莫忽视，以免分娩时出现异常，需要紧急剖宫产而遭受"双重罪"。

坊间有一种说法，认为臀部较大就好生养。事实上，这也是一种错误的看法。臀部的大小不等于骨盆的大小。骨盆的大小只有通过测量才可得知，光从外观上是难以判断的。因此，孕妈妈应重视骨盆的测量，不可盲目相信这样的流言。

 ## 宜重视围产期心肌病的检查

围产期心肌病是指没有心脏病及其他心血管疾病的孕妈妈，在孕晚期的最后3个月或产后的6个月内发生的心脏病，因为主要在围产期发生，故有此名。常见的症状有心慌、胸闷、气急、咳嗽、水肿、咯血等，经检查还会出现心脏扩大、心率快、心律失常等左心和右心衰竭的现象。

围产期心肌病的发生主要与遗传病、肥胖、慢性高血压、多次妊娠及年龄偏大有关。在临近分娩时，表现尤为明显。因此，孕妈妈如果在孕晚期出现胸闷气急、呼吸困难及脸色煞白等心力衰竭症状，应及时就医检查。

##  宜做骨盆产道肌肉训练

做骨盆产道肌肉训练有助于顺利分娩，孕妈妈应时常练习，可不要偷懒哦。具体操作如下。

1.平躺于床上，双膝略微弯曲，两脚分开30厘米宽。

2.脚底一定要平贴床面，头部和肩膀可以用枕垫支撑起来，双手在身体两侧放平；提拉和收缩阴道和肛门的肌肉，尽可能地持续这种收缩状态8～10秒，然后再慢慢放松。此训练也可以在排尿或坐下时进行。

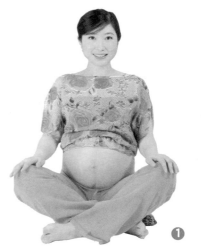
❶

##  宜做强健腹背肌运动

每天早晚各做1次强健腹背肌运动，约3分钟，这样不但可以增强孕妈妈背部力量，松弛腰部关节，伸展骨盆肌肉，还可以帮助两腿在分娩时能够尽可能大地分开，使胎宝宝顺利娩出。

1.盘腿而坐，将背部挺直，两手轻轻放在膝盖上（图①）。

2.每呼吸1次，就用手按压膝盖1次，反复进行。注意：按压时，要用手腕向下按压膝盖，一点点地加力，让膝盖尽量接近床面（图②）。

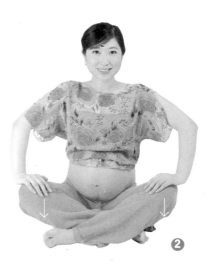
❷

# 宜合理应对坐骨神经痛

进入孕晚期之后，孕妈妈容易发生坐骨神经痛，即臀部会有疼痛、麻木的感觉，甚至伴有针刺感。如果症状严重，稍坐片刻或走动几步就会感到痛。

导致坐骨神经痛有两个原因，一个是胎宝宝的不断长大，头部压迫坐骨神经所致。如果是这种情况，随着胎宝宝体位的改变，疼痛感会逐渐消失。另外一个原因则是腰椎间盘突出。

孕晚期，孕妈妈的身体会释放一种耻骨松弛激素，使骨盆及相关的关节和韧带放松，会导致腰部的稳定性减弱；胎宝宝逐渐长大，也会使腰椎负担加重。在此基础上，如果孕妈妈再有腰肌劳损或扭伤，就很容易发生腰椎间盘突出，从而压迫坐骨神经，引起坐骨神经痛。这种疼痛的时间往往较长，孕妈妈最好及时诊治。

在日常生活中，也可用局部热敷的方法改善坐骨神经痛。用热水袋、热毛巾都可，每次可敷约30分钟。此外，还要避免弯腰、下蹲等动作。坐时，应调整椅子的高度，并在腰背、脖子处放上靠垫。

 # 宜正确看待孕晚期胎动减少

进入孕晚期之后，不少孕妈妈发现胎动的次数减少了，因而担心不已。

事实上，这是一种正常现象。随着胎宝宝的成长，进入孕晚期之后，胎宝宝的体积增大，子宫内可以翻身活动的空间较小，这便构成了胎动减少的原因。

一般而言，孕晚期的胎宝宝在1小时内，最多只能活动3次。因此，孕妈妈不必过于担心，只要胎动次数没有突然的剧烈变化或消失，即为正常现象。

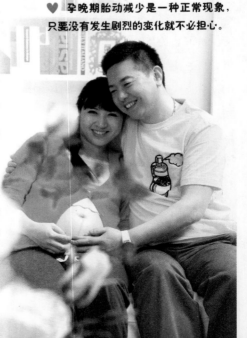

♥ 孕晚期胎动减少是一种正常现象，只要没有发生剧烈的变化就不必担心。

# 宜消除产前焦虑

临近分娩，不少孕妈妈因为耳濡目染、身体上的不适，对分娩充满了恐惧。这种恐惧心理，不仅会影响身心健康，增加日后分娩的难度，同时也容易导致抑郁症。

抑郁症是一种心理疾病，并非只是一种单纯的不良情绪，患者所遭受的心理压力与痛苦，非常人能理解。在病态心理的驱使下，还容易让人做出各种如梦般的过激行为，严重影响生命安全。

因此，孕妈妈应多参加一些健康活动、专业讲座，以吸取更多的分娩常识，增强对现代医疗技术的信心，消除产前焦虑。

 # 宜矫正乳头内陷

有的孕妈妈会有乳头内陷症状，如果用拇指和其余四指的指尖压迫乳晕部位，则可见乳头内缩。一般是由乳头发育不良引起，不仅不便于清洗，容易导致感染，而且也不便于宝宝吸吮，会给日后哺乳造成困难。

用大拇指与食指轻轻地捏住乳头，使其在大拇指和食指中间来回转动，同时将乳头向外轻轻做"十字"牵引，可改善乳头内陷症状。此外，还可在洗澡后用毛巾擦乳头，这对乳头皮肤的增厚也较为有效。此法可能会引起早产，故最好在孕前进行。在孕期进行时应注意观察自身反应，如有宫缩或腹痛等不适，则应立即停止。

 孕产博士点点通

**准爸爸也有"产前焦虑"**

准爸爸也会产生焦虑情绪，如何缓解这种情绪呢？主要有以下几点。

◎把宝宝的到来视为一种乐趣，而不要单单视为一种责任和压力。

◎锻炼身体，让自己变得更健康，这可以使自己增强自信心，克服焦虑的情绪。

◎如果准爸爸对于妻子的分娩担心，可以到医院实地考察一下。

# 好孕生活月月记（孕9月）

体重

腹围

宫高

血压

产前检查

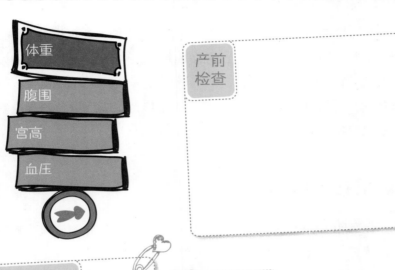

医生叮嘱

心情标签

# Part 11

# 孕10月：
## 静候分娩的
## 来临

进入本月之后，孕妈妈要多学习一些有关分娩的知识，并做一些身心训练，静候分娩的来临。特别是心理训练不可放松，它也是保证顺利分娩的有效武器。

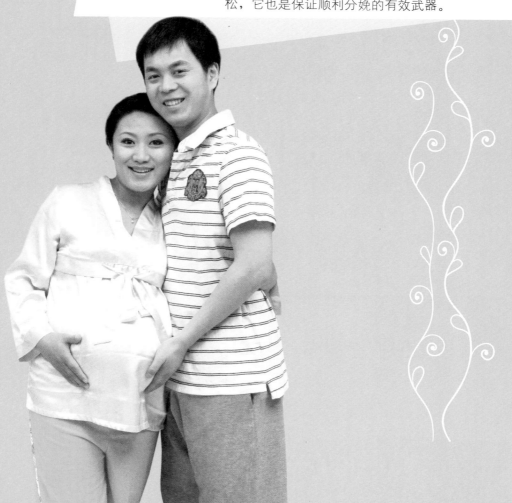

# 饮食营养宜忌

 ## 宜补充维生素B$_1$

维生素B$_1$可增强孕妈妈食欲，有促进消化的作用，对母婴健康有利。此外，维生素B$_1$还是促进分娩的营养物质。如果孕妈妈缺乏维生素B$_1$，则容易引起困乏、呕吐等症状，在分娩时，子宫收缩乏力，从而导致产程延长。

因此，进入孕晚期之后，孕妈妈应注意维生素B$_1$的补充。必要时，可向医生或营养师咨询，服用维生素制剂。

 ## 宜吃富含β-胡萝卜素的食物

β-胡萝卜素可维持细胞、皮肤与黏膜组织正常生长，并有促进骨骼发育的作用。与此同时，β-胡萝卜素还可根据人体需要，转化为维

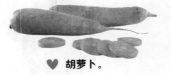

♥ 胡萝卜。

生素A，超出人体负荷的β-胡萝卜素则会被排出体外。因此，β-胡萝卜素的摄取可视为一种安全有效的补充维生素A的方法。

进入孕晚期，为满足胎宝宝的营养需求，孕妈妈应摄入足够量的β-胡萝卜素。β-胡萝卜素的主要食物来源有橘色或者红黄色果蔬、绿叶蔬菜等，如橙子、胡萝卜、菠菜等。

 ## 宜补充维生素K

进入孕10月之后，分娩即将来临，孕妈妈应注意多吃富含维生素K的食物，以防产后新生儿因维生素K缺乏引起颅内出血、消化道出血等症状。

维生素K有"止血功臣"的美称，经肠道吸收，能制造出凝血酶原及其他

凝血因子。若维生素K吸收不足，血液中凝血酶原减少，易引起凝血障碍，发生出血症。

预产期前1个月，孕妈妈应注意每天多吃一些富含维生素K的食物，如西蓝花、白菜、莴笋等。必要时，孕妈妈可在医生指导下，每天口服1毫克的维生素K制剂。

 ## 宜吃蜂蜜

蜂蜜是一种营养丰富的食品，更是一种女性滋养品。进入孕晚期后，孕妈妈可将蜂蜜以温水调匀饮用。食用量可依照个人的喜好不同而略有增减，但是切记不可使用冷开水，以免引起胀气或腹泻。

孕妈妈食用蜂蜜可滋养肌肤、润肠通便，同时能调节胃酸分泌，促进消化。此外，还可维护心血管健康，预防妊高征的发生。

如果孕妈妈在分娩时饮用蜂蜜水，还可帮助孕妈妈缩短产程、减少疼痛。因此，准爸爸不妨在待产时准备一些温开水，加入浓浓的蜂蜜，调制成浓稠的温蜂蜜水，以备孕妈妈分娩时饮用。

 ## 宜吃菜花

菜花中的营养成分非常丰富，主要包括维生素、脂肪、蛋白质、碳水化合物及钙、磷、铁等多种矿物质，能增强肝脏的解毒能力，提高免疫力，预防感冒，改善坏血病等，尤其对维护心脑血管健康有益，是人们日常生活中必不可少的健康食物。

♥ **菜花**。

孕晚期食用菜花，可有效补充体内所需营养。此外，菜花中的维生素K含量较高，孕妈妈经常吃菜花，还可预防产后出血。

菜花叶还有妙用，把菜花叶榨汁煮沸后加入蜂蜜制成糖浆，有润嗓开音、止血止咳、祛痰消炎、预防上呼吸道感染等作用，若是新生儿服用，还有预防颅内出血、皮下出血的作用。

# 宜产前吃巧克力

分娩是个相对漫长的过程，往往需要数十个小时才能完成。对于初产妇而言，在开始分娩的当天，即第一产程往往就要12～16个小时。在这个过程中，为了能顺利地娩出宝宝，需要大量的能量供应，以满足分娩的消耗。

因此，在分娩的当天，孕妈妈宜吃一些能量高、易消化、营养全面的食物。

当前，很多营养学家和医生都推崇巧克力，认为它可以充当"助产大力士"。因为巧克力营养丰富，每100克巧克力中含糖约50克、脂肪约35克、蛋白质约15克，还含有铁、钙以及维生素B_2等，同时，巧克力中的糖可迅速被身体吸收利用。因此，孕妈妈应准备一些优质巧克力，为分娩助力。

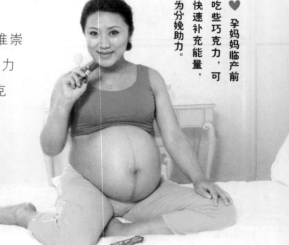

孕妈妈临产前吃些巧克力，可快速补充能量，为分娩助力。

 # 宜适量食用柑橘类水果

柑橘类水果可谓全身都是宝，其果肉富含柠檬酸、氨基酸、多种维生素、钙、磷、铁等营养成分，尤其维生素C和钙含量较高；其橘皮、"经络"还可入药，且味道酸甜，尤其适合孕妈妈食用。

经常食用柑橘类水果，不仅能增强血管壁的弹性和韧性，减少日后分娩疼痛，还能促进胎宝宝牙齿、骨骼的发育，并预防坏血病、夜盲症及胎宝宝佝偻病的发生。

但是，柑橘类水果也是一把"双刃剑"，用得好，对己有利，用得不好，伤己伤身。

如果孕妈妈长期食用大量的柑橘类水果，则可能引起皮肤变黄，同时还可能引发或加重胃灼热症状。

专家建议，孕妈妈食用柑橘类水果的最佳用量是每天不超过250克，即3个柑橘左右。

 ## 宜吃利产粥膳

### ✅ 陈皮白糖海带粥

将海带100克用温水浸泡、洗净、切末，与陈皮2片、大米100克一同放入锅内，待煮好后，再加白糖调味。此粥补气养血，清热利水，安神健身，孕妈妈临产前食用，能积蓄体力，保证有足够力气完成分娩过程。

### ✅ 紫苋菜粥

将紫苋菜150克洗净、切丝；大米100克洗净，加水煮粥，粥将成时加入适量植物油、盐、紫苋菜丝，粥熟即可食用。孕妈妈临盆前食用，能利窍滑胎，促进分娩。

### ✅ 空心菜粥

将空心菜150克洗净、切碎；大米100克洗净，加水煮粥，粥半熟时放入空心菜、盐、植物油各适量煮至粥成。临产前吃，可助产。

♥ 空心菜。

 # 忌吃油性大的食物

临产期间，由于宫缩的干扰及睡眠的不足，孕妈妈胃肠道分泌消化液的能力降低，蠕动功能也减弱，消化功能会在一定程度上有所下降。吃进的食物从胃排到肠里的时间也由平时的4个小时增加至6个小时左右，极易存食。

如果孕妈妈摄入较多的油性食物，则难免会增加肠胃负担，容易引起消化不良、便秘等症，对健康不利。

因此，临产前，孕妈妈最好不要吃那些油性较大的食物。

♥·· 孕产博士点点通 ··♥

**忌吃鱼肝油** ···········

鱼肝油富含多种维生素，常被孕妈妈当做营养品服用。尤其是在孕36周之前，鱼肝油更常被用作维生素D补充剂。但孕妈妈切勿私自服用鱼肝油，一定要在医生指导下才可服用。进入孕10月之后，孕妈妈则要停止服用鱼肝油。因为此时胎宝宝发育基本成熟，如果继续服用鱼肝油，则会加重代谢负担，甚至导致"中毒"，影响胎宝宝健康。

# 日常行为宜忌

## 宜给自己积极的心理暗示

心理因素对人的认知、行为乃至能力的影响都是巨大的，对于同一件事物，采用不同的心态面对，付诸实践后，所得到的结果也是截然相反的。这种关系往往就好像是一面镜子的反射，你若对镜子笑，得到的便是幸福；你若对镜子哭，得到的便是忧伤。

怀胎十月，一朝分娩。尽管很多孕妈妈对分娩都存有恐惧，但如果换成另一种心态，便能得到鼓励与支持。这是一种源自内心的自信与乐观，不仅能克服恐惧，同时也有助于顺利分娩。因此，临产前，孕妈妈应多给自己一些积极的暗示，常怀一种"挑战心理"，告诉自己：战胜分娩，即可迎来新生！

## 宜考虑产后在何处调养

分娩前，孕妈妈应事先考虑好，产后在何处调养，以免临时决定而造成疏漏，引起一系列麻烦。

### ✅ 自家调养之优缺点

身在家中，当然可以拥有更多的自主权，但准爸爸未必有时间、经验能将新妈妈照顾周全。如果考虑聘请专业护理人士，则要考虑相关资金的支出是否可以承受。此外，坚持家中调养，往往无法获得夫妻双方长辈们的理解，容易造成情感上的抵触与隔阂。

### ✅ 婆家、娘家调养之优缺点

新妈妈在婆家或娘家进行产后调养，有长辈照顾，而这些长辈们对孕产育

274

儿有着丰富的经验，并且都是至亲至爱的人，照顾的时候自然会细致周到。尤其是在饮食调养上，可以让新妈妈心里更踏实安心。然而，由于知识、观念上的差异，长辈们常会使用一些自己无法接受的传统方法。此外，还有产后调养的费用支出等，也容易造成矛盾。

##  忌走路时步伐过大

进入孕晚期之后，孕妈妈走路时要多加小心。除了要提防绊倒、滑倒之外，更要避免大步走路。

随着胎宝宝的增长，孕妈妈的腹部在孕晚期已经膨胀到了极致，任何较大的肢体动作都难免会牵引到腹部肌肉，而腹部肌肉的牵引则容易对子宫造成压迫。这样一来，便会导致羊水早破或刺激宫缩，引发早产。

##  忌产前过于劳累

临产前，孕妈妈要使精神和身体处于放松状态，以利于顺利生产。孕妈妈的生活一定要有规律，要放松心情，养精蓄锐，吃好休息好，从容地等待分娩。保持精力，避免疲倦劳累，这是保证孕妈妈顺利生产的重要条件。

少数孕妈妈在接近预产期时还出行，由于车船的颠簸和劳累，会在途中意外分娩，这样就会威胁母子的生命安全。所以，建议孕妈妈临近预产期最好不要随便外出，在家悉心准备，静候分娩。

##  忌过早入院待产

选择适当的时间到医院待产，既能使孕妈妈有安全分娩的保障，同时也减少了宝宝降生的危险系数。但不少家庭很早就将孕妈妈送入医院待产，这样一来，由于起居作息的改变等主动因素，往往会给孕妈妈带来负面的影响。如果孕妈妈因未出现产兆而迟迟不入院，则可能会发生过期妊娠（超过预产期2周）。所以，在预产期前后1～2天入院最为合适。

# 胎教启智宜忌

 ## 宜用风格多样的轻音乐实施音乐胎教

音乐胎教是最理想的胎教之一，不仅能让孕妈妈身心愉悦，也可以锻炼胎宝宝的感知能力与学习能力。进入孕10月之后，胎宝宝的听觉器官已经发育得相当完善。此时实施音乐胎教，还能促使母体和胎宝宝在生理节奏上产生共鸣，对胎宝宝各器官活动可起到有益影响。

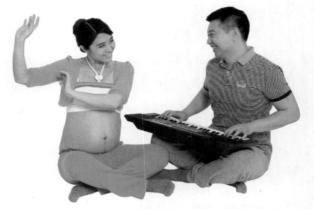

♥ 孕妈妈随音乐起"舞"，适当活动肢体，对母婴健康有益。

孕妈妈最好每天实施两次音乐胎教，每次15分钟。在实施过程中，孕妈妈可随之慢慢起"舞"，增强参与感，可活动肢体，把健康和快乐传递给胎宝宝。而针对音乐的种类，则可选择轻音乐。

轻音乐是一种赏心悦耳的音乐种类，让听者轻松、舒服是它的主旨。它的曲目包罗万象，有著名电影的主题曲和主题音乐、欧美各国的流行音乐、拉丁美洲和西班牙的爱情歌曲、法国歌曲、俄罗斯名曲、夏威夷的吉他曲、肖邦的音乐、日本风情的乐曲、圣诞乐曲及甲壳虫乐队的歌曲等。

 ## 宜和胎宝宝玩堆积木游戏

选择颜色鲜艳、形状简单的积木作为道具，试着把积木排成长长的一列，然后再打乱，重新再排，并在脑海里把所看到的信息形象化，再传递给胎宝宝。也可以堆出各种形状或各种事物，比如堆一栋房子、堆一列火车等，这样多样化的游戏，可以让胎宝宝活跃起来。还可以在堆积木的时候进行一些形象化的讲解，比如堆一列火车时，你可以模拟火车的开启、前行和到站后报站的声音等。

将积木堆高时，要当心积木突然落地，以免突如其来的声响惊吓到胎宝宝。

 ## 忌停止胎教

在孕早期、孕中期，孕妈妈及准爸爸实施的各项胎教，在胎宝宝的大脑意识中已经形成了一定的条件反射，但胎宝宝的大脑功能相对薄弱，不可能像成年人一样成熟、敏感，这种积极的大脑反射也相对"迟钝"。

进入孕晚期之后，胎宝宝的大脑功能得到了进一步的提高，如果给予一定的胎教训练，之前在孕早期、孕中期形成的各种反射则会得到进一步的巩固与加强，对胎宝宝的成长发育有利。然而，到了孕晚期，尤其在进入孕10月之后，孕妈妈及准爸爸往往对分娩过度关注，有的甚至因此而放弃了胎教训练。这样不仅影响前期的胎教效果，而且还会影响孕妈妈的身体健康与分娩准备。因此，切不可在孕晚期忽略胎教，以免前功尽弃。

诚然，自始至终坚持胎教并不容易，但为了胎宝宝的未来着想，每对父母都应竭尽全力为胎宝宝付出爱、耐心与时间。因此，一定要将胎教工作进行到底。如果孕妈妈忘了，准爸爸则要及时提醒与鼓励。

 ## 忌盲目使用胎教仪

播放音乐的仪器很多，除了CD播放机之外，各式各样的手机、平板电脑等都可播放音乐。但是不是这些都可以用来胎教呢？研究表明，胎宝宝耳蜗发育不完全，所听的音乐最好不要超过60分贝。普通的CD播放机、音箱等播放设备都不能控制播放出的音频大小，如果用于胎教，则很容易对胎宝宝造成伤害。此外，辐射问题应考虑在内，也不能将普通耳机放在腹部进行音乐胎教。因此，选择安全无害的胎教仪至关重要，孕妈妈及家人应引起重视。

**宜进行第11～14次产检**

进入孕10月之后，应每周进行1次产检，即第11～14次产检。

### ✅ 第11次产检

◎**例行产检**。

◎**基本测量**。

◎**实验室检查**：复查血、尿常规。

◎**超声波检查**：估测胎宝宝大小及观察发育程度、羊水、胎盘、脐带等情况。

◎**观察项目**：贫血、血压、水肿。

### ✅ 第12次产检

◎**例行检查**。

◎**基本测量**。

◎**观察项目**：水肿现象。

◎**做胎心监护**。

### ✅ 第13次产检

同第12次产检。

### ✅ 第14次产检

◎**例行检查**。

◎**基本测量**。

◎**观察项目**：水肿现象、胎心监护、B超。

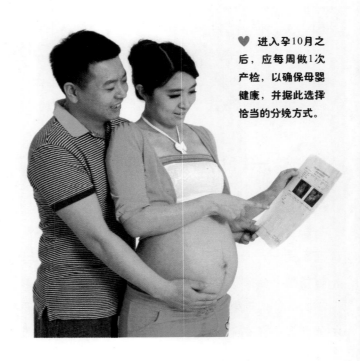

♥ 进入孕10月之后，应每周做1次产检，以确保母婴健康，并据此选择恰当的分娩方式。

宜知入院到分娩的详细流程

　　为避免分娩时手忙脚乱，容易出错，孕妈妈及家人都应了解从住院到分娩的全部流程，主要有以下步骤。

**1.抵达医院**：如果是夜间住院，需要从夜间专用出入口进入。按电铃时，告知守卫室或护理站孕妈妈的情况。

**2.报到**：在前台出示身份证、医保卡、母子健康手册，办理相关手续。

**3.内诊**：在内诊诊断子宫口张开的情形或胎宝宝下降的程度，也有做超声波检查来确定胎宝宝大小的情形。

**4.接受问诊**：在门诊接受问诊。有关阵痛来临的时间、疼痛的强度或间隔等问题。如有疑问，就马上询问医生。

**5.住院**：当胎宝宝充分下降，子宫口变软张开时就要住院。设有待产室的医院就住进待产室，若是待产室兼病房，就住进病房。如果判定不会立即分娩时还有回家等待的情形。

**6.进入分娩室**：子宫口全开，阵痛间隔变成1分钟时，就移动到分娩室。进入分娩室后分娩的进展变差时，有再度回到病房的情形。

 宜了解自然分娩

　　自然分娩是一种正常的生理过程。通过自然分娩，子宫会进行有规律地收缩，可锻炼宝宝的心肺功能，促进宝宝肺功能的完善、成熟；减少新生宝宝并发疾病的概率，尤其是吸入性肺炎的发生率；宝宝的头部在产道中受到挤压，对呼吸系统的建立也大有好处；自然分娩所分泌的一些物质对宝宝有益，如"催产素"等，可促进产后新妈妈乳汁分泌，同时还有一些特殊的免疫物质可增强宝宝体质，使宝宝更加强壮。除此之外，自然分娩也有利于新妈妈产后恢复。

　　有些人认为自然分娩对日后的性生活不利。事实上，产后的阴道结构会恢复正常。如果只生1胎，自然分娩对阴道的损伤非常小，除非多胎自然分娩才会有一定的影响。而且通过自然分娩之后，阴道肌肉得到锻炼，还对日后长久的"性福"有利。

## 宜了解各种有效的辅助分娩方式

自然分娩过程中，为确保母婴健康、顺利分娩，可实施一些辅助技巧，促进分娩。临近分娩的孕妈妈不妨了解一下，以备不时之需。

◎**水中分娩方式**：即指在温度适宜的水中进行分娩，可降低分娩痛苦，减少体力消耗。

◎**呼吸分娩方式**：即指通过适当的呼吸减轻分娩痛苦，方法较多，推荐一种：分娩时，试着用鼻子吸气，用嘴巴呼气。呼气时也可发出如"哦"、"啊"等声音。

◎**精神分娩方式**：即指通过积极的精神训练来减轻分娩疼痛的辅助分娩。精神分娩需要进行音乐联想、不同分娩阶段所必要的呼吸、消除肌肉紧张的放松等方面的训练。

◎**无痛分娩方式**：即指在自然分娩中，利用药物消除疼痛的方法。

◎**吸引分娩方式**：即指将吸引杯罩在胎宝宝头上，吸引出宝宝的方法。一般作为胎宝宝发生意外时所采取的急救手段。

◎**分娩球分娩方式**：利用柔软、富有弹性的分娩球进行分娩，也是一种假借外物缓解分娩疼痛的方法。

 ## 宜了解剖宫产的相关问题

随着现代医学的进步，剖宫产逐渐为人们所接受并推崇。然而，需要明白的是，剖宫产一般只作为避免难产及相关并发症而采取的一种开腹手术，并非常规分娩方式。如果盲目坚持剖宫产，还容易导致诸多意外发生。

首先，剖宫产后，不利于恶露排除。因缺乏自然分娩的过程，胎宝宝自身的免疫力相对较低，手脚协调能力相对较差，而且容易出现暴躁、注意力不集中及自闭症等症，医学上称之为"感觉统合失调症"。其次，剖宫产导致的出血量较大，比自然分娩要多得多，对孕妈妈的伤害更多，产后恢复也比较慢，而且发生各种并发症的概率也相对较高。

因此，是否适合剖宫产，不应以个人意愿为准，而应听从医生建议，选择合理的分娩方式。

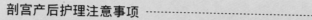

**剖宫产后护理注意事项**

　　剖宫产后，医生一般会开一定量的止痛药。新妈妈吃完这些止痛药后最好不要再吃额外的止痛药，以免对身体不利。在日常生活中，要常保持半卧位姿势，这样可帮助恶露排除。多翻身也有助于恶露排除，同时还可避免产后胀气的发生。

## Yes 宜了解分娩先兆

　　由于预产期存有一定的不确定性，在临近孕产期的前后 2 周内都可能随时发生分娩。当分娩突然降临时，孕妈妈往往会措手不及，难以应付。这样一来，便增加了分娩的风险。如果事先了解一些相关的征兆，"预见"分娩，则可让孕妈妈做好充分的准备，将各种意外出现的可能性降到最低。常见的分娩先兆有以下几点。

### ✔ 见红

　　在分娩前1～2天内，阴道流出一些混有血的黏液，这即是"见红"，说明分娩将至。如果是大量出血，超过月经量，则可能是出血性疾病，如胎盘前置、胎盘早剥等。

### ✔ 不规则宫缩

　　分娩前1～2周内，常会发生不规则子宫收缩的症状，表现为强度不变、持续时间短、间隔时间长等特点。

### ✔ 上腹轻松、下腹坠胀

　　分娩前1～2周内，胎宝宝头部进入骨盆，这会引起子宫底部降低，让孕妈妈感到上腹部轻松，而下腹部坠胀。同时，还可能出现尿频、尿失禁、腰酸等症状。往往尿意不断，但到了厕所又尿不出来。

　　如果孕妈妈出现以上症状，则应做好充分准备，以迎接分娩的来临。

## 宜掌握分娩时如何与医生配合

分娩一般可分为三个阶段，即第一产程、第二产程、第三产程。在不同的产程会出现不同的生理症状，孕妈妈应在各个产程配合医生，以便顺利分娩。

### ✓ 第一产程注意事项

该产程为子宫口开全的过程，可延续8～12个小时，会发生羊水破裂，产生腹部阵痛。孕妈妈应听从医生安排，进行腹式深呼吸，配合宫缩。在阵痛早期，还可在准爸爸的陪同下下床走动，以加快胎宝宝头部下降。

### ✓ 第二产程注意事项

该产程为子宫口开全至胎宝宝滑出产道的过程，为1～2个小时。孕妈妈应听从医生指导用力，每次用力当全力以赴。当宫缩停止时，要听从医生指示，做腹式深呼吸。

### ✓ 第三产程注意事项

此产程为胎盘娩出期，时间一般不会超过30分钟。在胎盘尚未脱落前，最好不要用手触碰腹部。胎盘脱落后，应一直保持双腿张开，以便于清洁外阴部。

 ## 宜在产前排净大小便

分娩前，孕妈妈应排净大小便，以便子宫口扩大，顺利分娩。同时还可以避免分娩时大小便失禁，污染外阴，造成感染。专家建议，孕妈妈在分娩前每2～4个小时排便1次。如果孕妈妈出现排尿困难，应及时告诉医生，进行检查。必要时要用导尿管导尿，但孕妈妈不可因排尿困难而久蹲厕所。

## 宜了解影响产程长短的因素

分娩的时间越短，孕妈妈所遭受的痛苦就越少，那么到底是哪些因素影响着产程长短呢？主要可归为以下几点。

## 骨盆及胎宝宝的大小

骨盆及胎宝宝的大小是影响分娩的主要因素，如果胎宝宝过大、骨盆过小，往往会导致难产。

## 胎宝宝的体位

胎宝宝为枕前位，有利于胎宝宝下降和娩出，不会延长产程。如果处于其他位置，就会使产程延长。

## 高龄产子

如果孕妈妈年龄较大，其肌体软组织弹性会相对较低，这影响宫口扩张，导致产程延长。

## 精神状况

精神状况对分娩进展具有重要意义。如果精神过度紧张、恐惧，会使大脑皮质神经功能失调，致使子宫收缩不协调，使产程延长。

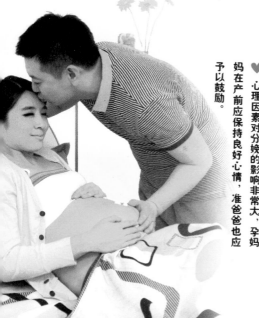

♥ 心理因素对分娩的影响非常大，孕妈妈在产前应保持良好心情，准爸爸也应予以鼓励。

## 宜了解采用会阴侧切术的科学含义

阴道和肛门之间的位置即是会阴。分娩时，在激素作用下，会阴部会变软，以便胎宝宝顺利娩出。初产妇的会阴部伸展性相对较差，如果胎宝宝过大或因病理情况需要尽快结束分娩，则需要采取会阴侧切术。

这种手术只在会阴部做一个斜形切口，是一个很小的手术，几乎发生于"一瞬间"，时间很短，且术前会进行局部麻醉。

孕妈妈不必担心会很疼。用于缝合伤口的"线"还具有"溶解性"，会被身体所吸收，且无毒副作用。孕妈妈不必担心日后拆线的尴尬与麻烦。

♥·· 孕产博士点点通 ··♥

### 如何让会阴侧切伤口尽快恢复··

为减轻会阴疼痛，加速伤口愈合，可以从产后1周左右开始用清水或中药液清洗伤口，每天2次，每次15分钟，注意双腿叉开，坐在盆中。平时应保持伤口干燥，避免用力。但若伤口剧痛、触有明显硬结或脓液流出，则要及时诊治。

## 宜在分娩前剔除阴毛

分娩前，一般都会要求孕妈妈剔除阴毛。很多孕妈妈可能难以接受，但需要明白的是，这是为保母婴健康、安全所采取的一种科学手段。在医学上，这叫"备皮"。

剔除阴毛是为了方便给会阴部消毒及缝合，同时也能使消毒更为彻底。此外，阴毛里容易滋生细菌。剔除阴毛后，可避免胎宝宝娩出时被感染。由于分娩后阴道分泌物较多，剔除阴毛，还能避免分泌物和阴毛黏在一起，让人感到不舒服。因此，孕妈妈应合理看待，不必过于芥蒂。

 ## 宜科学看待灌肠

分娩时，如果肠道内积存大量粪便，则会影响产道开口，不利于顺产，还可能导致大便失禁的发生。这样一来，不仅污染了分娩环境，同时也增加了感染的风险。因此，在分娩前，往往会要求孕妈妈灌肠。

灌肠后，清除了粪便，使得肛门口放松，往往就能避免做会阴侧切手术，同时还能刺激宫缩，加快产程。所以，孕妈妈要合理看待灌肠，不必怀有排斥心理。

### ♥·· 孕产博士点点通 ··♥

**哪些情况不能灌肠**

◎胎膜早破者。如若灌肠，则容易导致脐带脱落。

◎有剖宫产史者。

◎胎位不正者。

◎估计1个小时之内即将分娩者及有急产史者。

◎患有心脏病或产前出血等妊娠并发症者。

 ## 宜知如何应对分娩时的意外

进入孕10月之后，孕妈妈最担心的莫过于分娩时发生意外，生怕出现难产等问题。然而担心于事无补，不如了解一些相关的知识，事先做好身心两方面准备，如若意外发生，也好妥善处理。

子宫收缩的强度和力度太弱，通常就是微弱阵痛的迹象，会严重影响分娩的顺利进行。应立即注射强化阵痛的药物，帮助子宫的正常收缩。

✔ 子宫破裂

在分娩时，如果子宫收缩过于强烈而承受不住外部压力，就容易出现子宫破裂状况。

子宫破裂后，胎宝宝就会暴露在子宫外，出现供氧和供血不足的情况，很有可能引发死亡，这时应立即进行剖宫产手术。

✔ 胎宝宝急性假死

如果胎宝宝出现心音急剧下降，出现假死的状况。孕妈妈需要紧急输氧，同时马上进行剖宫产手术或吸引分娩手术等，以尽快取出胎宝宝。若宝宝取出后，没有马上恢复呼吸，则要及时进行人工呼吸或使用氧气呼吸器，以确保宝宝安全。

总之，在分娩前，孕妈妈应做好应对各种意外的心理准备，当意外发生时，要尽量保持冷静，配合医生调度。现代医学发达，只要科学应对，即可将危险降到最低。

 **忌分娩时因放屁而尴尬**

临近分娩，孕妈妈不仅要勇敢地战胜分娩恐惧，同时还要练就一身"铜皮铁骨厚脸皮"。所谓"铜身铁骨"自然是指健康的体魄，这是保证分娩的基础。而所谓"厚脸皮"则是一种心态。因为在分娩过程中，难免会遭遇一些尴尬的事情，比如放屁、大小便失禁等。

前文说过，要在分娩前排尽大小便或灌肠，这可尽量避免分娩时大小便的发生，但放屁却往往不可避免。这是因为胎宝宝在分娩过程中会慢慢下降，一直挤压到孕妈妈的直肠，这样一来，便轻易地将一些气体挤出肛门，从而出现排气现象。如果是注射麻醉药物的孕妈妈，放屁现象还会更加严重。因此，孕妈妈要明白这是正常现象，应事先做好心理准备，合理看待。

## 忌临产前不做肛检

分娩时，随着子宫的收缩，宫颈口会不断扩大，胎宝宝会先露出头部，然后逐渐娩出。

在此之前，医生要确定宫颈的扩张及胎宝宝先露先降的程度，了解盆腔的大小、宫颈的放松程度及厚薄等，用以决定分娩方式。而实现这一结果的途径，则是临产前的肛门检查，简称肛检。

一般而言，肛检要每4个小时检查1次。如果是经产妇或宫缩频率较高者，肛检的频率要更高。

因此，孕妈妈切不可排斥肛检，以免影响分娩。而肛检最好是在宫缩时做，孕妈妈应密切配合，不要错过最佳肛检时机。

 ## 忌用性爱刺激法促进分娩

坊间流传一种"性爱分娩法"，即指通过性生活刺激分娩。这一理论认为，准爸爸的精液富含前列腺素，可刺激子宫收缩和子宫口张开。

如果孕妈妈达到高潮，还会加大子宫的收缩，从而促进子宫口开全，促使胎宝宝娩出。

关于此法是否可行，医学上争议颇大。但从孕妈妈在孕晚期的身体状况来看，最好不要采用这种方法刺激分娩。

孕晚期，孕妈妈的阴道变软、脆弱，容易受伤感染。在性生活过程中，如果稍有不慎，都可能导致阴道受损，增加感染的风险。对于母婴而言，这都是非常不利的。

 ## 忌忽视脐带脱垂

所谓脐带脱垂，是指胎膜破裂，脐带脱垂于胎宝宝先露部的下方进入阴道或脱出阴道外的症状，是一种紧急分娩并发症。

对孕妈妈而言，脐带脱垂的影响不大，只不过增加了剖宫产的可能性，但对胎宝宝的影响却非常大。因为脐带脱垂很可能会导致胎宝宝窒息，严重时还会导致胎宝宝死亡。

脐带脱垂常发生于脐带过长者、胎位异常者、羊水过多者及骨盆狭窄或头盆不称者。如果存有这些情况，分娩时则要多加留意。

为避免脐带脱垂的发生，预防是主要手段。孕妈妈应坚持定期的产前检查，了解胎位及相关情况。如果发生胎膜早破，则应立即送往医院。入院途中，孕妈妈应采取卧位。

 # 忌慌乱应对家中急产

出现阵痛等分娩征兆时，孕妈妈及家人的神经都会绷紧，将孕妈妈火速送往医院之后，往往要过十几个小时才能完成分娩。但也有少数孕妈妈来不及送往医院，就"迫不及待"地在家开始分娩。为确保顺利分娩、母婴健康，准爸爸及其家人必须采取一些科学的接生方式，如以下几点。

◎用一块消过毒的毛巾，轻轻地压住孕妈妈的会阴部，再用另一只手护着胎宝宝，引导胎宝宝微微上移，并缓缓地滑出产道。

◎分娩后，阴道会大量出血，且持续的时间较长，应立即按摩孕妈妈的腹部，使子宫缓缓地缩小到肚脐以下。

◎胎宝宝滑出产道后，应将脐带对折，再用橡皮筋或细绳紧紧地绑上，将家中的剪刀消毒后，再将其剪断。

◎完成分娩后，做简单的清理，并将宝宝倒提起来，轻轻地拍拍他的脚底，并轻轻地按摩一下背部。

◎然后立即用大毛巾包裹住宝宝，以防受凉。为避免脐带处理不妥，还要将宝宝送往医院，重新消毒。

 孕产博士点点通

**剧烈阵痛时不可上厕所**

腹部剧烈阵痛发生以后，孕妈妈最好不要上厕所，以免胎宝宝快速滑出产道而掉进马桶里。

# 好孕生活月月记（孕10月）

体重

腹围

宫高

血压

产前检查

医生叮嘱

♥ 心情标签

# Part 12

# 月子期：
## 科学护理，
## 保母婴健康

坐月子对新妈妈来说，犹如一道重要的健康关卡。顺利度过这道关卡，可以有效改善女性体质。日后健康与否，就看坐月子的方法是否得当，护理是否科学。

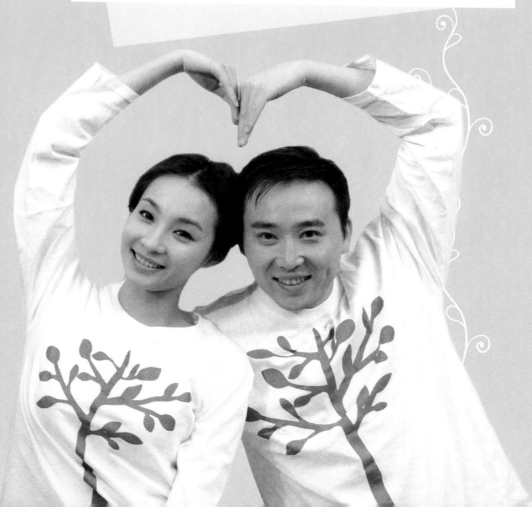

# 饮食营养宜忌

##  宜吃易消化的食物

分娩后，新妈妈的身体比较虚弱，营养的补充非常重要。然而，由于新妈妈的胃肠道消化功能相对薄弱，尤其是进行剖宫产的新妈妈，胃肠道的蠕动需要慢慢地恢复。因此，在产后的第1个星期内，最好给孕妈妈吃一些易于消化的食物，以流食或半流食为主。比如，稀粥、汤面及各种汤类等，然后再过渡到其他食物。

避免食用过于坚硬、黏性较大的食物，如糯米等。同时也要避免过多摄入蛋白质，如鸡、鸭、鱼、肉等，以免加重肠胃负担。

##  宜清淡饮食

月子期的饮食应以清淡为主，无论是各种菜品、汤品，都要控制油、盐的使用量，同时还要避免大鱼大肉，否则会给孕妈妈造成负担，对产后恢复不利。可在食物中放少量的葱、姜、蒜、花椒等温性调味品，这样可促进血液循环，有利于孕妈妈体内瘀血外排。

 孕产博士点点通

### 切忌偏食高营养的食物

传统观念中，提倡在月子期吃鸡、鸭、鱼、肉等食品进补，但往往忽略了其他食物的食入。然而，某些营养成分是鸡、鸭、鱼、肉等食物中没有的。因此，新妈妈在饮食上一定不可全吃高营养的食物，而忽略了其他食物，如各种新鲜蔬菜、海产品等。

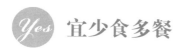

## 宜少食多餐

由于肠胃功能薄弱，新妈妈最好采取少吃多餐的饮食方式，将一天三餐增至5～6餐。这样，一方面可避免饱食增加肠胃负担，压迫其他器官；另一方面也可满足新妈妈对营养的需求。此外，少食多餐也有利于新妈妈身材的恢复。

## 宜补铁补血

分娩会造成大量的血液流失，所以在坐月子期间应将补铁补血视作一项重要内容。此外，母乳喂养也需要大量铁的供应，如果新妈妈缺铁，还会影响宝宝的成长发育。在日常饮食中，不妨吃一些富含铁元素的食物，如瘦肉类及动物肝脏等。

如果食物无法满足新妈妈对铁的需求，还应在医生指导下服用铁剂。

## 宜科学食用水果

坐月子期间能不能吃水果，是很多新妈妈心中的疑惑。尽管大多数女性都"垂涎"水果的美味，但坐月子时却不敢随意食用。因为在传统观念中，月子里吃水果对身体是不利的。事实上，这种认识是有失偏颇的。

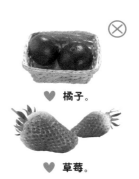

♥ 橘子。

♥ 草莓。

新妈妈身体新陈代谢较快，汗量、尿量较多，如果没有水果、蔬菜的滋养，往往容易引发便秘。合理食用水果不但能补充大量的维生素、矿物质及水分，同时也有助于新妈妈身体、身材的恢复，还能为乳汁增添营养。尤其在炎炎夏季，更应吃一些西瓜等水果，以免中暑。

吃水果还要注意方式，刚开始时，应少量吃，然后逐渐增多。一些凉性较大的水果新妈妈最好还是避免食用，如梨、橘子、山楂、柠檬、柿子、柚子、芒果、草莓及椰子汁和杨桃汁等。在分娩后的7～10天内，特别要避免食用这些水果。还有一些蔬菜也要避免食用，如冬瓜、竹笋、白萝卜、芹菜、苦瓜等。

**宜合理服用催乳汤**

为促进乳汁分泌，新妈妈在产后一般都要喝催乳汤。但喝催乳汤也受诸多因素的影响，如果不考虑这些因素，效果也会大打折扣。一般而言，需要注意以下几点。

### ☑ 时机

催乳汤不能喝得太早，否则会使泌乳过旺，导致胀奶，在喂奶时，也容易让宝宝呛奶。当然也不能喝迟了，否则会影响泌乳。一般而言，产后2～3天内会分泌初乳，4天后开始分泌真正的乳汁。因此，在产后第3天开始喝催乳汤比较合适。

### ☑ 坚持

催乳汤一般每天喝2次，新妈妈不可因为"效果不明显"就不喝催乳汤。

### ♥ 孕产博士点点通 ♥

**如何炮制催乳汤**

一般催乳汤多用猪蹄、木瓜、鸡蛋及一些中草药制成，且鲜品材料，越新鲜越好。催乳汤中应少放盐，一般用到平时剂量的一半即可。

### ☑ 辨明体质

新妈妈体质不同，泌乳功能也不相同。有些新妈妈体质强壮，初乳的分泌量较多，可适当推迟喝催乳汤的时间，同时减少饮用量，以免乳汁充盈引起胀痛。

## 宜吃鲤鱼

中医认为，鲤鱼性平、味甘，具有开胃健脾、调养五脏、利水消肿及刺激泌乳的作用。 ♥ 鲤鱼。新妈妈胃肠功能薄弱，适当食用些鲤鱼，则可加速胃肠功能恢复，并为哺乳做准备。分娩后，不少新妈妈还有水肿、恶露不尽的症状，适当吃一些鲤鱼，对这些症状也有较好的改善作用。

## 宜吃花生

花生是一种滋补食品。中医认为，花生有开胃健脾、补血养颜、丰胸通乳、健脑益智等作用，尤其养血止血作用突出，且富含容易被人体吸收的蛋白质、矿物质等营养成分。月子里的新妈妈适当食用花生，可促进乳汁分泌，改善胃口，提高胃肠功能，并可预防及改善咳嗽症状。所谓"适当"二字，体现于两方面，一是量不可过多，二是烹饪方式。新妈妈吃花生，不宜炒食，而应水煮或蒸食。

##  宜吃小米

小米含有丰富的B族维生素、铁、膳食纤维等营养成分，是一种传统的月子食物。在过去，只要坐月子或病患者才有机会吃小米进补，平时却不可多得。因此，一直以来，都有"小米养人"的说法。中医上说"糜粥自养"，指的就是用小米熬粥。

♥ 小米。

月子里的新妈妈吃小米，可加快身体恢复，同时还能促进胃肠蠕动，有增强食欲的作用，对新妈妈大有裨益。但整个月子期只吃小米也不合适，否则会引起营养失衡，而应将小米搭配着其他米、面等主食食用。

如果用小米来熬粥，千万不要撇掉表面那层"皮"，这可是小米中最精华的部分。

##  宜合理食用料酒

料酒是一种常用的调料，不仅能去腥、调味，同时还有一定的活血作用。新妈妈体质虚弱，在饮食上有诸多禁忌，对料酒的使用也要分时段。如果是刚刚分娩，恶露不尽，则可在菜中加一些料酒，这样可以加快恶露的排除。如果新妈妈恶露已净，则最好不要再用料酒，以免料酒的过度刺激导致宫缩不良，这样会影响身体恢复。

## 宜合理摄取必需脂肪酸

在坐月子期间，孕妈妈要注意摄取必需脂肪酸，脂肪酸对宝宝的大脑发育有益，特别是不饱和脂肪酸，对中枢神经的发育特别重要。进行母乳喂养的新妈妈的饮食中的脂肪含量及脂肪酸组成，会影响乳汁中的这些营养的含量。但前提是适量，一般脂肪所提供的热量应低于总热量的1/3。

## 宜适量食用红糖

坐月子吃红糖，好像理所当然。至今为止，这几乎成为一种习俗。中医认为，红糖有活血化瘀的作用，分娩后吃红糖，可补血养血，还能促进恶露排除，对子宫的恢复有一定的好处。然而，如果将红糖当做主要补品，则有所不妥，甚至还会引起贫血。

❤ 红糖。

红糖含有一定的铁，但含量较低，光吃红糖，无法满足新妈妈对铁质的需求。又因为红糖的活血化瘀作用，如果大量摄入，则会使得子宫收缩、蠕动过度，不利于伤口的修复，容易造成大量失血，引起血性恶露增多。这样一来，便很容易导致贫血。

因此，坐月子期间，新妈妈不宜过多、过久食用红糖。专家建议，新妈妈每天最好不要超过20克，分娩2周后，则不宜再吃红糖。

## 宜合理食用鸡蛋

鸡蛋营养丰富、全面，是一种传统的月子食物，新妈妈身体虚弱，用鸡蛋进补，对身体十分有益。但新妈妈吃鸡蛋要注意以下两点。

### ✓ 适量而食

尽管鸡蛋的营养成分比一般的食物要全面，但也有一些营养成分是鸡蛋所没有的，比如维生素C和膳食纤维等。如果摄入过多的鸡蛋，则会影响其他食物的摄入，导致营养失衡。鸡蛋含有一种叫卵黄高磷蛋白的物质，如果大量食入，会在一定程度上影响人体对铁的吸收。此外，新妈妈胃肠功能较弱，食入过多的鸡蛋还会增加胃肠负担，容易引起消化不良等症，严重影响健康。专家建议，新妈妈每天吃2~3个鸡蛋即可。

### ✓ 多样烹饪更健康

不必总是单纯地吃煮鸡蛋，因为煮鸡蛋的蛋白质不易被人体消化吸收。可变着花样来烹饪鸡蛋，比如做鸡蛋羹，用鸡蛋炒西红柿等。

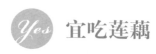 宜吃莲藕

莲藕富含大量淀粉、维生素及铁、钙等营养成分，是一种营养丰富的家常食物。在坐月子期间，如果新妈妈合理食用莲藕，对身体的恢复是非常有益的。

中医认为，莲藕"补中养神，益气力"，有益血生肌、止血散瘀的作用。新妈妈食用莲藕，可补血养血，促进体内瘀血排除，加速身体恢复。莲藕中丰富的膳食纤维还可增强胃肠蠕动，促进排便，加速体内毒素的排泄，可起到瘦身养颜的作用。

此外，新妈妈食用莲藕，还可促进乳汁分泌，对新生儿喂养有益。

 宜吃黄豆芽

黄豆芽含有大量的蛋白质、维生素C、维生素$B_2$、膳食纤维等营养成分。中医认为，黄豆芽有补气养血、清热明目的作用。新妈妈食用黄豆芽，可促进分娩时损伤组织的恢复，增强自身免疫力，维护心血管健康，预防并改善贫血症状，还具有一定的催乳作用。

♥ **黄豆芽。**

此外，新妈妈常吃黄豆芽还能润肠通便，有效促进肠道内毒素的排除，能起到护养皮肤、美容瘦身的效果。

 ······ ♥ ····· 孕产博士点点通 ····· ♥ ······

**正确食用黄豆芽的相关事项** ······

◎黄豆芽宜使用大火快炒，一般炒至黄豆芽八成熟即可，不可过熟，否则会导致营养成分的大量流失。除此之外，黄豆芽也可以用沸水快速氽烫，再用调料调味食用。

◎最好不吃无根的黄豆芽，这样的黄豆芽一般都是用激素和化肥催熟的，是国家禁止销售的食品。无根的黄豆芽往往还有一股难闻的异味，选购时要注意辨别。

## 宜吃黄花菜

黄花菜营养丰富，含大量的维生素A、维生素C、磷、铁等营养成分。中医认为，黄花菜有消肿止痛、清热补血、利尿降火的作用。新妈妈食用黄花菜对健康有益，可增强自身免疫功能，促进身体恢复。

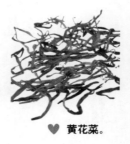

♥ 黄花菜。

坐月子期间，新妈妈容易发生腹痛、小便不利、面色无华及失眠等症状，食用黄花菜，可改善这一系列症状。

 ## 宜吃木瓜

木瓜是一种滋养女性的食物，富含大量的维生素C、B族维生素、钾、铁、钙等营养成分。

中医认为，木瓜有解毒消肿、降压丰胸的作用，新妈妈食用木瓜还可促进乳汁分泌，有助于母乳喂养。这是因为木瓜中含有一种特殊物质——木质素。

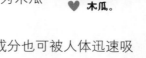

♥ 木瓜。

在木质素的作用下，蛋白质可被快速分解，其营养成分也可被人体迅速吸收。这样一来，就可直接刺激母体乳腺分泌乳汁。

如果新妈妈泌乳功能较弱，不妨多吃一些木瓜。此外，用木瓜和鱼同炖可增强催乳作用。

 ## 忌多吃巧克力

坐月子期间，新妈妈最好不要常吃巧克力。巧克力容易让人产生饱腹感。如果新妈妈常吃巧克力，往往会影响食欲，不仅容易导致必需营养的缺失，同时还容易发胖。如果采取母乳喂养，新妈妈常吃巧克力还会对宝宝不利。

因为巧克力含有一种可可碱，如果新妈妈常吃巧克力，则容易导致可可碱在体内积存。

用母乳喂养宝宝时，可可碱则会通过母乳进入宝宝体内并积存。这样一来，则很容易导致宝宝神经系统及心脏受损，会影响正常的生长发育。

## 忌多吃乌梅

乌梅酸甜可口，新妈妈大多会感到口中无味，喜欢将
乌梅当做零食。然而，尽管乌梅可开胃健食，但其收敛性
较强。如果食入过多，则会影响血液的正常流动，不利于
恶露排除。

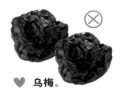

♥ 乌梅。

虽然梅子类的小零食是很多月子妈妈的最爱，但是为了自身健康，新妈妈
还是少吃乌梅为好。此外，南瓜、柠檬、柿子等也是收敛性较强的食物，新妈
妈最好也不吃。

 ## 忌喝浓茶

坐月子期间，新妈妈最好不喝浓茶，以免影响健康。

茶叶中含有一种鞣酸，进入人体之后，会与铁结合，生成不被人体吸收的
物质。如果新妈妈常喝浓茶，则会影响补血效果，甚至引起贫血。

茶叶中还含有咖啡因，容易对大脑神经造成刺激，使人亢奋，难以入眠，
影响体力恢复。

此外，茶水中的诸多物质会随乳汁进入宝宝体内，容易导致宝宝烦躁、易
哭、胃痉挛等症状。

 ## 忌吃生冷食物

新妈妈刚经历分娩，身体虚弱，偏"虚寒"，
在日常生活中，要忌吃寒冷、生冷食物，而应以温补
为主。否则将不利于恶露外排，影响身体恢复，甚至
会因此而落下病根。中医认为"寒主收引"，即是要
求新妈妈避免寒冷及生冷食物。

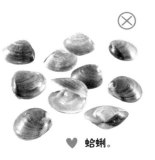

♥ 蛤蜊。

生冷食物包括冷饮及一切从冰箱里拿出的冷食、鸭蛋、螃蟹、蛤蜊、田螺
等都是寒性较大的食物，新妈妈也要避免食用。

# 忌只喝汤不吃肉

坐月子期间，新妈妈常用各式各样的汤品来进行滋补，尤其是各种肉汤、鸡汤等。

有的新妈妈误以为喝汤滋补，进而忘了吃肉，认为营养都在汤里面。即使汤品对人体有滋养作用，但大部分的营养仍在肉中。如果只喝汤不吃肉，则是买椟还珠、本末倒置了。因此，汤要喝，肉也要吃。

此外，新妈妈还要避免常喝过浓的肉汤。因为过浓的肉汤中脂肪含量较高，如果经常饮用这样的汤，则容易发胖，也会增加胃肠负担。如果乳汁中的脂肪含量过高，也会影响宝宝的消化吸收，甚至引起腹泻。

 # 忌吃老母鸡

坐月子吃老母鸡是民间的传统，尤其是用老母鸡炖汤，更被视为补虚佳品。然而，过早食用老母鸡会对哺乳造成一定的影响。

分娩后，新妈妈体内的雌激素和孕激素水平会相对较低，泌乳素发挥作用，从而刺激泌乳。如果雌激素过多，泌乳素的功能则会受到压制，容易导致产后乳汁不足，无法正常进行母乳喂养。

老母鸡的肉中含有一定量的雌激素，如果新妈妈吃老母鸡肉或喝老母鸡汤，则会增加体内的雌激素，从而影响泌乳。如果产后10天之后，乳汁分泌不足，才可用老母鸡进补。

由于老母鸡肥腻，如果新妈妈体质过于虚弱，消化功能较差，也不宜过早食用老母鸡，以免增加胃肠负担。

 孕产博士点点通

**产后宜用小公鸡进补**

公鸡肉中含有一定量的雄激素，可刺激泌乳，新妈妈可用小公鸡肉进补，比如清蒸小公鸡等。最好不要吃鸡头和鸡屁股，以免存有毒素，对健康不利。

## 忌不吃盐

民间有一种说法，说是产后不可吃盐。事实上，产后新妈妈体内水和盐都是非常缺乏的，除了要补水之外，还要补盐。因此，新妈妈在饮食上也要适量吃盐，不过要以清淡为主，食物不可过咸。

 ## 忌吃辛辣燥热的食物

辛辣燥热的食物容易导致上火。新妈妈体质虚弱，胃肠功能尚未恢复，如果在月子里食用这样的食物，则会增加身体负担，引发诸多不适症状，如口舌生疮、便秘、恶露不尽，透过乳汁导致宝宝内热加重等。因此，在日常饮食中，新妈妈应尽量避免辣椒、咖喱等食品的摄入，同时也要避免饮酒。

❤ 辣椒。

## 忌盲目使用保健品

市场上各种保健品琳琅满目，新妈妈应慎重选用。首先，一些保健品的功效还值得商榷，往往言过其实，没有宣传的那么有效。其次，每个新妈妈的身体状况不同，不可一概而论，在选用保健品时，更应遵从医生或营养师的指导，选择有质量保证的产品。最后，日常的饮食调理至关重要，切不可将产后恢复完全寄托于保健品而忽略饮食的重要性。

 ## 忌产后急于进补

新妈妈气血亏损严重，产后进补非常必要。首先是要建立合理的饮食结构，不可盲目地进食补药、补品，如人参、鹿茸等。这些补品都是燥热、温补的材料，如果不分体质盲目使用，则容易伤津，导致燥热、便秘等症。因此，辨明体质是进补的前提。环境、季节等因素也要考虑在内。

❤ 人参。

# 日常行为宜忌

 **宜休息静养**

由于身体上的亏损，新妈妈在产后要静养一段时间，这段时间被称之为"坐月子"。在这段时间内，新妈妈要注意多躺、多睡、多休息，切忌疲劳，否则会影响身体的恢复。

传统意义上，坐月子的时间为1个月，但新妈妈各个器官的恢复一般需要6~8周。医学上，称为产褥期。因此，新妈妈应根据自己的恢复情况规划自己的月子时间。

 **宜穿平底布鞋**

坐月子期间，不再有腹部的压力，新妈妈应穿上舒适合脚的平底鞋。产后3个月内要避免穿高跟鞋，以免影响腰椎恢复。

如果新妈妈有腰背酸痛的症状，在日常生活中还应避免过多弯腰的动作，并注意钙的补充。在做家务时，最好能准备一个操作台，并用长拖把、扫帚拖地、扫地。

从产后2周开始，还可在医生的指导下做一些加强腰肌和腹肌的运动，以增强腰椎的稳定性。

 **宜合理选择衣物**

应该让新妈妈穿什么样的衣服呢？新爸爸不要感到头疼，只要按照下面的原则给新妈妈挑选服装，就能让新妈妈穿得健康舒服。

◎**选择透气性好且吸汗的纯棉衣物。**新爸爸给妻子买衣服时，不要选择化纤、羊毛类衣服，因为这样的衣物会堵塞乳腺管，导致新妈妈少奶或缺奶。

◎**选择宽松舒适的内衣。**不要给新妈妈买紧身衣裤，更不要束胸，因为衣物太紧会直接影响血液循环和乳汁分泌。

◎**选择衣物时要根据季节特点来选。**也就是说，给新妈妈买的衣服，薄厚要适中，而且要符合当时的季节特点，根据四季的变化进行调节。

宜进行哺乳

如今，许多女性已经不安于在家相夫教子，她们希望产后能够尽快恢复，回归工作岗位，叱咤职场。再加上人工喂养的可行性，拒绝母乳喂养的也大有人在。

然而，这样的新妈妈需要明白的是，尽管各种奶粉琳琅满目，营养成分也比较全面，但都不可代替母乳。

除特殊原因之外，新妈妈不应该拒绝母乳喂养。此外，母乳喂养还有利于身体、身材的恢复。

 宜掌握缓解乳房胀痛的方法

分娩后的几天内，乳房会充血、发胀，新妈妈会感到乳房胀痛、刺痛。这种症状多为乳汁充满乳房所致，是一种正常的生理现象，新妈妈无须担忧，只要挤出乳汁即可。正确的方法是先洗净双手，然后均匀用力，从乳房四周向乳头方向挤压。

如果新妈妈乳房胀痛，却没有乳汁流出，一般是因为乳腺管不通所致。此时不可喝催乳汤，以免加重乳房胀痛症状，甚至引发乳腺炎。科学应对的方法应该是喝乳腺汤，并经常进行乳房按摩，再用毛巾热敷。

 专家直"答"车

**Q** 老人说母乳最干净了，不会造成感染，是这样吗

**A** 这种说法当然不正确，如果分娩初期不对乳汁淤积等问题进行适当处理，则容易导致乳腺炎，会严重影响乳房健康。因此，新妈妈要学会科学护理乳房的技巧，经常使用温水擦洗乳房、乳头。一般而言，每隔2天就要清洗1次。如果乳头出现破损或皲裂，则应及时治疗。每次哺乳时，也应尽量将乳汁排空。

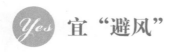 宜"避风"

由于新妈妈身体虚弱，不能受寒，老人们都让新妈妈闭门不出，紧关门窗以避风。避风是必要的，但如果门窗紧闭，难免会影响空气流通，造成室内环境污染。因此，适当通风就显得非常重要，但要避免吹过堂风。

 宜了解防暑、防寒的相关事项

新妈妈可谓是"娇弱不堪"，受不得风寒，也经不住暑热。在坐月子期间，一定要做好新妈妈的防暑、防寒工作。

冬季坐月子，应注意室温不可过低。必要时可采用空调降温保湿，但室内风不可过大，同时也不可太闷。而在炎炎夏季，切不可让新妈妈对着电风扇吹，否则容易让"风邪"入侵，造成感冒等症。可使用空调降温，但也要将室内温度控制在25℃～27℃。切不可贪凉，甚至对着冷风吹，否则也对身体不利，还容易留下四肢怕冷、关节疼痛等病根，贻害终生。

 忌盲目使用腹带

分娩后，不少新妈妈都束上腹带，有的甚至日夜不卸，希望借此瘦身，平复臃肿的腹部，收紧松弛的肌肉。然而，这样做是否有效呢？

孕期内，孕妈妈腹压不断增加，会导致盆底受压，其结构、功能都会遭到一定程度的破坏。分娩后坐月子，新妈妈身体恢复的主要一项内容即是盆底的恢复。如果新妈妈使用腹带束身，随分娩降低的腹压再次升高，如此便有碍于盆底的恢复，对新妈妈的身体、身材都会造成不利影响。此外，使用腹带束身会阻碍皮肤代谢及血液循环，还容易增加患皮炎的危险。

因此，即使分娩后使用腹带束身可起到一定的瘦身作用，但也是治标不治本，为下下之策，最好不要采用。科学的策略应是合理适量的饮食、运动及母乳喂养，一方面将脂肪通过运动、母乳"卸掉"，另一方面控制脂肪的来源，避免造成堆积。

## 忌碰冷水

新妈妈产后虚弱，免疫功能较低，碰不得冷水，否则容易导致各种病痛。中医在这方面的解释比较形象，认为新妈妈产后元气亏损、气血不足，如果碰了冷水，风寒之气则容易侵入体表，影响气血运行，从而致病。

因此，坐月子期间，新妈妈要注意保暖避寒，少碰冷水。

日常洗漱，新妈妈尽量使用温水；不宜使用过热的水，以免带走皮肤中的油脂，加重皮肤粗糙的现象。

如果新妈妈不小心碰触冷水，也不必担心。偶尔接触也不会造成危害，只是不要频繁、持续地接触冷水即可。

## 忌久卧不动

在传统观念中，认为坐月子应久卧于床，过早下床容易伤身，会造成腿痛、腰痛等毛病。事实上，久卧不动对新妈妈的身体也有不利影响，比如容易导致肥胖、静脉曲张、便秘等症。如果是剖宫产，还容易导致肠黏连。因此，坐月子期间，新妈妈应动静结合，在保证休息的前提下做适量的活动。

一般而言，分娩后的2个小时内应卧床休息，同时观察阴道出血情况。在分娩后的第2天，新妈妈即可下床走动或做一些轻微的活动。如果是产程较短、体力恢复较快的新妈妈还可提前下床活动。

在分娩后的10天左右，新妈妈可做产后体操。分娩2周后，可做腹肌收缩、仰卧起坐等运动。但有氧舞蹈等活动量较大的运动一般要等到分娩后6周才可进行。

总之，只要在坐月子期间结合适量的运动，并持之以恒，对新妈妈身体的恢复会有莫大的好处。

♥ 新妈妈切不要在坐月子期间久卧不动，适当下床活动反而有助于身体的恢复。

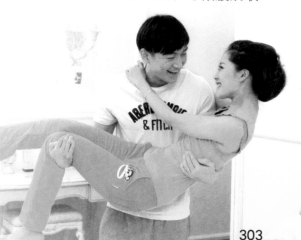

# 忌不刷牙

传统观念认为，坐月子期间最好不要刷牙，否则容易对牙齿造成伤害。但如果长期不刷牙，口腔内会滋生大量细菌，容易导致牙龈感染；大量的食物残渣不能被及时清除，在口腔内发酵，也会对牙齿造成腐蚀。

新妈妈在坐月子期间，往往会吃大量富含碳水化合物、蛋白质的食物，如果在月子里不刷牙，更容易对牙齿、牙龈造成伤害。

专家建议，新妈妈应早晚各刷牙1次，最好是在每次进食后。刷牙时注意使用温水，并事先用温盐水将牙刷泡软。

日常生活中，还要注意补充维生素、钙等营养成分，以维护口腔健康。

 # 忌不洗头

分娩后的禁忌较多，比如"不能洗头"就是其中之一。老人们总会千叮咛万嘱咐新妈妈，产后千万不要洗头，否则会头疼一辈子。

事实上，所谓的产后不能洗头，主要还是为了避免风寒侵害，并非头皮不能接触到水。

新妈妈产后头发较油，也容易掉头发，如果在整个月子期间还不能洗头，不仅让人感觉难受，同时也容易导致头皮发炎，对新妈妈的健康不利。因此，只要做好相关的防护措施，洗头是一件在正常不过的事。

 专家直"答"车

**Q** 分娩后可以使用任何一种洗发水吗

**A** 分娩后的一段时间内容易掉发，最好不要使用刺激性较大的洗发水，以免对发根、头皮造成损伤，加重头发的掉落。再者，洗头发的水温也不宜过高，一般在37℃左右即可。梳理头发最好使用木梳，这样可避免产生静电，以免对头皮造成刺激。

一般而言，为避免感染风寒，孕妈妈在产后1周即可洗头。洗头时最好关门闭窗，在无风环境下进行。

洗完之后要立即擦拭，并将头发完全吹干。如果剖宫产的新妈妈，洗头的时间还应看刀口恢复的情况，一般需要在术后2周后才可洗头。

 ## 忌不洗澡

在过去，由于生活条件限制，为避免产后受凉，往往要求新妈妈不洗澡。这种观念一直沿袭至今，让不少人产生了这样一种错觉，认为坐月子期间"越脏越好"。

新妈妈身体的恢复的确需要一个过程，但如果在这个过程中一直不洗澡，对新妈妈的健康也是不利的。首先，分娩过程中，新妈妈会大量出汗，且分娩后身体虚弱，如果不洗澡就很容易受到细菌感染。其次，坐月子期间要进行哺乳，新妈妈不洗澡对宝宝健康也容易产生不利影响。因此，新妈妈一定要树立正确观念，科学看待坐月子期间的洗澡问题。

如果是在夏季，在分娩后2~3天即可洗澡。如果是在冬季，可在分娩后5~7天洗澡。洗澡时，浴室温度宜控制在27℃左右，水温以36℃~38℃为宜。

但分娩后的4周内不可采用坐浴，否则会增加感染的概率。但手、脚、会阴部需要每天用温水冲洗。如果是剖宫产的新妈妈，在伤口拆线前不便洗澡，可用温水擦洗。

 ## 忌过早进行性生活

分娩后，生殖系统都会受到一定的损伤，需要在月子期内逐渐恢复。这段时间内，由于新妈妈免疫功能较低，容易受细菌感染。因此，要尽量避免在坐月子期间进行性生活。否则会干扰生殖系统修复，容易诱发腹部胀痛、子宫脱垂等妇科病症。

一般而言，在分娩6周后才能进行性生活。但针对每个新妈妈体质的不同及分娩方式的区别，每个人对性生活的适应情况也不相同，具体可视恢复情况而定。

##  宜给宝宝喂初乳

前文中，我们提到一个词，叫初乳。什么是初乳呢？所谓初乳，即分娩后先从乳房中分泌出来的黏稠乳汁，往往还略带黄色。尽管看上去不像正常乳汁一样洁白、纯净，但初乳却有很多妙不可言的营养优势。

首先，初乳营养丰富，正常乳汁有所不及。所谓物以稀为贵，初乳自是非常珍贵。其次，初乳中含有一些物质，可增强免疫功能。这些物质是日后分泌的乳汁所不具备的。

因此，新妈妈分泌初乳后，一定要倍加珍惜，喂给宝宝喝。切不要因为"卖相"不好而挤掉，造成浪费。有的新妈妈泌乳功能较低，分泌初乳比较困难，不妨让宝宝反复多吸吮几次。此时宝宝的吸吮能力相对不成熟，新妈妈一定要有耐心，不可心浮气躁、操之过急。

##  宜了解宝宝哭闹的各种含义

哭，是宝宝的一大特征，是天性使然。小宝宝刚出生，不具备语言能力。对于各种需求、情感的表达，都会通过哭泣表现出来。概而言之，宝宝哭包括三个方面，第一个方面是生理需求，比如饿了、尿片湿了、太热等。第二个方面是心理需求，如果是这种情况，宝宝的哭声一般较小，有时还会盯着妈妈的手。此时可抱抱他、哄哄他，给予心理上的安慰。第三个方面是病理原因，如果宝宝的哭声较大，较为激烈，同时还伴有握拳、踢腿、烦躁不安等表现，则可能是某种病症所致。作为家长，应引起重视，及时送医诊治。

总的来看，生理需求是导致宝宝哭的主要原因，但其他两方面的原因也同样不可忽视。当发现宝宝哭泣时，可针对不同的表现予以满足。

# 宜掌握判断宝宝饥饱的技巧

宝宝喂养有两种途径，一种是母乳喂养，另一种是人工喂养。如果是人工喂养，可计量进行。但如果是母乳喂养，则无法计量。宝宝也不会说话，如何判断宝宝是否吃饱了呢？一般而言，可从两方面判断。一是新妈妈哺乳前后乳房的变化，另一方面是宝宝的吸吮状况。如果哺乳前新妈妈感到乳房饱胀，哺乳后乳房松软，且宝宝吃奶时有吞咽声，慢而有力，甚至有奶水溢出，持续5分钟左右，转而轻缓吸吮再持续5分钟左右，含着乳头入睡，则说明已经吃饱了。如果吃完奶之后，宝宝哭闹不安或稍睡即醒，则表明没吃饱。

 # 宜知道给宝宝穿衣服的相关事项

新生的宝宝免疫功能差，衣物的保护功能就显得格外重要，但在给宝宝穿衣时也要多加注意，以免不适当的穿衣方式对宝宝造成损伤。

## ✅ 宜松不宜紧

给宝宝穿的衣服不可过紧，否则会压迫胸腹，影响体格发育。因此，给宝宝选择衣服时，可选稍大一号的衣服。

## ✅ 避免刺激皮肤

宝宝皮肤娇嫩，受不得刺激。因此，最好给宝宝穿棉质、丝质衣服，衣服上面的标签、线头都要剪掉，以免刮伤宝宝皮肤。

## ✅ 厚薄要适度

宝宝不可受凉，但穿衣也不宜过多，尤其是在夏季，穿过多的衣服也对宝宝不利。关键护住胸腹部位，只要宝宝鼻尖、四肢摸上去不凉即可。

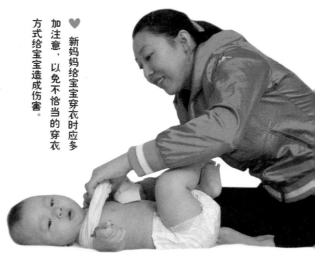

♥ 新妈妈给宝宝穿衣时应多加注意，以免不恰当的穿衣方式给宝宝造成伤害。

## 宜掌握给宝宝洗澡的注意事项

要做到对宝宝的全面护理，洗澡便是其中一项必不可少的内容。但小宝宝身娇肉嫩，洗澡时可不能像大人一样应付。至少要注意两方面：一是注意水温，二是注意安全。

给宝宝洗澡的水温最好在40℃左右。在洗澡之前，需要测量一下水温或用手肘试探一下，以免水温过高造成烫伤。

另外，新生的宝宝不具备自我保护及求生的能力，如果在澡盆中溺水，则非常危险。因此，在给宝宝洗澡时，无论什么情况，都不能把宝宝单独留在浴室，宝宝身边一定要有人。

 ## 宜合理布置婴儿床

婴儿床的布置主要包括三个方面，一是床头，二是床垫，三是安全护栏。婴儿床的床头最好放置挡风的物件，最好是用缓冲垫，这样不仅可挡风，同时还能保护宝宝头部。不要使用枕头、毛巾代替，以免倒下来捂住宝宝。就床垫而言，最好使用棉质的床垫，不要使用羽绒被。不要在宝宝头部堆放玩具，以免砸伤宝宝。安全护栏是防止宝宝从床上滑落的设施，不可缺少，护栏之间的间隙要适当，过大或过小都会对宝宝造成不利影响。这三方面的准备是确保宝宝睡眠的基础条件，新妈妈应予以重视。

 ## 宜关注宝宝的睡眠问题

新生的宝宝大部分时间都是在睡眠中度过，确保合理的睡眠对宝宝至关重要。主要包括两大因素：一是安全，二是健康。

就安全而言，家长应与宝宝同房分床而睡，同房是为了方面随时看护宝宝，而分床是为了避免大人翻身压到宝宝。这种伤害可大可小，压迫导致窒息，则可能危及宝宝的生命。因此，此法应引起家长们的注意。

就健康而言，在宝宝睡觉时不宜穿过多的衣服，否则容易影响宝宝的血液循环和呼吸功能。

**Q** 宝宝总是吐奶，睡觉时容易吐得到处都是，该怎么办

**A** 宝宝吐奶是一种正常的生理现象，除非是严重的喷射性吐奶或从鼻孔中流奶，才需要治疗。仰卧是宝宝睡眠的主要姿势，但如果宝宝经常吐奶，则应让宝宝侧卧睡眠，以免吐出的奶堵住口鼻。

 ## 忌用微波炉热奶

微波炉的加热原理是通过分子激化而产热，最好不要用于热奶，否则奶瓶不烫，难以掌握奶的温度。此外，用微波炉加热还会使奶受热不均。如果用这样的奶喂宝宝喝，则很容易造成烫伤。

 ## 忌感冒、腹泻时断奶

新妈妈一旦出现感冒、腹泻等症状，往往就会断奶，生怕病毒、细菌等会传染给宝宝。事实上，大可不必有这样的担忧，母乳中含有一定量的免疫物质，即使宝宝感染，其症状也非常轻微。如果用药，只要在吃药后30分钟内不喂奶即可。此外，一般的肠道感染也不会影响到母乳。

 ## 忌乱涂爽身粉

不少新妈妈喜欢在宝宝身上扑上爽身粉，虽然这样有利于吸汗，并有预防生痱子的作用，但爽身粉中含铅。如果经常给宝宝扑爽身粉则容易导致铅在宝宝身体里面积存，当积存量过多时，则会影响神经系统发育。爽身粉还容易造成粉尘污染，如果宝宝吸入过多的爽身粉，会造成呼吸道感染。即使是夏季，爽身粉也容易在皮肤表层形成颗粒状物质，引发皮疹。因此，新妈妈要慎用爽身粉，以免好心办坏事。

# 医疗保健宜忌

 **宜做产后检查**

分娩之后，并不意味着检查结束。为确保新妈妈的健康，分娩后还要做2次体检。第1次是在分娩后1周内进行，第2次是在产后的6～8内进行。

## ✅ 产后第1次体检

◎**血压测量**：发现分娩后血压升高需处理。

◎**体温测量**：新妈妈产后24小时内由于分娩疲劳，体温会轻度升高，但一般不会超过38℃。3～4天后，由于乳房肿胀，可能会升高到39℃，但至多不会超过12个小时。若体温持续升高，则需及时治疗。

◎**脉搏测量**：新妈妈的脉搏一般较慢且有规律，常为60～70次/分钟。当体温升高时，脉搏会加快。

◎**呼吸测量**：新妈妈的呼吸一般较深且慢，约为14～16次/分，当体温升高时，呼吸会加快。

◎**排尿功能检查**：查看排尿是否通畅，预防尿路感染。

◎**子宫收缩情况**：检查子宫是否在逐渐恢复，并检查有无压痛感。

◎**恶露的性状**：血性恶露约持续3～7天；浆液性恶露约持续7～14天；白色恶露约持续14～21天；产后3周左右干净。若血性恶露持续2周以上，表明子宫修复受阻。若恶露有臭味，则有可能发生感染。

◎**腹部、会阴伤口情况**：检查伤口有无渗血、血肿及感染情况。早期的产后感染局限于子宫腔，到中后期，会透过淋巴液蔓延为腹膜炎。

## ✅ 产后第2次体检

此次体检为复诊，重点包括体重、血压、尿常规、盆腔器官、子宫复原、哺乳状况等，并指导产后避孕。

## 宜练习盆底肌康复操

怀孕后，女性的盆底肌由于缺乏锻炼会变得松弛，盆底肌康复锻炼可以有效帮助新妈妈收缩盆底松弛的肌肉，恢复其弹性。

### ✅ 缓慢收缩

先吸气，再呼气。然后在呼气的过程中要紧闭肛门，就像正在制止排便。同时，紧闭尿道口，感觉像憋尿。活动阴道周围的肌肉，一松一紧，一张一弛。坚持数分钟，再缓慢放松。

### ✅ 松弛骨盆底部

想象自己正在电梯里，想象电梯从一楼到地下室，试着松弛下颌骨，感觉下巴下垂，嘴巴自然张开，然后轻轻收缩所有肌肉，电梯回升，结束锻炼。

 ## 产后宜科学护理乳房

对于新妈妈来说，哺乳是首先要面对的事情。作为哺乳的器官，乳房的保健是非常关键的。

◎每次喂奶后要将乳房排空，这样有助于乳汁再次分泌。

◎哺乳时不要让宝宝过度牵拉乳头，而且哺乳后要轻轻托起乳房按摩10分钟。

◎每天坚持用温水清洗乳房两次，这样能保证乳房清洁，预防乳房下垂。

◎哺乳时，宝宝不正确地吸住乳房，或者喂完后将宝宝移开时拉扯，都可能造成乳头疼痛及皲裂。只有在开始和结束哺乳时小心地处理，才可防止发生；若已经发生乳头皲裂，哺乳前后也必须小心处理好，让乳头能尽快地复原。如果疼痛的乳头裂开了，宝宝不能吸食该侧的乳房，至少要等72个小时，而且应将其中的乳汁挤出以免胀奶。乳头裂开非常疼痛，而且容易导致乳房感染，为了避免乳头裂开，可在乳垫上滴几滴婴儿乳液。

◎在这个特殊的时期，由于乳房的尺寸及重量均增加，因此应穿着合身舒适的棉质文胸。每天应更换干净的内衣；如果使用胸垫，应避免选购有塑料边或支撑的胸垫。每次喂奶后或湿透时应更换胸垫。

## 宜学会改善产后皮肤松弛的技巧

皮肤松弛是令新妈妈苦恼的问题，但却又不可避免，如孕期内子宫的增大导致皮肤的拉伸，水肿的消失导致皮肤松弛等。因此，积极采取相关措施帮助皮肤恢复非常重要。可按以下两个方面来做。

### ✔ 按摩调节

对手、脚等部位进行轻柔按摩，并以画圆的方式由上至下进行。每次以感到微热为度。此外，常有意识深呼吸，收紧腹部也有一定的作用。

### ✔ 饮食调节

水和维生素是保证皮肤健康的关键。在日常饮食中，新妈妈要保证摄入一定量的水和富含维生素的食物。

就饮水而言，新妈妈每日宜保证1200毫升的摄入量。清晨一杯水效用奇佳。但分娩后的1周内新妈妈要注意少喝水，否则不利于水肿的消除。

牛奶、鸡蛋、动物肝脏及新鲜蔬果都是富含维生素的食物，新妈妈不妨多吃。多吃一些新鲜的蔬果还有利于酸碱平衡，对皮肤非常有益。

 ## 宜掌握消除剖宫瘢痕的日常护理技巧

剖宫产后，新妈妈最担心的就是留下瘢痕，但如若护理不当，留下明显的瘢痕就在所难免。

瘢痕的形成、大小与多种因素有关，如年龄、感染、色素、营养、皮肤张力等。因此，分娩后的护理手段，也应从与之相关的方面着手。

避免感染是首要因素。因此，维护伤口的清洁非常重要，不可抓挠伤口，出汗时要及时擦汗，且每次换药要及时。日常生活中，要避免剧烈运动、拉伸身体。睡觉时应采取侧卧位，以减少伤口张力。

日晒过度会加重色素沉淀，新妈妈要注意防晒。日常饮食上，要多吃一些富含维生素C、维生素E的食物。尽量少吃辣椒、葱、蒜等刺激性食物，并做到不偏食、不过食，而且水分的补充也至关重要。

## 宜掌握减轻会阴疼痛的方法

新妈妈会阴部会有一定的损伤，疼痛在所难免。掌握一些减轻会阴疼痛的技巧十分必要。

◎避免碰触会阴部及损伤的地方。

◎每次小便后用温水冲洗阴部，并用干净、柔软的毛巾擦干。

◎产后做盆底肌肉恢复练习，促进会阴部的血液循环，帮助会阴部恢复。

◎避免长时间站立或坐着。

◎转移注意力，不要总是在意各种不适感，将更多的心思放在照料宝宝上。

◎疼痛感没有减轻或感冒发热，应考虑感染的发生，及时治疗。

 ## 宜掌握产后脱发的护理技巧

分娩后脱发一般是正常的生理现象，医学上称之为"分娩性脱发"，主要与分娩前后体内激素变化有关。在分娩后的数月之内，头发都会重新长出来。因此，新妈妈无须过多担忧。

保持良好心态非常重要，如果对脱发耿耿于怀，还会加重脱发现象。饮食上，也要注意营养均衡，适当多吃一些新鲜的水果、豆类、海产品、蛋类等有助于头发生长的食物。平时对头皮进行按摩，或用木梳梳头也可起到按摩作用，有利于头皮的血液循环，可促进新发生长。

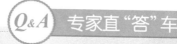 专家直"答"车

**Q** 刚生下宝宝不久，脱发现象比较严重，好担心哦，是否还有更有效、更直接的生发措施

**A** 如果脱发现象比较严重，可用谷维素、B族维生素、养血生发等药物，或用姜片擦拭患处。但这一切都要在医生指导下进行，切不可盲目实施，以免影响头发生长及哺乳。

## 宜警惕产后抑郁症来袭

分娩后的2~3天，新妈妈可能会出现紧张、疲惫、忧虑等症状，这可能是分娩后激素的变化所致，在短时间内即可消失，这种现象一般称之为产后忧郁。与之相比，如果新妈妈总表现出痛苦不堪、绝望、易怒、贪吃（但没有食欲）或担心自己得病等症状，并且在每天的早晚这些症状会更加严重，这可能是产后抑郁症，比产后忧郁要严重得多。

一旦患上产后抑郁症，需要采取积极的治疗措施。可向心理医生咨询治疗，并在医生指导下用药。如果是母乳喂养，还要避免服用一些影响宝宝的药物。

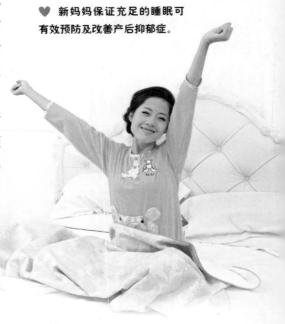

❤ 新妈妈保证充足的睡眠可有效预防及改善产后抑郁症。

日常生活中，患有产后抑郁症的新妈妈可找一个善于聆听的人，向其倾诉，这样会收到很好的效果。注意营养的补充，尤其是早餐。如果没有食欲可按少食多餐的方式进食。面包、面条、米饭、新鲜蔬果对改善抑郁有益，不妨多吃。保证睡眠也是对抗产后抑郁症的有效方式，在想睡或能睡的时候，就尽量去睡，不要多想别的事情。

 ## 宜知产后用药原则

不少新妈妈在分娩后需要用药，比如剖宫产的新妈妈需要服用抗生素等。但在使用任何药物之前，要事先征得医生同意，以免用错药物，影响健康。如果是母乳喂养的新妈妈更要注意药物的使用，以免有些药物通过母乳对宝宝造成伤害。

不可服用避孕药，否则会影响泌乳，还会直接通过母乳伤害到宝宝。有一些中药会影响哺乳，如大黄、薄荷、炒麦芽等，新妈妈也要禁止食用。

## 宜预防产后血瘀

产后血瘀一般是由保养不当所致，新妈妈在日常生活中应注意以下事项：

◎保持情绪稳定，避免忧思郁怒等不良情绪刺激，防止气滞血瘀加重瘀血症候。

◎鼓励新妈妈尽早下床活动，并逐日增加运动量，这样有利于恶露的排除，促进子宫修复。还可学做产后保健体操，加强全身锻炼。

◎注意卫生问题，勤换内衣内裤，保持外阴清洁，使用消毒卫生纸。最好使用卫生巾，禁止盆浴和性生活。

◎注意保暖，避免寒凉刺激。

 ## 宜科学应对腰痛症状

分娩后如果常感到腰痛，要多加留意，这并非正常的生理现象，即使是剖宫产也不会引起长时间的腰痛。

一般看来，导致腰痛的原因有两点，一个是孕期腰部负重所导致的疲劳性疼痛，另一个是分娩后经常保持错误的姿势，比如长时间卧床不起，就容易造成腰部肌肉的疲劳性损伤而引发腰痛。

因此，新妈妈在体力开始恢复之后，应尽早下床活动，这样还能避免手足关节痛。此外，还可在脊柱两侧做适量的按摩。脊柱两侧有很多穴位，对这些地方进行按摩可活血通络，对腰痛症状有很好的改善作用。

 ## 宜重视各种瘙痒症状

皮肤瘙痒一般发生在孕期内，但在坐月子期间，也有不少新妈妈会出现丘疹、痱子、局部湿疹、荨麻疹等皮肤瘙痒症状。一旦痒起来，往往让人难以忍受，甚至抓得满身淤痕。对此，一般可用药膏外敷进行改善，少数严重的症状需要口服抗组胺药物。无论是采取何种药用治疗手段，都应在专业医生的指导下进行，切不可自行使用药物。

日常生活中，新妈妈应避免食用刺激性食物，还要保持身心愉悦。消极、恶劣的情绪也是影响皮肤健康的元凶之一。

# 月子生活细细说

新妈妈体重

宝宝身长

宝宝体重

宝宝头围

产后
检查

医生叮嘱

♥ 心情标签

# 附录1：孕检报告中常见检查项目解读

| 检查项目 | | 说明 |
|---|---|---|
| 血常规检查 | 血红蛋白 | 低于100克/升说明有贫血。 |
| | 白细胞 | 正常值为（4~10）×10$^9$/升，孕期可能轻度升高，超过这个范围说明有感染的可能。 |
| | 血小板 | 正常值为（100~300）×10$^{12}$/升，如果低于100×10$^{12}$/升，则会影响孕妈妈的凝血功能。 |
| 尿常规检查 | 尿液中蛋白质 | 正常情况下为阴性，如果呈阳性，有妊娠高血压、肾脏疾病的可能。 |
| | 尿液中的糖分和酮体 | 正常情况下为阴性，如果糖或酮体呈阳性，说明有患糖尿病的可能，需进一步检查。 |
| | 镜检红细胞和白细胞 | 如果发现有红细胞和白细胞，则提示有尿路感染的可能。 |
| 肝功检查 | 乙肝病毒抗原和抗体 | 正常情况下为阴性。如果单纯乙型肝炎表面抗体(HBsAb)为阳性，说明以前感染过乙肝病毒，现已痊愈，并对乙肝病毒具有免疫力。如果其他指标(HBsAg、HBeAg、HBeAb、HBcAb IgG、HBcAb IgM)呈阳性，则说明目前携带的病毒具有传染性。 |
| 优生五项检查 | 风疹病毒、弓形虫、巨细胞病毒、单纯疱疹病毒（Ⅰ型、Ⅱ型）抗体 | 此项检查最好是在准备怀孕前进行，正常为阴性或IgG为阳性。如果IgM检查呈阳性，应咨询医生后再怀孕。<br>对于家中养宠物的孕妈妈更要进行此项检查。孕妈妈在妊娠3个月以前如果感染了以上病毒，都可能使胎宝宝发生严重的先天性畸形，甚至流产。 |
| 超声波检查 | 羊水深度 | 超过7厘米为羊水增多，少于3厘米则为羊水减少，都对胎宝宝的生长不利。 |
| | 胎心 | 正常胎心率为120~160次/分，低于或超出这个范围则提示胎宝宝在子宫内有缺氧的可能。 |
| 阴道分泌物检查 | 白带清洁度 | 查看阴道是否有炎症。 |
| | 念珠菌和滴虫 | 念珠菌或滴虫呈阳性说明有感染。 |
| | 线索细胞 | 线索细胞呈阳性显示为细菌性阴道病。 |
| 妊娠期糖尿病筛查 | 50克葡萄糖耐量试验 | 以明确有无妊娠期糖尿病。 |

## 附录2：孕期内不可缺少的营养素

| 名称 | 作用 | 食物来源 |
|---|---|---|
| 碳水化合物 | 维持生命活动的供能物质，也是构成机体的成分。 | 谷类、薯类、根茎类食物及各类甜食。 |
| 蛋白质 | 建造胎盘，支持胎宝宝脑部发育，帮助胎宝宝合成内脏、肌肉、皮肤、血液等。 | 鱼类、肉类、蛋、奶酪、牛奶、豆类及豆制品等。 |
| 水 | 负责各类营养素在体内的吸收和运转。 | 白开水、饮料、果汁、粥、汤等。 |
| 脂肪 | 胎宝宝大脑发育的"养料"，并为胎宝宝骨骼发育提供营养。 | 植物油、动物油、食用油、肥肉、乳制品、坚果等食物中。 |
| 维生素A | 维持智力发育，促进机体生长，并有增强免疫能力的作用。 | 动物肝脏、鱼肝油、鱼卵、牛奶、蛋类、胡萝卜以及核桃仁等。 |
| 维生素$B_1$ | 促进胎宝宝生长发育，维持孕妈妈肌肉、心脏活动的正常运行。 | 未经精制的谷类、动物肝脏、蛋类、大豆、花生、猪肉、芹菜叶、莴笋叶等。 |
| 维生素$B_2$ | 参与细胞的生长代谢；提高机体对蛋白质的利用率，促进生长发育。 | 动物肝肾脏、蛋类、绿色蔬菜、菌藻类和豆类食物。 |
| 维生素$B_{12}$ | 促进红细胞再生，预防贫血；维护神经系统健康，有助于消除不良情绪。 | 牛肉、牛腰、牛肝、猪心及海产品等。 |
| 维生素C | 增强免疫力；促进铁、钙及叶酸的吸收与利用。 | 红枣、柑橘、草莓、猕猴桃、青椒、西红柿、豆芽、大蒜等新鲜蔬果。 |
| 维生素D | 帮助调整体内钙和磷酸盐的含量，维持机体骨骼和牙齿健康。 | 大马哈鱼、沙丁鱼等油性鱼及干蘑、萝卜干、黄油等。 |
| 维生素E | 提高机体免疫力；促进胎宝宝生长发育，有一定的防流产、早产作用。 | 麦胚油、葵花油、花生油、玉米油、豆类、谷类、莴笋、油菜、菜花等。 |
| 维生素K | 减少出血、止血，保持血液的凝固性，防止新生儿出血性疾病。 | 葱白、海藻、苜蓿、西蓝花、卷心菜、芹菜、开心果、蛋黄、酸奶酪等。 |

| 名称 | 作用 | 食物来源 |
| --- | --- | --- |
| 叶酸 | 维持神经系统的稳定和正常功能，对胎宝宝神经发育十分有益。 | 绿叶蔬菜、豆制品、甜菜、蛋类、鱼、坚果、柑橘以及全麦制品等。 |
| 钙 | 促进胎宝宝骨骼发育，避免孕妈妈出现骨质疏松、牙齿松动等症。 | 酸奶、小鱼、虾、排骨、豆类及豆制品等。 |
| 铁 | 预防缺铁性贫血，维持免疫系统工作，增强抗病能力。 | 瘦肉、猪血、猪肝、鸡肝、紫菜、黑木耳、海带、莲藕、樱桃等。 |
| 锌 | 促进胎宝宝的生长发育；有利于分娩又有助于产后康复。 | 猪肝、瘦肉、鱼、紫菜、虾皮、牡蛎、蛤蜊等。 |
| 硒 | 有助于预防妊娠高血压，帮助孕妈妈提高身体免疫力，保护心血管健康。 | 小麦、玉米、全麦食物、肉类、动物肝脏、牡蛎、龙虾、胡萝卜等。 |
| 碘 | 调节体内代谢和蛋白质、脂肪的合成与分解。 | 海藻、干紫菜、海虾、海鱼、谣柱、海蜇及加碘盐。 |
| 镁 | 影响胎宝宝的肌肉、骨骼发育，并有稳定情绪的作用。 | 植物油、绿叶蔬菜、坚果、大豆、豆芽、葵花子和全麦食品等。 |
| 锰 | 参与酶系统的构成，与能量代谢及脂质代谢有关。 | 水果中锰的含量较高，且以菠萝含锰量最高。 |
| 钴 | 维生素B$_{12}$分子合成原料。 | 甜菜、卷心菜、洋葱、萝卜、菠菜、西红柿等。 |
| DHA | 神经及视网膜正常发育所需的必要物质，影响胎宝宝大脑发育。 | 海藻、各种鱼类。 |
| 卵磷脂 | 大脑细胞的组成成分，可促进胎宝宝大脑发育。 | 大豆、蛋黄、核桃、坚果、肉类及动物肝脏等。 |
| 膳食纤维 | 保持正常的消化功能，预防便秘、痔疮等疾病。延缓餐后血糖上升，改善高血糖。 | 豆类和新鲜蔬菜等富含膳食纤维，如各种粗粮、麦皮、豆类、蔬菜等 |
| β-胡萝卜素 | 维持细胞、皮肤与黏膜组织正常生长，并促进骨骼发育。 | 橘色、绿色蔬果等，如橙子、胡萝卜、菠菜等。 |

# 附录3：孕妈妈十月怀胎生活宜忌简表

| | |
|---|---|
| 孕1月 | 还未出现怀孕的自觉征兆，但是由基础体温可以感觉到。这时，一定要戒烟、戒酒，正常起居。 |
| 孕2月 | 因为孕吐而出现食欲不振，所以要在烹饪方法上下工夫，摄取均衡的营养。同时，要避免做激烈的运动，小心流产。 |
| 孕3月 | 孕妈妈的精神状态会影响到胎宝宝的成长，因此在胎盘还不稳定的时期，要尽可能使心情安定，保持悠闲的精神状态。 |
| 孕4月 | 在这一时期，为了使胎宝宝的神经细胞顺利发育，孕妈妈一定要摄取足够的营养。同时，为了使胎宝宝脑细胞活性化，也要通过散步等活动呼吸新鲜空气。 |
| 孕5月 | 进入稳定期，可以做轻微的运动、散步、短途旅行等，多接触新鲜空气。也可以和其他的孕妈妈沟通，以缓解压力。 |
| 孕6月 | 可以听一些优美的音乐，并充满爱意地对腹中胎宝宝说话，进行胎教。 |
| 孕7月 | 为了促进胎宝宝脑部的发育，要过正常规律的生活。由于胎宝宝的听觉发育已经完成，所以要尽量避免会造成胎宝宝不快的夫妻争执。 |
| 孕8月 | 一定要接受定期孕检。对于生产感到不安时，要向医生或有生产经验的人请教，使情绪稳定。同时，也要按时进行安产体操与安产呼吸法的练习。 |
| 孕9月 | 子宫逐渐变大，因此一次不要吃太多东西，而要以少食多餐的方式摄取食物。要为分娩储备体力，所以一定要吃营养价值较高的食物。但是，要注意肥胖的问题。 |
| 孕10月 | 即将要分娩了，要注意留心破水、见红、规律宫缩等生产的征兆，做好住院准备。 |